Manfred Heide
Marwin H. Heide & Michaela Heide-Fassbender

Eine
gesundheitsbewusste Lebensweise
- Medical Wellness -
mit
NEWSTART ® - PLUS

Die Autoren:

Dr. med. Manfred Heide
Facharzt für Innere Medizin - Rheumatologie
Physikalische Therapie - Rehabilitationswesen -
Sozialmedizin - Naturheilverfahren - Balneologie und
Medizinische Klimatologie
Chefarzt & Medizinalrat a.D.

Dr. med. Marwin H. Heide, MPH
Facharzt für Physikalische und Rehabilitative Medizin
Facharzt für Allgemeinmedizin
Naturheilverfahren - Sportmedizin - Chirotherapie -
Sozialmedizin - Ernährungsmediziner DAEM / DGEM
Leitender Oberarzt in der Maternus-Klinik, Bad Oeynhausen

Dr. med. Michaela Heide-Fassbender
Sportmedizin - Naturheilverfahren -
Ernährungsbeauftragte Ärztin
Research Internal Medicine
Los Alamos Medical Care Clinic, Ltd., Los Alamos - NM,
USA

Dieses Buch widmen wir der nachfolgenden Generation - Liz-Kristin, Ann-Jeanine und Henrik Laurin - für ein gesundes und glückliches Leben!

Manfred Heide
Marwin H. Heide & Michaela Heide-Fassbender

Eine
gesundheitsbewusste Lebensweise
- Medical Wellness -
mit
NEWSTART ® - PLUS

Engelsdorfer Verlag
Leipzig
2014

Bibliografische Information durch die Deutsche
Nationalbibliothek: Die Deutsche Nationalbibliothek
verzeichnet diese Publikation in der Deutschen
Nationalbibliografie; detaillierte bibliographische Daten
sind im Internet über http://www.dnb.de abrufbar.

ISBN 978-3-95488-665-4

Copyright (2014) Engelsdorfer Verlag Leipzig
Alle Rechte beim Autor
Umschlaggestaltung: Timothée Seban
Titelbild: Hannelore H. Heide
Textbearbeitung: Hannelore H. Heide
Hergestellt in Leipzig, Germany (EU)
www.engelsdorfer-verlag.de

29,90 Euro (D)

Inhalt

Vorwort 12

I. Gesunde Lebensführung 14
   Das genialste Bauwerk der Welt
   Wir stellen uns Fragen
   Gegen den Strom schwimmen
   Lebensreform
   Gesundheit, unser edelstes Gut
   Religion und Gesundheit
   Was ist unserer Gesundheit dienlich?
   Gesundheitsförderung in Abgrenzung
   zur Prävention
   Die Bedeutung der präventiven Medizin
   in der Vergangenheit und Gegenwart

**II. Neuer Start ins Leben mit NEWSTART
   - einem biblischen Wellness-Programm** 34
   Acht natürliche Heilmittel
   Ein Neubeginn mit NEWSTART ®

   1. Richtige Ernährung 40
   Gottes Fürsorge für den Menschen
   Ernährungspyramide
   Gesunde Ernährungs- und Lebensweise
   Die ideale Ernährung
   Kohlenhydrate, unsere Hauptenergie-
   lieferanten
   Fett, nur eine Energiequelle?
   Eiweiß (Protein)
   Ballaststoffe sind kein Ballast
   Wir benötigen Vitamine

Mineralstoffe und Spurenelemente
Kalorien – ein Schreckenswort unserer Zeit
Gewogen und zu schwer befunden
Krank durch falsche Ernährung
Fleisch, ja oder nein?
Vegetarische Kost erobert selbst die Fleischliebhaber!
Diät
Mythos Milch
Muttermilch als Säuglingsnahrung
Was haben uns Gottes „Speisegesetze" zu sagen?

2. Bewegung 121
Zunahme der Bewegungslosigkeit
Ein historischer Rückblick
Bewegung stabilisiert unsere Gesundheit
Das Phänomen des Alterns
Bewegung stärkt unser Gehirn
Bewegung wirkt positiv…
Welchen Sport soll ich betreiben?
Das Grundlagen-Ausdauertraining
Wandern hat einen hohen Gesundheitswert
Walken
Bewegung bei Rückenschmerzen
Krankengymnastik
Bewegungsbad
Körperlich fit durch mehr Bewegung
Tipps für Einsteiger
Ich bewege mich!

3. Wasser 158
Wasser – alltäglich und doch besonders
Naturgewalt Wasser

Süßwasser - Salzwasser
Kreislauf des Wassers
Quelle des Lebens
Warnsignal Durst
Jede Körperfunktion erfordert Wasser
Unser täglicher Wasserverlust
Täglicher Flüssigkeitsbedarf
Aufgabe als Wärmeregulation
Im Alter viel trinken
Lebensspender und Lebenserhalter
Wir sind auf Wasser angewiesen
Was sollen wir trinken?
Warum Aufpeitschung durch Kaffee?
Auch das „kleine Helle" hat es in sich
Mineralwässer
Heilwässer
Grundwasser
Wasser in Gefahr
Glaube und Aberglaube um das Wasser
Heilende Kräfte des Wassers
Hydrotherapie
Kneipp-Anwendungen
Spezielle Anwendungen
Warmes Wasser aus der Tiefe
Das Duschen
Medizinische Trinkkur
Schwimmen: Schwerelose Fortbewegung

4. Sonnenschein 230
Entwicklung der Heliotherapie
Lichttherapie
Vorteile einer UV-Exposition
Die Bedeutung des Vitamin D
Sonnenbaden

Intensives Sonnenbaden birgt Gefahren.
Das Bad im Schatten
Individueller Lichtschutzfaktor
Wirksamer Sonnenschutz
Tipps für ein Sonnenbad
Die künstliche Sonne

5. Mäßigkeit / Enthaltsamkeit 253
Mangelnde Selbstbeherrschung
Unmäßigkeit
Neigung zur Maßlosigkeit
Selbstmord mit Messer und Gabel
Persistierende Nabelschnur
Maßhalten in allen Dingen
Ohne Drogen leben
Vom Missbrauch zur Sucht
Sucht ist ein menschliches Problem!
Was können wir tun?
Haschisch – Schrittmacher für die Sucht
Aufkommen neuer Rauschgifte
Sucht und Kriminalität
Hilfe oder Strafe
Die unterschätzte „stille Sucht"

6. Frische Luft 282
Die Klimatherapie
Das Leben beginnt mit dem ersten Atemzug
Zusammensetzung unserer Luft
Sauerstoff ist Lebensstoff
Was behindert unsere Atmung?
Unsere Atmung
Atemtherapie
Die Luft über unseren Köpfen

7. Ruhe 300
   „Keine Zeit" haben
   Der tägliche Schlaf
   Der Schlaf ein Geschenk
   Der Schlaf vor Mitternacht
   Die Schlaftiefe
   Schlafstörungen
   Auswirkungen einer Schlaflosigkeit
   Was kann man gegen Schlaflosigkeit tun?
   Ruhe und Entspannung im Urlaub und in
   der Freizeit

8. Vertrauen 325
   Ein fröhliches Herz
   Vertrauensverhältnis zum Arzt
   Bewahren wir unser Gottvertrauen
   Gott heilt auch heute
   Die Stille des Gebets
   Ohne Glauben ist unsere Existenz bedroht

III. Anerkannte klassische Naturheilverfahren 347
   Supermarkt alternativer Heilverfahren
   Acht natürliche Ärzte
  1. Inhalationstherapie 353
  2. Gezielte Massagetechnik 357
  3. Thermotherapie – Wärmeanwendung 359
  4. Kryotherapie als Form des
     Wärmeentzugs 361
  5. Elektrotherapeutische Maßnahmen 364
  6. Sauna – ein trockenes Heißluftbad 366
  7. Rückbesinnung auf die Phytotherapie 368
  8. Ausleitende Verfahren 371
  9. Ordnungstherapie 373

IV. NEWSTART® PLUS - ein neuer Lebensstil 376

1. Prioritäten setzen - Richtige Entscheidungen treffen 378
Wie haben wir zu leben?
Die richtige Entscheidung treffen
Bei der richtigen Entscheidung bleiben

2. Lebensfreude fördern - optimistisch denken 388
Positive Lebenseinstellung
Sport macht Freude
Ausdruck einer positiven Lebenseinstellung
Das Leben ist das Produkt unserer Gedanken
Eine Adresse für unsere Sorgen
Sehnsucht nach Liebe
Erziehung zur Dankbarkeit

3. Unversehrtheit / Integrität bewahren - wahrhaftig sein 402
Der Mensch – von Gott geschaffen
Einheit aus Leib, Seele und Geist
Was passiert, wenn wir Angst haben?
Was tun wir gegen unsere Ängste?
Hüte deine Zunge!
Soll man seine Gefühle zeigen?
Was ist persönliche Integrität?
Stets wahr sein!

4. Soziale Unterstützung - gesunde Beziehungen leben 420
Burn-out – die neue Volkskrankheit

Soziale Abgrenzung von Gesundheit und Krankheit
Verständnis von Lebensstil
Gesunde Familienrituale
Wie leben wir gute Beziehungen?
Anlässe für eine soziale Unterstützung
Wie löse ich ein Problem?
Wo erfahre ich eine soziale Unterstützung?
Wer gibt mir meinen Wert?
Wo liegen die Faktoren einer sozialen Benachteiligung?
Sozialer Rückhalt und Erkrankungsrisiko
Persönliche Kompetenzen entwickeln

Schlusswort 440

Stichwortregister.. 442
Literaturverzeichnis... 458
Bildnachweis 471
Abkürzungen 472

Vorwort

Betrachtet man die Umfragen auch der renommierten Meinungsforschungsinstitute aus den letzten Jahren und Jahrzehnten, so scheint das höchste Gut der Menschheit unablässig immer noch durchgehend und an erster Stelle die Gesundheit zu sein. Bei der Beurteilung der individuellen Gesundheit wird man aber zu interessanten Differenzen in der Interpretation derselbigen geführt werden. So wie sich manch einer bei einem banalen Schnupfen oder einer leichten Erkältung bereits nicht mehr gesund fühlt, muss sich ein Mensch mit einer offensichtlichen Behinderung in keiner Weise krank fühlen.

Die Weltgesundheitsorganisation (WHO) definiert Gesundheit seit 1946 folgendermaßen: *„Gesundheit ist ein Zustand des vollständigen körperlichen, geistigen und sozialen Wohlbefindens und nicht nur die Abwesenheit von Krankheit und Gebrechen."*

Als Mediziner sehen wir unsere berufliche Aufgabe nicht nur in der Behandlung und Linderung von Krankheiten, vielmehr gilt unser Augenmerk dem Bestreben, Gesunde gesund zu erhalten, statt in vielen Bereichen ehrlicherweise zugeben zu müssen, dass nur noch eine Schadensbegrenzung aber keineswegs eine Heilung bestehender Krankheiten möglich ist. Gleichzeitig sind wir als Christen davon überzeugt, dass der Gott, der die ganze Welt und damit auch uns erschaffen hat, möchte, dass wir Menschen glücklich sind.

Entsprechend wurden die Ratschläge und Hilfestellungen im vorliegenden Buch zusammengefasst, die zu großen Teilen sich bereits im ältesten und in den meisten Sprachen dieser Welt übersetzten Buch, nämlich der Bibel – dem Wort Gottes – wiederfinden. Welche Genugtuung zu wissen, dass der Schöpfer des Universums den Menschen bis heute gültige und wirksame Hinweise gegeben hat, wie man nicht nur gesund, sondern eben auch glücklich leben kann.

Aufgrund der Bedürfnisse vieler Patienten nach Antworten auf Fragen hinsichtlich Chancen, Gefahren und Hintergründen bezüglich sogenannter alternativer Heilverfahren kam es bereits 1982 zu einem ersten Werk von Manfred Heide zu diesem Thema. Das Buch „Irrwege des Heils" erschien bei <Schulte + Gerth> in 8 Auflagen, wurde als „Longseller" ins Tschechische, Lettische und Polnische übersetzt und ist 2011 unter gleichem Titel als komplette Neuauflage im <Engelsdorfer Verlag> herausgegeben worden.

Da aber in den letzten Jahren auch immer häufiger die Bitte um Zusammenfassung der echten Alternativen an uns herangetragen wurde, kam es letztlich zur Verfassung des vorliegenden Buches. Es ist der Wunsch der Autoren, dass dieses Buch Hilfestellung nicht nur für ein gesundes, sondern auch ein glückliches Leben für uns geben soll und in verständlicher Sprache medizinische Sachverhalte erklärt. Hierbei soll immer wieder die Aktualität der Bibel durch Ergebnisse aktueller Forschung bestätigt werden.

Gesunde Lebensführung   I

Kennen Sie, werter Leser, eigentlich das genialste Bauwerk dieser Welt? Etwa den Petersdom, den Eiffelturm oder das Empire State Building oder die modernen architektonischen Gebäude in Saudi Arabien oder Asien? Sind Sie beeindruckt von den modernen Kreuzfahrtschiffen, die schwimmenden Städten gleichen? Oder denken Sie vielleicht eher an kleinere Dinge wie Mikrochips mit gigantischen Speicherkapazitäten oder an Kunstwerke der Bionik? Nichts von alledem! Sie besitzen es selbst!

Das genialste Bauwerk der Welt

Es ist der menschliche Körper. Das krönende Werk des Schöpfers! Gott schuf den Menschen nach seinem Bilde. Die Heilige Schrift zeigt deutlich, dass Adam nicht stammverwandt mit Tieren war. Er ist durch einen besonderen Schöpfungsakt aus der Hand des Schöpfers hervorgegangen.

„Ich danke dir dafür, dass ich wunderbar gemacht bin."

Der göttliche Bericht ist so einfach gefasst, dass keine irrigen Schlüsse gezogen werden können. Es liegt kein Grund vor anzunehmen, dass der Mensch aus den niederen Formen des Tierreiches sich langsam entwickelte. In 1. Mose 2, 7 ist genau dargelegt, wie sich die Erschaffung des Menschen vollzog.

Wir Menschen bewundern das rauschende Meer, die fließenden Gewässer, den Anblick des Sternenhimmels und so viele Schönheiten in der Natur. Über allem Bewundern der Dinge vergessen wir oft das Wunder, das wir selbst sind.

Nur wenige Menschen sind sich wirklich bewusst, dass sie zeit ihres Lebens Zeuge eines Wunders sind, und zwar des größten, das sich menschliche Gedanken überhaupt vorstellen können, nämlich des Wunders ihres eigenen Körpers. Die Bibel sagt an anderer Stelle: *„Ich danke dir dafür, dass ich wunderbar gemacht bin; wunderbar sind deine Werke; das erkennet meine Seele."* (Psalm 139, 14) Der Psalmist durfte erkennen, dass Gott ein wunderbares Werk verrichtet hat, dass der Mensch selber ein wunderbares Geschöpf ist, so wie es aus der Hand des Schöpfers hervorgegangen ist. Die Kenntnisse, die David damals über den menschlichen Körper besaß, waren wahrscheinlich gering im Vergleich mit dem, was der Mensch heute weiß. Der menschliche Körper ist ein Wunderwerk, und es ist noch niemandem gelungen, alles zu enthüllen. *„Herr, wie sind deine Werke so groß",* heißt es in Psalm 92, 6. Unser Körper ist also ein Wunderwerk, ein geniales Bauwerk. Er leistet Erstaunliches.

Unser Körper ist aus kompliziert aufgebauten und hochempfindlichen Teilen zusammengesetzt. Diese wollen gepflegt und „gewartet" werden.

- Was können wir tun, um das kostbare Geschenk der Gesundheit zu erhalten?
- Was sind die Voraussetzungen für einen gesunden Organismus?
- Führen Sie einen gesunden Lebensstil mit viel Bewegung in frischer Luft und bei Sonnenschein?
- Gelingt es uns, bei unserer Arbeit und bei unserem Appetit das richtige Maß zu finden?
- Haben Sie Suchtmittel wie Zigaretten, Alkohol oder Kaffee im Griff?
- Nehmen wir uns Zeit, einmal über den wertvollsten Besitz, den wir haben, nachzudenken, nämlich über unsere Gesundheit?

Wissen Sie, dass viele der gesundheitlichen Probleme, wenn nicht sogar die meisten, häufig selbstverschuldet sind?

Ein ungesunder Lebens- und Arbeitsstil sowie schlechte Gewohnheiten schwächen den Körper und irgendwann kann er darauf in Form von Krankheit reagieren.

Zum Gesundbleiben und Gesundwerden gehört nicht, dass man gelegentlich seinen Arzt aufsucht, sich „seine" Medikamente verschreiben lässt, im Übrigen aber seine bisherige Lebensweise beibehält. Vielmehr muss unser Organismus gepflegt, geübt und leistungsfähig erhalten werden, solange er noch gesund ist.

In der Begegnung mit natürlichen Reizen können wir unsere Gesundheit kräftigen und die Abwehrkräfte gegen Krankheiten steigern. Auf einfache und natürliche Art können Sie dem Körper Genesung, neue

Kraft und seelisches Wohlbefinden zuführen. Nicht nur Krankheitssymptome, sondern auch Krankheiten können hierdurch geheilt werden.

Eine gesunde Lebensweise mit den bekannten Heilfaktoren Licht, Luft, Wasser, Ernährung, Bewegung, Ruhe, Wärme und Kälte kann den Organismus in seiner Ganzheit pflegen und auch heilen. Bei den naturgemäßen Heilmethoden handelt es sich nicht um eine „grüne Alternative" zur medikamentösen Therapie. Vielmehr sind die klassischen und wissenschaftlich anerkannten Naturheilverfahren zu einem festen Bestandteil auch der klinischen Schulmedizin geworden.

Die Heilmittel, die in diesem Buch vorgestellt werden, zählen zu den „echten" Naturheilverfahren. Die meisten von ihnen sind gerade für die Menschen in den Industrienationen fast zum „Nulltarif" und mit vergleichbar geringem Aufwand verfügbar, wie zum Beispiel saubere Luft, Sonnenschein, Ruhe, ausreichende Ernährung, Bewegung, frisches Wasser. Es sind Heilmittel, die schon Gott uns gegeben hat. Und Gott lädt uns ein, sich von seiner Natur verwöhnen zu lassen! So soll dieses Buch einen Einblick geben in das Geheimnis wahrer Gesundheit! Denn Gesundheit ist ein Geschenk Gottes, das wir pflegen können und pflegen sollen.

Wir stellen uns Fragen

Stellen Sie sich, wie so mancher von uns, auch die Fragen:

- Bibel und Gesundheit, sind das nicht zwei verschiedene Bereiche?
- Im Wort Gottes sollen wir Antworten auf Fragen zur Gesundheit finden?
- Gott soll in seinem Wort für Gesunde wie Kranke Ratschläge für eine gesunde Lebensweise gegeben haben?
- Der Schöpfer soll uns in seinem Wort Anweisungen gegeben haben, die älter sind als alle medizinische Wissenschaft, Anweisungen für das genialste Bauwerk der Welt, nämlich unseren Körper?
- All das Leid, all die Krankheit soll einen Sinn haben?
- Warum müssen auch die Gerechten leiden?
- Will Gott den Menschen auf die Probe stellen?
- Warum schickt Gott uns so manche Prüfung?
- Vielleicht ist Gott gar nicht die Ursache unseres Leidens, unserer Krankheit?
- Kümmert sich denn Gott nicht um uns?

Fragen auf Fragen, die sich der geplagte Mensch stellt. Schließlich sind Krankheit, Leid und Tod integrierende Bestandteile unseres Lebens. Die immer brandaktuelle Bibel vermag uns Antworten auf die zentralen Fragen zu geben, denn in ihr verspricht Gott, nicht nur Erlöser, sondern auch unser Arzt zu sein. Lesen wir, wie wunderbar Gott alles geschaffen hat, dass nicht Zufall die Welt regiert!

In 5. Mose 29, 28 verheißt uns Gott: *„Was verborgen ist, ist des Herrn, unseres Gottes; was aber offenbart ist, das gilt uns und unsern Kindern ewiglich, dass wir tun sollen alle Worte dieses Gesetzes."*

➢ Richten wir uns in unserem alltäglichen Leben nach dem, was Gott uns aufgetragen hat?
➢ Gestalten wir unser Leben noch lebenswert?
➢ Vertraue ich mich in meinem täglichen Leben gänzlich Gottes Leitung an?
➢ Mache ich mir eigentlich bewusst, dass Gott mich durch und durch kennt, dass nicht nur – nach Psalm 139, 1-6 – all unser Tun, sondern auch unsere Gedanken vor Gott offenbart sind?
➢ Wie ein fürsorglicher Hirte die Schafe seiner Herde kennt, so kennt Gott uns alle – dich und mich – beim Namen. Sollte deshalb nicht unser Leben mit seinem Willen übereinstimmen?
➢ Ist unser Leben noch von der Wahrheit geprägt und auch von einer lebendigen Hingabe, von der es in Johannes 17, 17 (Z) heißt: *„Dein Wort ist die Wahrheit, nach der sie leben und an die sie glauben sollen"*?

Für lebendige Christen ist *„unser Leib ein Tempel Gottes"* (1. Korinther 3, 16.17; 6, 19.20). Lehnen wir nicht die Lehren der Bibel ab! Denn hiermit würden wir Christus ablehnen! Wenn wir aber die uns gegebenen biblischen Lehren annehmen, dann nehmen wir auch Christus als die Mitte unseres Lebens an!

Gegen den Strom schwimmen

Vor Jahren war das Wort zu lesen: „Nur tote Fische schwimmen mit dem Strom, lebendige dagegen!" Fragen wir nicht nach der Meinung der anderen! Ermutigen wir uns vielmehr, gegen den Strom zu schwimmen! Denn anders zu leben, ist leider nicht leicht. Es kommt auf unsere Grundhaltung an! Haben wir Mut, die Wahrheit zu sagen! Wir denken hierbei an das Wort des Paulus aus 2. Korinther 4, 1.2.13 (GNB): *„Gott hat sich über mich erbarmt und mir diesen Auftrag anvertraut. Darum verliere ich nicht den Mut. Ich meide alle dunklen Machenschaften. Ich arbeite nicht mit Kunstgriffen und verdrehe nicht das Wort Gottes. Vielmehr mache ich seine Wahrheit unverfälscht bekannt. Das ist meine ‚Empfehlung' gegenüber jedem, der sein Gewissen vor Gott prüft ... In den heiligen Schriften heißt es: Weil ich auf Gott vertraue, darum rede ich... Das gilt auch für mich."*

Lebensreform

Eine gesunde Lebensführung wird heute anerkannt und geschätzt. Eine „Lebensreform" beruht auf einer gesunden und vernünftigen Grundlage. Sie zu begreifen und zu befolgen ist nicht schwer. Wir sollten Gott dafür dankbar sein, dass er uns mit den Segnungen eines gesunden Lebens bekannt gemacht hat. Wirkliche Lebensreform, so schrieb vor vielen Jahren Dr. J. M. McFarland, verbessere und beherrsche sowohl die üblen Gedanken als auch die körperlichen Gewohnheiten. Alle Gewohnheiten, seien sie geistiger oder körperlicher Art, die der Gesundheit schaden, müssten neu geordnet werden. Und Professor Kollath (12) schrieb: „Wer den rechten Weg geht, für den genügen die Zehn Gebote. Habe Ehrfurcht vor der Natur und ihrer Gabe, deiner Nahrung." Bei der Lebensreform geht es nach Kötschau (13) „nicht um irgendeine kleine Reform unseres Lebens, wo dann nur über Ernährungs- und Genussmittelfragen oder über Kaltwasserbehandlung usw. im Sinne jener Naturapostel verhandelt wird, die man nicht ernst zu nehmen pflegt, sondern es geht hier um ganz grundsätzliche, über unser ferneres Sein oder Nichtsein entscheidende Dinge." Voraussetzung ist hierbei eine genaue Überprüfung unserer gesamten Lebensführung.

Von Bircher-Benner stammt die Aussage: „Ich verstand, dass Gesundheit ein wohlgeordnetes Leben voraussetzt, dass jegliche Unordnung zu Gesundheitsstörungen und Krankheit führen muss, dass der Kranke, um zu genesen, sein Leben in allererster Linie neu ordnen muss." Schon Simonides, ein griechischer Dichter des Altertums, schrieb: „Gesundheit ist das edelste Gut des sterblichen Menschen."

Die Gesundheit spielt also in unserem Leben eine dominierende Rolle.

Gesundheit, unser edelstes Gut

Gesundheit ein großes Gut! Es gehört zum wertvollsten Besitz, über den wir als Menschen verfügen.

Sensationelle Berichte über medizinische Forschungsergebnisse finden immer viel Beachtung. Mit unserer eigenen, individuellen Gesundheit aber hat das leider wenig zu tun. Natürlich sind medizinische Kenntnisse eine Bereicherung für jeden von uns; aber ohne persönliche Aktivität mit dem lohnenden Ziel der Gesundheit sind sie bedeutungslos.

Wie oft hört man die Äußerung: „Ich habe keine Zeit, an meine Gesundheit zu denken!" und wie oft zwingt einem dann die Krankheit die Muße auf, über das

Versäumte nachzusinnen und sich zu fragen: „Was bedeutet mir meine Gesundheit?"

Seitdem der Wert und die Bedeutung der Gesundheit sowohl für den Einzelmenschen als auch für die menschliche Gemeinschaft in das öffentliche Bewusstsein getreten ist, seit dieser Zeit ist die Frage nach Sinn und Wesen der Gesundheit aktuell geworden. Sowohl in wissenschaftlichen Publikationen als auch in den Printmedien wird diesem Thema reichlich Raum gegeben, von elektronischen Medien mit Ratgebern und Magazinen nicht zu reden.

Auf dem Gesundheitssektor hat das Anspruchsdenken krasse Formen erreicht. Man geht zum Arzt und erwartet, dass dort sofort alle Störungen „repariert" werden, dass das sogenannte mechanische Denken. In dieser Hinsicht hat ein aus der Technik übernommenes Denken Platz ergriffen, als könne man den menschlichen Körper mit einem Motor vergleichen und mit Ersatzteilen (Medikamenten) heilen. Der Mensch aber ist kein Motor; er ist die Krone der Schöpfung. Er ist ein Wesen mit einer Fülle von ineinander wirkenden Organen, eine Ganzheit, die man nur als Wunder bezeichnen kann.

Wir sagen meist so leichtfertig dahin: „Wir wünschen Dir alles Gute und gute Gesundheit." Wissen wir eigentlich, was wir mit diesem Wunsch aussprechen?

Gesundheit ist kein Gut, das man kaufen kann – schon gar nicht „von der Stange". Gesundheit ist ein ganz persönlicher Wert, den man pflegen, erhalten, erwerben oder auch verlieren kann. Jeder ist zu einem nicht unerheblichen Teil für seine eigene Gesundheit mit verantwortlich. Unsere Gesundheit ist nicht nur Gabe sondern im gleichen Moment auch Aufgabe!

Die Entfaltung der Gesundheit stellt eine echte und sehr bedeutsame Lebensaufgabe dar, der sich jeder Mensch bis ins hohe Alter verschreiben sollte. Wir werden dadurch befähigt, ein Leben in Gesundheit zu führen. Unser menschlicher Körper ist mit einem Musikinstrument vergleichbar, auf welchem das Leben seine Melodie spielt! Wie virtuos können wir dieses Instrument spielen?

Was ist unserer Gesundheit dienlich?

Wie viele Menschen unserer Tage begehen täglich wiederholt Fehler in ihrer Lebensweise. Auf Nachfrage wissen heute viele Menschen gar nicht mehr, wann und was sie zuletzt gegessen oder getrunken haben. Wann beispielsweise genug gegessen oder getrunken worden ist, dies nicht mehr zu wissen, ist eines der größten Probleme der Menschen unserer Tage. Heute übertreibt man auf jeden Fall nicht, wenn man die Behauptung unterstreicht, ein Großteil der Menschen bringe sich mit Messer und Gabel eigenständig um.

In unserer hektischen Zeit wird bedauerlicherweise eine Lebensweise diktiert, die sich von der natürlichen Art zu leben immer mehr abwendet. Es ist eine Tatsache, dass Krankenstände (Arbeitsunfähigkeitsbescheinigungen), allgemeine Gesundheitsschäden, psychische Störungen, insbesondere Burn-out-Symptome und vorzeitige Invaliditätsfälle alarmierend ansteigen, weil der moderne Arbeitsprozess mit zunehmender

Arbeitsverdichtung den Menschen weitgehend seiner natürlichen Lebensweise als Grundlage einer leiblich-seelischen Gesundheit entfremdet hat, Hetze und Lärm, gesteigerter Leistungszwang, Existenzangst und anderes mehr charakterisieren die Situation unserer Tage.

So ist es heute wichtiger denn je, dass sich unser ausgelaugter Körper wieder mit den vielfältigen naturgegebenen Reizen auseinandersetzt. Hierdurch beeinflussen wir unser gesamtes Organsystem, d.h. wir stärken die Körperkräfte und steigern die Organfunktionen. Es wird immer wieder darauf hingewiesen, dass wir in der Natur eine Kraft zur Wiederherstellung der Gesundheit finden und dass wir uns zum richtigen Gesundheitsverständnis erziehen bzw. erziehen lassen sollen.

Gesundheitsförderung in Abgrenzung zur Prävention

„Gesundheitsförderung", so heißt es in der WHO Ottawa-Charta zur Gesundheitsförderung, „zielt auf einen Prozess, allen Menschen ein höheres Maß an Selbstbestimmung über ihre Gesundheit zu ermöglichen und sie damit zur Stärkung ihrer Gesundheit zu befähigen. Um ein umfassendes körperliches, seelisches und soziales Wohlbefinden zu erlangen, ist es notwendig, dass sowohl einzelne als auch Gruppen

- ihre Bedürfnisse befriedigen,
- ihre Wünsche und Hoffnungen wahrnehmen und verwirklichen sowie

- ihre Umwelt meistern bzw. sie verändern können.

In diesem Sinne ist die Gesundheit als ein wesentlicher Bestandteil des alltäglichen Lebens zu verstehen und nicht als vorrangiges Lebensziel. Gesundheit steht für ein positives Konzept, das die Bedeutung sozialer und individueller Ressourcen für die Gesundheit ebenso betont wie die körperlichen Fähigkeiten." (25)

Zu Beginn des 21. Jahrhunderts sieht sich die Menschheit wieder einmal mit der Frage konfrontiert, wie sie eines ihrer wichtigsten Güter schützen, bewahren und gegebenenfalls auch verbessern kann, nämlich die Gesundheit! Die Zunahme und Ausbreitung von einigen der sogenannten Zivilisationskrankheiten hat in den letzten Jahrzehnten in solch einem erschreckenden Maße zugenommen, dass sämtliche im Wirkungs- und Einflussbereich der Gesundheit tätigen Berufsgruppen all ihre Kapazitäten mobilisieren müssen, um dieses bereits in der Menschenrechtscharta der Vereinten Nationen verankerte Grundrecht auf Gesundheit zu bewahren, zu verbessern und wiederherzustellen. (8,18,21)

Waren es in der Vergangenheit zunächst die Verbesserungen im Bereich der Hygiene und des sozialen Umfeldes und eine medizinisch ausreichende Grundversorgung, die zur Erhaltung und Verbesserung der Gesundheit beigetragen haben (3,9), so scheint man heute wiederum die Menschheit aufklären und vielleicht sogar vor sich selbst schützen zu müssen, um den häufigsten Erkrankungen der Neuzeit begegnen zu können. Experten der unterschiedlichsten Disziplinen aus Medizin, Ökonomie, Psychologie und Pädagogik warnen zunehmend lauter vor den zu erwartenden Problemen. (8,14,19,21)

Nach dem Verständnis der Weltgesundheitsorganisation (WHO) braucht die Gesundheitsförderung einen salutogenetischen Ansatz [Salutogenese = wie und wo wird Gesundheit hergestellt?] (1), d.h. Gesundheitsförderung umfasst alle Maßnahmen, welche auf die Veränderung und Förderung der individuellen und kollektiven Lebensverhältnisse und des jeweiligen Gesundheitsverhaltens abzielen. (4) Diverse Forschungsergebnisse aus den unterschiedlichsten Disziplinen untermauern das breite Spektrum der gesundheitsrelevanten Lebensverhältnisse aus biologischen, sozialen, psychischen und ökologischen Komponenten von Gesundheit. (5,14,19,21) In den letzten dreißig Jahren trugen sowohl kulturelle Bewegungen (z.B. Jogging-, Aerobic-, Wellness-Welle) als auch die breite Bekanntmachung der Ergebnisse verschiedener großer Präventionsstudien wie zum Beispiel „Multiple Risk Faktor Interventional Trial" und die „Framingham-Studie" zur Veränderung des Gesundheitsbewusstseins in der Bevölkerung bei.

Die erste internationale Fachkonferenz zur Gesundheitsförderung fand 1986 in Ottawa, Kanada, statt und benannte fünf für die Gesundheitsförderung unabdingbare Handlungsbereiche (zit. nach 4):

> ➢ Entwicklung einer gesundheitsförderlichen Gesamtpolitik; Gesundheit als Kriterium für

Entscheidungen in allen politischen Bereichen. (24)
- ➢ Schaffung gesundheitsförderlicher Lebenswelten; keine Trennung in der Betrachtungsweise von gesundheitlicher Entwicklung und den sozialen und ökologischen Umweltbedingungen einer Bevölkerung. (22)
- ➢ Unterstützung gesundheitsbezogener Gemeinschaftsaktionen.
- ➢ Neuorientierung gesundheitsrelevanter Dienste.
- ➢ Förderung der Entwicklung persönlicher Kompetenzen.

Wenngleich dieser idealistisch anmutende Anspruch der Ottawa-Charta entsprechender Kritik unterzogen wird (16), fanden die Inhalte der Charta doch internationale Verbreitung und hohe Akzeptanz. Im Public-Health Bereich wird die Gesundheitsförderung mittlerweile als elementarer Bestandteil angesehen (26) und auch in der Fachsprache der Gesundheitsförderung hat eine Anpassung der Terminologie mit entsprechender Etablierung derselben stattgefunden. (23) Ebenso wurden in den Bereich der Prävention wesentliche Inhalte der Gesundheitsförderung mit übernommen. Sowohl in der Gesundheitsförderung als auch in der Prävention lassen sich hinsichtlich der Ausführung diverser Projekte und Maßnahmen kaum Unterschiede erkennen. Wesentliche Elemente der Gesundheitsförderung sind vor allem bei unspezifischen und auch bevölkerungsbezogenen Präventionsmaßnahmen anzutreffen. (10,27)

Die Bedeutung der präventiven Medizin in der Vergangenheit und Gegenwart

„In dem Maß, wie die Grenzen der modernen Medizin bei der Heilung von Krankheiten sichtbar werden und die Kosten der medizinischen Versorgung eskalieren, wird die Notwendigkeit der Prävention auf der ganzen Welt zunehmend akzeptiert." (3)

Die vielfach – gerade auch in der allgemeinen Bevölkerung – noch vorherrschende Meinung, allein die medizinischen Errungenschaften seien der Grund für eine höhere Lebenserwartung einer bestimmten Population, werden widerlegt durch genauere Betrachtung von krankheitsabhängigen Sterberaten im Zeitverlauf. Hierbei zeigt sich immer wieder, dass für Krankheiten der unterschiedlichsten Art der Einsatz einer definierten Medikation zwar schon eine Mortalitätsreduzierung verzeichnen lässt, jedoch war diese Reduzierung in manchen Fällen auch schon vorher deutlich sichtbar; mitunter sogar ausgeprägter – also auch ohne medikamentöse Intervention! Beispielhaft genannt seien hier die Behandlung von Infektionskrankheiten wie Pneumonie, Tuberkulose, Diarrhoe und Cholera. Die bereits erwähnten Einflussfaktoren wie zum Beispiel Hygiene und Ernährung zeigen also ihre deutliche Wirkung. (7)

Ebenso ist es ein bekanntes Faktum, dass Veränderungen der Altersstruktur einer Bevölkerung, sowie auch das evtl. Vorhandensein von epidemischen Erkrankungen die zeitlichen Veränderungen des Gesundheitsstatus einer Population beeinflussen. Die

Sterblichkeitsraten in den Industrienationen ändern sich vor allem in den untersten Altersgruppen: wo ehemals den Infektionskrankheiten Tribut gezahlt werden musste, sind heute Verkehrsunfälle die wichtigste Todesursache bei Kindern in vielen Industriestaaten. (3)

Aufgrund ihres Auftrages, veränderbare Krankheitsursachen zu identifizieren und im optimalen Fall auch entsprechende Konsequenzen aussprechen und empfehlen zu können, spielt die Epidemiologie in der Prävention oft eine zentrale Rolle. In den letzten Jahrzehnten durchgeführte epidemiologische Studien, die sich thematisch mit der koronaren Herzkrankheit auseinandergesetzt haben, konnten das Ausmaß und die wichtigsten Ursachen der Erkrankung aufzeigen und entsprechende Gegenstrategien und Präventionsmaßnahmen benennen. In vielen Ländern konnte dadurch die Sterblichkeit an koronaren Herzerkrankungen gesenkt werden. (3,7) Jedoch sind immer noch die Herz-Kreislauferkrankungen die Todesursache Nummer eins in Deutschland. Im Jahre 2001 verstarb nahezu jede zweite Person (47,2 Prozent) an einer Erkrankung des Herz-Kreislaufsystems. (20) Der an erster Stelle zu nennende Herzinfarkt kommt meist ohne Vorwarnung, jedoch ist die in aller Regel zugrunde liegende Arteriosklerose ein schleichender Prozess, der dann spontan seinen dramatischen Höhepunkt, zum Beispiel in Form eines Infarktes erreicht. Erschreckend hierbei ist die Beobachtung, dass „bereits 15 Prozent der Jugendlichen im Alter zwischen 15 und 20 Jahren ausgedehnte arteriosklerosche Gefäßveränderungen aufweisen, die im Laufe der Jahre weiter zunehmen." (6)

Allzu häufig werden Prävention und Therapie leider immer noch als zwei sich gegenseitig ausschließende Funktionen angesehen; durch das o. g. sollte jedoch klar geworden sein, dass Prävention fester Bestandteil in allen Funktionsbereichen des Gesundheitswesens sein sollte. Das Selbstverständnis der medizinischen Berufsgruppen, und hier auch insbesondere von uns Ärzten, sollte dahin gehen, eben nicht nur „Spezialist für Krankheit", sondern sehr wohl auch „Experte für Gesundheit" zu sein. Fast jede Behandlung von Erkrankungen trägt immer einen Teil Prävention in sich; Komplikationen werden verhindert, es wird vor möglichen belastenden Auswirkungen durch die Umwelt bewahrt und dem Tod vorgebeugt. Vielerorts ist daher die vordergründige Trennung von Kurativmedizin und Prävention nur scheinbar vorhanden. (7)

Waren zu Beginn der Präventionsbewegung vorwiegend Kinder und junge Menschen die erklärten Zielgruppen entsprechender Interventionen (15), wird nicht zuletzt auch aufgrund der demographischen Entwicklung in den Industrienationen zunehmend die Personengruppe der älteren Menschen als relevante Zielgruppe mit hohem ungenutzten Potential für Präventionsmaßnahmen definiert. (17)

Innerhalb einer Bevölkerung können – entsprechend dem jeweiligen Gesundheitsverhalten und der Inanspruchnahme von Angeboten zur Gesundheitsförderung – verschiedene Gesundheitstypen unterschieden werden (nach 11):

Typ I	Gesundheitsrisikotyp	> geringes Gesundheitsverhalten > wenig Sport > keine ausgewogene Ernährug > häufig Tabak- und Alkoholkonsum	19%
Typ II	Stressexponente	> eher geringes Gesundheitsverhalten > keine Zeit zum Entspannen > viel Stress > kaum regelmäßig Sport	21%
Typ III	Gesundheitsbewußte mit geringen Risiken	> hohes Gesundheitsverhalten > ausgewogene Ernährung > viel Sport	31%
Typ IV	Ältere mit Bewegungsmangel	> mäßiges Gesundheitsverhalten > ausgewogene Ernährung > kaum Tabakkonsum > kein Sport	29%
Gesundheitstypen in der Bevölkerung (älter als 14 Jahre)			

Aufgrund des entsprechenden Risikoprofils sind Typ I (Ernährung, Rauchen und Alkohol), Typ II (Ernährung, Bewegung, Entspannung) und Typ IV (Bewegung) für eine präventive Maßnahme besonders gut geeignet. Auch eine bestimmte Sozialschichtzugehörigkeit ließ sich bei den vier Typen feststellen: zu den Typen I und IV gehören tendenziell häufiger Unterschichtangehörige, zu Typ III signifikant häufiger Oberschichtangehörige und bei Typ II zeigt sich eine besondere Geschlechtszugehörigkeit: 70 Prozent bestehen aus Frauen. (nach 11)

Wurde in der Motivation zur Umsetzung von Präventionsmaßnahmen anfänglich auf Konzepte mit dem Inhalt Abschreckung und Aufklärung gesetzt, so hat die Gesundheitspsychologie als mögliche Erklärung für weitgehende Erfolglosigkeit gezeigt, dass das Individuum aufgrund eigener Erfahrungen, Abwehrtendenzen, falscher Selbsteinschätzung und subjektiver Vorstellungen von einem unrealistischen Optimismus hinsichtlich der eigenen Unverwundbarkeit geprägt ist. (18) Der von Bandura (2) eingeführte Begriff der „Selbstwirksamkeits- bzw. Kompetenzerwartung" beschreibt entsprechend, ob sich ein Betroffener in der Lage sieht, eine Präventionshandlung auszuführen. Des Weiteren unterliegt präventives Handeln der Erwartungshaltung, ob eine gesundheitliche Verbesserung auch wirklich erwartet werden kann („Konsequenzerwartung").

Uns sollte klar sein, dass wir selbst sehr wohl eine ganze Menge für unsere Gesundheit beitragen können. Die Beständigkeit in unseren Umsetzungen wird die

Nachhaltigkeit des Erfolges bestärken. Glauben wir nicht irgendwelchen Entschuldigungen, dass ohnehin alles genetisch vorbestimmt sei, sondern nehmen wir die Chance wahr, unsere Gesundheit selbst aktiv mitgestalten zu können.

Neuer Start ins Leben mit II NEWSTART – einem biblischen Wellness-Programm

Der Münchner Arzt Lorenz Gleich (1798-1865) beschrieb schon zu seiner Zeit die Rückbesinnung auf klassische medizinische Heilmethoden, wie <Heilen ohne Arzneistoffe> und <Blutentziehung mit Kälte und Wärme, Trinken von kaltem Wasser, Umschlägen, Diät, frische Luft> usw.

Die nachfolgende Aussage wurde ebenfalls bereits vor über 100 Jahren von einer lebenserfahrenen, in Amerika und für einige Jahre auch in Australien lebenden Frau namens Ellen G. White niedergeschrieben:

Acht natürliche Heilmittel

„Im Fall von Krankheit sollte die Ursache festgestellt werden; ungesunde Bedingungen sollten geändert, falsche Gewohnheiten korrigiert werden...
- ✓ Frische Luft,
- ✓ Sonnenlicht,
- ✓ Mäßigkeit,
- ✓ Ruhe,
- ✓ Bewegung,
- ✓ richtige Ernährung,
- ✓ der Gebrauch von Wasser,
- ✓ Vertrauen in die göttliche Macht,

das sind die wahren Heilmittel... Gottes Heilmittel sind die einfachen Mittel der Natur, welche den Organismus durch ihre machtvollen Eigenschaften nicht belasten noch entkräften." (1)

Deshalb sollen wir in unserem Leben diese Gesundheitsprinzipien anwenden!

Es war der Pfarrer Sebastian Kneipp (1821-1897), der die Ganzheitstherapie begründete, bestehend aus folgenden Inhalten:

1) Bewegung in Licht, Luft und Sonne (***Bewegungstherapie***),
2) naturgemäße Ernährung (***Ernährungstherapie***),
3) Kräuteranwendungen (***Phytotherapie***),
4) Wasserheilkunde (***Hydrotherapie***) und
5) Lebensordnung (***Ordnungstherapie***).

Auf diesen fünf Säulen ruht das ganzheitliche Behandlungskonzept. Neben diesem Gesamtprogramm („So sollt ihr leben!", 1888) hat sich Sebastian Kneipp als medizinischer Laie vor allem durch die Systematisierung der Wasseranwendungen („Meine Wasserkur", 1886) einen Namen gemacht, der weit über den rein medizinischen Bereich hinausgeht und in der Kneippkur seinen Fortbestand hat.

Dass die vor über einhundert Jahren gewonnenen Erkenntnisse nicht in Vergessenheit geraten waren, zeigt die Geschichte der Medizin gerade in Deutschland. Ende der sechziger Jahre bis in die zweite Hälfte der siebziger Jahre erlebte die Kneippkur geradezu einen Boom, überall in Deutschland entstanden Kurorte und so mancher Ort, der noch heute die Bezeichnung „Bad" führen darf, hat dies jener Zeit und den damit verbundenen städte-planerischen Veränderungen zu verdanken.

Ein Neubeginn mit NEWSTART ®

Im Jahre 1977 wurde im wunderschönen Sierra Nevada Gebirge im Norden Kaliforniens das Weimar Institut – ein Zentrum für präventive Medizin – gegründet. „Dieses Institut arbeitet nach dem Modell des <Battle Creek Sanitarium and Hospital>, das im Jahre 1877, also genau 100 Jahre vorher, von John Harvey Kellogg gegründet wurde. Diese Einrichtung war damals das renommierteste Gesundheitszentrum Amerikas, das viele berühmte Persönlichkeiten wie Henry Ford, John D. Rockefeller, Thomas Edinson, George Bernard Shaw u. a. besucht haben. (2)

Im Weimar Institut werden die Teilnehmer mit den acht natürlichen „Ärzten" behandelt. Einer der ersten Gäste des Weimar Instituts erfand den Begriff NEWSTART - ein englisches Akronym für Neubeginn. Der Name *NEWSTART* ® ist gesetzlich geschützt und die Verwendung dieses Namens (Copyright) ist vertraglich geregelt.

Zu den sogenannten „natürlichen Ärzten" gehören – wie Sie schon gelesen haben:

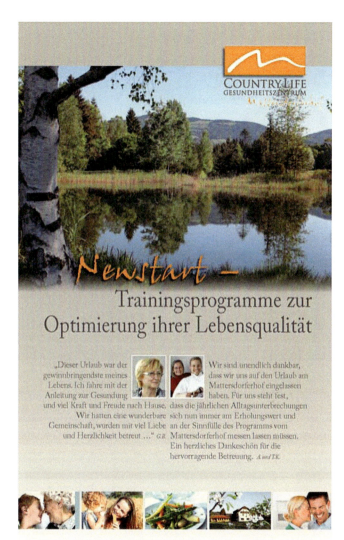

N utrition = **Ernährung**
E xercise = **Bewegung**
W ater   = **Wasser**
S unlight = **Sonnenschein**
T emperance = **Mäßigkeit/ Enthaltsamkeit**
A ir   = **Frische Luft**
R est   = **Ruhe**
T rust   = **Vertrauen**

NEWSTART (Neuanfang) heißt:
Gesundheit und Vitalität erhalten und wiederherstellen durch die Entdeckung neuer Lebensquellen mit:
- vollwertiger Ernährung
- regelmäßiger Bewegung
- natürlichen Heilmitteln
- einer vertrauensvollen Lebenseinstellung

Der Begriff des international bewährten Lebensstilkonzeptes NEWSTART wird auch mit dem Akronym WERTVOLL –

W asser
E rnährung
R uhe
T rimmen
V ertrauen
O hne Drogen leben
L icht
L uft

- beschrieben. Akronym ist ein Wort, bei dem jeder Buchstabe für einen besonderen Begriff steht.

Die diesen Programmen zugrunde liegenden natürlichen Heilverfahren haben eine lange Tradition. Sie werden schon seit Jahrtausenden in unserem Kulturkreis angewendet. Ihnen liegt das Wissen über die natürlichen Heilkräfte zugrunde. Die Anwendung von Naturheilverfahren ist keine Alternative, sondern eine Ergänzung der Schulmedizin. Und aufgrund der Anwendung einiger Verfahren bereits in der hippokratischen Medizin des Altertums werden sie als klassische Naturheilverfahren bezeichnet.

Das NEWSTART-Programm möchte nicht allein Symptombekämpfung betreiben, sondern die Ursache der Probleme lösen helfen. Es möchte die Gesundheit ganzheitlich fördern.

Richtige Ernährung   II.1

Es ist für uns eine Selbstverständlichkeit, dass die Nahrungszufuhr zur Erhaltung unseres Lebens notwendig ist. Verrichtet doch unser Körper Tag für Tag zuverlässig seinen Dienst. Hierbei braucht er Nahrung in der richtigen Auswahl und in der richtigen Zusammenstellung. Schließlich sind „Lebensmittel Mittel zum Leben"! Unsere Nahrung beeinflusst unser körperliches Wohlbefinden in vielerlei Hinsicht.

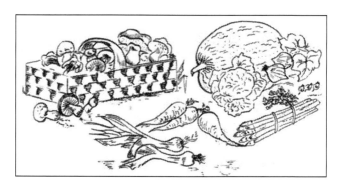

Wie die Nahrung uns körperlich wie auch geistig beeinflussen kann, weiß derjenige zu berichten, der schon mal zu viel oder Falsches gegessen hat und davon krank wurde. „In der Tat hat die Nahrung Einfluss auf unsere Gedanken. Das sollte nicht überraschen, denn unser Gehirn ist die Zentrale der Gedanken und wird natürlich von den Nahrungsmitteln beeinflusst, die ihm Nährstoffe zuführen." (2)

Gottes Fürsorge für den Menschen

In 2. Mose 15, 26 heißt es: *„Wirst du der Stimme des Herrn, deines Gottes, gehorchen und tun, was recht ist vor ihm, und merken auf seine Gebote und halten alle seine Gesetze, so will ich dir keine der Krankheiten auferlegen, die ich den Ägyptern auferlegt habe; denn ich bin der Herr, dein Arzt."* Untersuchungen an mehreren zigtausend Mumien aus Ägypten mit modernen Hilfsmitteln wie Röntgen, Computertomographie und Kernspintomographie, sowie moderne laborchemische Verfahren haben gezeigt, dass die Bevölkerung der damaligen Hochkultur Ägypten an ähnlichen Krankheiten litt und verstarb wie die Menschen heutzutage. Hier sind vor allem zu nennen: Herz- und Kreislauferkrankungen, Krebs, Gefäßkrankheiten, Arthritis, Diabetes und Stress.

Um zu wissen, welches die besten Nahrungsmittel für uns sind, müssen wir Gottes ursprünglichen Plan für die Ernährung des Menschen studieren. Die Heilige Schrift gibt uns genaue Auskunft über die Nahrung, die Gott für den Menschen bestimmt hat. Und für diese göttlichen Weisungen zu einem naturgemäßen Leben wollen wir dankbar sein. Ihre Beachtung wird uns vor viel Leid bewahren.

Als das erste Menschenpaar noch im Garten Eden lebte, durfte es essen *„von allen Bäumen im Garten"*. (1. Mose 2, 16) In 1. Mose 1, 29 wird gesagt, wovon sich die Menschen vor dem Aufkommen der Sünde ernährten. In dem göttlichen Bericht lesen wir, dass die Menschen Früchte, Nüsse und Getreide essen sollten.

Die moderne Wissenschaft bestätigt, dass der Mensch weder ein Fleischesser, ein Grasesser (Wiederkäuer) noch ein Allesesser, sondern ein Früchteesser ist. Wir dürfen deshalb mit Bestimmtheit annehmen, dass eine Nahrung, die aus Früchten und Getreide sowie aus verschiedenen Nussarten besteht, alles enthält, was der menschliche Körper benötigt. Früchte und Getreide bildeten die für den Menschen bestimmte Nahrung, als er aus den Händen des Schöpfers hervorging.

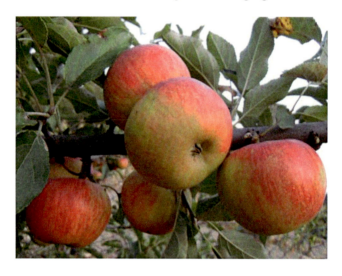

Wir können davon ausgehen, dass es im Garten Eden viele „schmackhafte Leckerbissen gab und eine große Auswahl an Früchten und Nüssen. Wir können uns den Baum des Lebens vorstellen, der nahe an dem schönen Fluss gepflanzt war. Zwölfmal im Jahr und damit jeden Monat brachte er reife Früchte." (2)

Der aus dem Garten Eden dann vertriebene Mensch wurde dazu verurteilt, im Schweiße seines Angesichts den Acker zu bebauen: 1. Mose 3, 18. Gemüse wurde als Nahrungsmittel hinzugefügt. Etwa 1500 Jahre später trat eine weitere tiefgreifende Veränderung der Lebensbedingungen ein. Die Sintflut kam und alles, was Noah und seiner Familie als Nahrung hätte dienen können, wurde vernichtet. Da erweiterte Gott den Speiseplan. (1. Mose 9, 3) Gott gestattete, die noch fehlenden Nahrungsmittel durch Fleisch genau benannter Tierarten zu ergänzen. Es muss hier erwähnt werden, dass es sich lediglich um eine Anpassung an die veränderte Situation handelte. Gott hat diese Weisung zwar nie widerrufen; dennoch sind wir der Überzeugung, dass die ursprüngliche vegetarische Ernährungsweise erstrebenswert bleibt.

Gottes Fürsorge für den Menschen war nicht nur auf die Zeit der Schöpfung beschränkt. Jahrtausende hindurch hat er die Menschen mit allem Nötigen versorgt. Ein Beweis dafür, wie wertvoll Gott unseren Körper erachtet, sind die Vorkehrungen, die er zur Gesunderhaltung des Menschen traf, noch ehe er ihn erschuf. Er sorgte für Licht, Luft, Sonnenschein, Wasser, Nahrung und viele andere Dinge.

Wir sollten „dankbar für die Ratschläge sein, die uns über die Gesundheit in der Heiligen Schrift gegeben wurden". So sollten wir zum Beispiel fleischlos essen, wenn dies möglich ist. Allerdings macht uns dies „weder gerecht noch heilig. Und sicher bringt es uns auch nicht in eine Position, in der wir die richten, die nicht so trinken und essen, wie wir es für richtig halten. Doch es kann uns gesünder machen. Und wer wünscht sich nicht eine gute Gesundheit?" (2)

Ernährungspyramide

Die Deutsche Gesellschaft für Ernährung (DGE) hat mit ihrem dreidimensionalen Modell einer Ernährungspyramide (häufig auch *Lebensmittelpyramide* genannt) versucht, die relativen Mengenverhältnisse von Lebensmittelgruppen für eine gesunde Ernährung zu empfehlen. An der Basis der Pyramide sind die mengenmäßig bevorzugten und an der Spitze die in geringer Menge zu verzehrenden Nahrungsmittel aufgeführt. Hierdurch wird das ungefähre Verhältnis übersichtlich dargestellt.

Da eine solche Pyramide sehr einprägsam ist und den Eindruck hinterlässt, dass es sich hierbei um eine Aufstellung einer optimalen Zufuhr aller lebenswichtigen Nährstoffe handelt, wurden auch im Interesse von Lebensmittelproduzenten solche Darstellungen entwickelt, um hiermit für Ernährungsformen zu werben, die allerdings nicht so sehr im Sinne der Gesundheit sind. Es ist also Vorsicht bei solchen Pyramiden angesagt!

Hier wollen wir einmal die *Lebensmittelpyramide für Veganer und Vegetarier* betrachten. Ganz grob lässt sich sagen: Es gilt für groß und klein viel zu trinken. Richtig satt essen darf man sich an allen Obstsorten und an Gemüse.

Die *Basis* erinnert daran, dass die Zufuhr von Flüssigkeit (Wasser) im Normalfall etwa 2,5 Liter pro Tag beträgt. Bei der Bilanzierung der Wasserzufuhr ist zu beachten, dass auch das Wasser mitgezählt werden muss, das über Obst und Gemüse zugeführt wird, da diese überwiegend aus Wasser bestehen. Bei hohem Verzehr von Obst und Gemüse ist daher die Trinkmenge geringer.

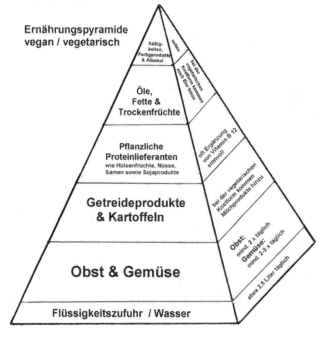

Die *Ebene 1* bilden mengenmäßig Obst und Gemüse. Es werden meistens 3 Portionen Gemüse und 2 Portionen Obst am Tag empfohlen. Eine Portion entspricht einer Handvoll.

Auf der *Ebene 2* sind die Mengen schon deutlich reduziert. Hier finden sich alle Getreideprodukte wie

Brot, Nudeln, Reis, Amaranth, Hirse, Quinoa und Kartoffeln.

Es muss hier darauf hingewiesen werden, dass bei einem Zuviel aus dieser Gruppe leicht die Gefahr besteht, an Diabetes zu erkranken.

Die sonst üblichen Ebenen für Milchprodukte, Eier sowie für Fleisch, Wurst und Fisch entfallen natürlich bei einer veganen Ernährungspyramide! Bei der vegetarischen Kostform kommen die Milchprodukte wie Milch, Joghurt, Buttermilch und Kefir hinzu, die mäßig verwendet werden sollten.

Bei der *Ebene 3* handelt es sich um pflanzliche Proteinlieferanten wie alle Hülsenfrüchte, Sojaprodukte, Nüsse, Kürbiskerne und Sonnenblumenkerne.

Sparsam sollte man mit den Lebensmitteln der *Ebene 4* umgehen. Geraten wird zu einer Abwechslung bei den Ölen, z.B. Distelöl, Leinöl, Maiskeimöl, Rapsöl, Sojaöl, Walnussöl, Weizenkeimöl u.a. Salz ist oft mit Jod angereichert. Für Veganer sind Meeresalgen eine gute Jodquelle.

In diese Ebene gehören auch Trockenfrüchte wie Feigen, Datteln, Aprikosen und Papaya. Bei den Vegetariern gehören in diese Ebene noch Eier.

Ganz selten sollte man die Produkte aus der *Ebene 5* verzehren. Hierzu zählen Süßigkeiten und Fertigprodukte sowie Alkohol, die wir zu einem gesunden Leben wirklich nicht brauchen!

Gesunde Ernährungs- und Lebensweise

„Als Christen sollten wir nicht vergessen, dass die erste Sünde der Menschheit mit dem Appetit zu tun hatte. Adam und Eva war es verboten, von einem bestimmten Baum zu essen (1. Mose 2, 16.17); sie taten es trotzdem. (1. Mose 3, 6) Dies war schlicht und einfach Sünde. Deshalb gilt: Obwohl wir aufpassen müssen, die Ernährung nicht zum Götzen zu machen, dürfen wir dennoch ihre Bedeutung nicht schmälern. Inmitten so vieler Stimmen brauchen wir Weisheit, um das richtige Gleichgewicht dabei zu finden, wie wir essen und trinken sollen." (2)

Bei allen Gesundheitsfragen spielt die richtige Ernährung eine bedeutende Rolle. Richtige Ernährung ist eine der wichtigsten Voraussetzungen für unsere Gesunderhaltung. Von der Öffentlichkeit und von offiziellen Institutionen wird die Bedeutung der Ernährung für die Erhaltung und Wiederherstellung der Gesundheit anerkannt. So ist richtige Ernährung eine der wichtigsten Voraussetzungen für unsere Gesunderhaltung bzw. unsere Gesundung. Schon immer wurde versucht, Gesundheitsstörungen durch Ernährungsinterventionen zu beeinflussen. Die Diätetik ist so alt wie die Geschichte der Medizin.

Die moderne Medizin hat auf die Lebenserwartung der Völker großen Einfluss gehabt. Wenn früher seuchenhafte Erkrankungen die Menschen dahinrafften, so stehen heute ernährungsabhängige Erkrankungen an der Spitze aller Todesregister.

Für die Entwicklung der fehlerhaften Ernährung kommen vor allem falsche Essgewohnheiten nach Wirtschaftskrisen und Kriegen in Betracht. Vergleichen wir die Ernährungssituation von heute mit der von 1850, dann ist festzustellen, dass eine deutliche Verschiebung der Nährwertverhältnisse eingetreten ist. So hat in einigen Bereichen der Fettkonsum auf Kosten von Eiweiß und Kohlenhydraten zugenommen. Des weiteren hat in vielen aktuellen Ernährungsprogrammen zur Vermeidung einer vermeintlich zu hohen Kalorienzufuhr der Protein- (Eiweiß-) Gehalt unverhältnismäßig stark zugenommen. Der Kalorienverbrauch steigt und führt zu einem wachsenden Missverhältnis zwischen Energiebedarf und -angebot, da heute die Berufe mit leichter körperlicher Arbeit bzw. sitzender Tätigkeit überwiegen. Als Folge der zu reichlichen Ernährung und einer Bewegungsarmut ist die Fettsucht (Adipositas) zu einer der gefährlichsten Volksseuchen geworden.

Übergewicht spielt eine nicht unbedeutende Rolle bei der Häufung von Zuckerkrankheit und beim Bluthochdruck. Das gilt auch für die Zunahme der Herzinfarkte, Gicht, Arteriosklerose u.a.m.

Unmäßige und falsch zusammengesetzte Kost kann dem Menschen mehr Schaden zufügen als manche beschwerliche Tätigkeit. Nur wenige wählen ihre Nahrung nach Nährwert und Bekömmlichkeit aus. Sie treffen vielmehr ihre Wahl nach dem Geschmack der Nahrungsmittel und der Möglichkeit einer schnellen Zubereitung. Ein gesunder Körper aber braucht eine gesunde Ernährung!

Die ideale Ernährung

Wir kennen wohl alle den weisen Ausspruch, der dem griechischen Philosophen Sokrates zugesprochen wird: „Wir leben nicht, um zu essen, sondern wir essen, um zu leben!" Diese Weisheit gilt auch heute noch.

Unsere Nahrung besteht aus den Grundstoffen Kohlenhydrate, Fett und Eiweiß. Sie sorgen für die notwendige Energie unseres Körpers. Man bezeichnet sie deshalb auch als Energie liefernde Nährstoffe.

Eine ausgewogene vollwertige Ernährung sollte folgendermaßen aussehen:

50-60 % Kohlenhydrate	1 g KH = 4 kcal
25-30 % Fett	1 g Fett = 9 kcal
15-20 % Protein (Eiweiß)	1 g Protein = 4 kcal
(als Vergleich):	1 g Alkohol = 7 kcal

Daneben enthalten unsere Nahrungsmittel noch sogenannte Wirkstoffe. Diese sind:
- ✓ Vitamine
- ✓ Mineralstoffe
- ✓ Spurenelemente

Nicht vergessen werden dürfen auch
- ✓ Ballaststoffe und
- ✓ Wasser.

Wie wichtig Wasser für die Aufrechterhaltung aller Lebensvorgänge ist, wird im Kapitel „Wasser" ausführlich beschrieben.

Kohlenhydrate, unsere Hauptenergielieferanten

Die Kohlenhydrate sind unsere Hauptenergielieferanten. Diese liefern uns – mit Ausnahme des Honigs und der Milch – nur die Pflanzen und zwar
- alle Getreidearten
- Kartoffeln
- Hülsenfrüchte
- Zuckerrohr
- Zuckerrüben
- Obst
- Wurzelgemüse

Kohlenhydrate sind letztendlich Zuckerbausteine. Entscheidend für das optimale Funktionieren unseres Organismus ist, dass wir darauf achten, unserem Körper möglichst langkettige Kohlenhydrate (Polysaccharide) zur Verfügung zu stellen, wie wir sie in Vollkornprodukten, Kartoffeln und auch in Bananen vorfinden.

In unserem Körper werden die Kohlenhydrate in ihre einzelnen Bestandteile (Monosaccharide) zerlegt – zum Beispiel durch die Wirkung von Ptyalin im Speichel und von Alpha-Amylase im Pankreassaft sowie durch die Enzyme der Darmschleimhaut. Die drei sogenannten Monosaccharide Glukose, Galaktose und Fruktose gelangen aus dem Verdauungstrakt in die Blutbahn. Von dort kommen diese Einfach-Zuckerbausteine mit Hilfe des Botenstoffes Insulin in die Muskeln und alle anderen Zellen mit Energiebedarf und werden dort mit Hilfe von Sauerstoffmolekülen verbrannt. Nicht benötigte Kohlenhydrate werden z.T in Muskeln gespeichert oder leider in viel größerer Menge in Fett umgebaut.

Den größten Teil des Zuckers nimmt die Gesellschaft des 21. Jahrhunderts in Form von weißem Zucker auf, der in vielen Nahrungsmitteln in großen Mengen versteckt enthalten ist. Dieser *Zucker* (Monosaccharide) enthält nur „leere" Kohlenhydrate, weil ihm weitgehend sämtliche Vitamine und Spurenelemente fehlen. Die Werbung will uns glauben machen, dass der Begriff: „angereichert mit" in den Beschreibungen der angepriesenen Produkte ein Zusatzangebot des Herstellers darstelle. In der Tat ist es so, dass hier stümperhaft versucht wird, ein nicht mehr auszugleichendes Defizit zu kompensieren. Ein weiteres Problem des zu hohen Konsums der <Einfachzucker> ist das fehlende Sättigungsgefühl. Der oben skizzierte Weg des Zuckers führt in aller Regel zu einem sehr raschen Anstieg des zur Verbrennung notwendigen Insulins – insbesondere bei einer raschen Verfügbarkeit schnell resorbierbarer Einfachzucker. Da hierbei meist mehr Insulin freigesetzt als verbraucht wird, fördert das in der Blutbahn noch reichlich vorhandene Restinsulin die Appetitanregung und der menschliche Körper sucht eifrig weiter nach schnell verfügbarer Energie – ein Teufelskreis hat sich geschlossen; jedoch kann dies bei regelmäßigem Eintreten zu nicht unerheblichen Beeinträchtigungen der Gesundheit führen.

Die Liste der Gesundheitsstörungen, die einem zu hohen Zuckerkonsum angelastet werden, ist lang:
➢ Karies

- Diabetes mellitus
- Arteriosklerose
- Herzinfarkt
- Fettsucht
- Allergien
- Psychische Labilität
- Verhaltensstörungen u. a. m.

Natürlich kann man nicht für alle Zivilisationskrankheiten den Zucker verantwortlich machen. Aber hinter vielen Erkrankungen wird Zuckermissbrauch vermutet.

Anders sieht es bei der *Stärke* aus, die vornehmlich in den Speicherorganen von Pflanzen zu finden ist: so in allen Kartoffeln und in Getreidekörnern. So spenden alle Getreidearten und ihr Produkte wie Mehl, Brot, Teigwaren, wenn sie alle Bestandteile des vollen Korns enthalten, sowie auch Gemüse, insbesondere Kartoffeln und Obst (vor allem die bereits erwähnten Bananen) Stärke, durch die langkettigen Zuckerbausteine. Außerdem werden hier Vitamine und Ballaststoffe gleich mitgeliefert.

Fett, nur eine Energiequelle?

Fette und Öle zählen neben den Kohlenhydraten zu unseren wichtigsten Nahrungsenergiequellen und sind ein wesentlicher Geschmacksträger in unserer Ernährung. Ein jeder von uns weiß, dass dieser hohe Energiewert von Fetten leicht zu einer Gewichtszunahme führt, wenn wir sie im Übermaß zu uns nehmen. Eine fettreiche Nahrung trägt weiterhin zu Herzerkrankungen bei.

Einen großen Teil der Fette, die wir zu uns nehmen, können wir leicht erkennen, d.h. sie sind *sichtbar*, wie Butter, Öl, Sahne, Mayonnaise.

Andere Fette wiederum sind für uns nicht so leicht zu entdecken wie das Fett in der Milch, im Käse, in Nüssen, in Avocados, im Gebäck, in Schokolade, in vielen Fertiggerichten wie z.B. Tiefkühlpizza, in panierten und frittierten Gerichten usw. Hier sprechen wir von sogenannten *„versteckten"* Fetten. Anfang dieses Jahrhunderts mussten die meisten der sogenannten „Diabetikerprodukte" aus den Regalen der Geschäfte verschwinden, da in ihnen zwar kein Zucker enthalten war, sondern neben den regulären Zuckeraustauschstoffen erhebliche Mengen an Fett. So war der gutgläubige Verbraucher nicht nur getäuscht, sondern seine ohnehin schon in Mitleidenschaft geratene Gesundheit weiter zusätzlich und vorsätzlich geschädigt worden.

Die in unseren Nahrungsmitteln enthaltenen Fette bestehen aus Fettsäuren und sogenannten Glyzeriden. Aufgrund der chemischen Zusammensetzung unterscheiden wir zwischen
- ✓ gesättigten Fettsäuren und
- ✓ (einfach und mehrfach) ungesättigten Fettsäuren.

Je mehr *gesättigte Fettsäuren* ein Fett enthält, um so fester ist es. Mit diesen gesättigten Fettsäuren kann unser Organismus, um es einfach auszudrücken, nichts anfangen. Diese Fette enthalten häufig noch einen weiteren ungünstigen Begleitstoff - das Cholesterin.

Cholesterin ist ein Hormon, welches der menschliche Körper für etliche Funktionen unbedingt braucht und das von daher unverzichtbar ist. Unser Körper ist in der Lage, das für ihn notwendige Cholesterin bei ausgewogener Ernährung in ausreichender Menge selbst herzustellen. Bei übermäßiger Zufuhr von Cholesterin, wie dies gerade bei einem hohen Anteil tierischer Produkte in der Ernährung der Fall ist, wirkt sich eine negative Eigenschaft des Cholesterins mitunter verheerend aus: Eine Untergruppe des Cholesterins (LDL-Cholesterin) besitzt die Eigenschaft, sich an den Gefäßwänden abzulagern, wodurch diese bei fortschreitendem Prozess hart, spröde und durch die resultierende Verdickung der Gefäßwand immer enger in ihrem Durchmesser werden. Hierdurch begünstigt ein hoher Cholesteringehalt in unserem Blut die Arteriosklerose (Gefäßverkalkung) mit der Gefahr von Herzinfarkt und Schlaganfall.

Nicht nur der Vollständigkeit halber, sondern auch um Betroffenen Mut zu machen, sei erwähnt, dass gerade dieser Prozess der Arteriosklerose rückgängig gemacht werden kann! Die Studienlage zeigt eindeutig, dass die bereits vorhandenen Gefäßverkalkungen wieder rückgängig gemacht werden können und hier spielt eine andere Untergruppe des Cholesterins eine entscheidende Rolle: Das HDL-Cholesterin kann die bereits bestehenden Ablagerungen aus den Gefäßwänden wieder heraus lösen und so zu einer Art „Verjüngung" der Gefäßwände beitragen! Dies ist jedoch ein langsamer und langjähriger Prozess, der über eine vollvegetarische Ernährung und Ausdauersport optimal unterstützt und ggf. sogar beschleunigt werden kann – die Effizienz ist auf jeden Fall bewiesen.

Nachfolgend soll der Cholesteringehalt einiger ausgewählter Nahrungsmittel aufgezeigt werden.

100 g	Cholesterin mg
Vollmilch	10
Magermilch	3
Doppelrahmkäse	105
Vollfettkäse	90
Kokosfett	0
Pflanzenöle	0
Pflanzenmargarine	0
Eiklar	0
Eigelb	1400
1 Hühnerei	280

Im Gegensatz hierzu sind die einfach und mehrfach *ungesättigten Fettsäuren* ernährungsphysiologisch wertvoll, ja lebensnotwendig. Einige *mehrfach ungesättigte Fettsäuren* kann der Körper nicht selbst herstellen; sie müssen ihm mit der Nahrung zugeführt werden. Es gibt im Wesentlichen zwei Gruppen:
- ✓ Zum einen die *Omega-6-Fettsäuren*; es handelt sich hierbei um chemische Abkömmlinge der *Linolsäure*, die in Pflanzenölen enthalten sind.
- ✓ Zum andern die *Omega-3-Fettsäuren*, die von der *Linolsäure* abstammen und die von Leinöl, Walnüssen und Fischen geliefert werden.

Diese Fettsäuren halten die Zellmembran intakt, transportieren Fette innerhalb des Körpers und werden für die Bildung von Prostaglandin (eine wichtige hormonartige Substanz) benötigt. Gute Quellen für mehrfach ungesättigte Fettsäuren sind:
- Sonnenblumenkerne
- Maiskeime
- Weizenkeime
- Soja

Es gibt Anzeichen dafür, dass die ungesättigten Fette in den Körperzellen eine Schutzfunktion ausüben. Sie sind auch Träger der *fettlöslichen Vitamine A, D, E und K*. Man hat auch festgestellt, dass für die *Entstehung von Depressionen*
- ein Mangel der essentiellen Omega-3-Fettsäuren mit verantwortlich ist,
- ebenso ein Mangel an *Tryptophan,*
- *Folsäure,*
- *Thiamin (Vitamin B1),*
- *Niacin* und
- *Eisen.*

In der Herstellung von Margarine und manchen Pflanzenfetten werden die Fettsäuren teilweise nachteilig verändert, d.h. die hochwertige Linolsäure erfährt eine Änderung; sie wird *gehärtet*, so dass das Endprodukt (Margarine oder Öl) mehr den tierischen Fetten (wie Butter oder Schmalz) ähnelt. Ist ein Pflanzenfett *ungehärtet*, bedeutet dies, dass die genannte Änderung nicht stattgefunden hat, dass die Linolsäure immer noch ihre günstige Wirkung auf den Körper ausüben kann.

Nachfolgend einige Beispiele für den Fettgehalt pflanzlicher Produkte:

Nahrungsmittel	Fettgehalt in %
Erdnuss	40
Haselnuss	60
Kokosnuss	35
Kürbiskerne	45
Leinsamen	35
Mandeln	54
Sonnenblumenkerne	50
Walnuss	60

Maßgebend für die Verdaulichkeit eines Fettes ist sein Schmelzpunkt, der durch die Art der Fettsäure bestimmt wird:
> Ungesättigte Fettsäuren haben einen niedrigen Schmelzpunkt,
> Gesättigte Fettsäuren einen höheren Schmelzpunkt.

Liegt dieser Schmelzpunkt wesentlich höher als die Körpertemperatur, kann das Fett nicht voll ausgenutzt werden.

Eiweiß (Protein)

Eiweiß ist zwar auch ein Energielieferant, weitaus wichtiger jedoch ein lebensnotwendiger Hauptbestandteil unseres Körpers. Es ist lebensnotwendig! Der Eiweißbestand unterliegt einem ständigen Auf-, Ab- und Umbauprozess, der beim gesunden Erwachsenen im Gleichgewicht liegt. Aufgabe der Nahrung ist es, dem Körper zum Erhalt dieses Gleichgewichts genügend Eiweißstoffe (Proteine) zur Verfügung zu stellen.

Der Eiweißbedarf ändert sich im Laufe des Lebens. Beim Erwachsenen liegt der Bedarf bei 0,8 bis 1,0 Gramm Protein pro kg Körpergewicht und Tag. Während der Schwangerschaft wird ab dem 4. Monat eine zusätzliche Zufuhr von 30 g und in der Stillperiode von 20 g Eiweiß täglich empfohlen. Pauschal kann man sagen, dass für einen Durchschnittsbürger in Europa ca. 50 Gramm Eiweiß pro Tag ausreichen würden. In der Tat ist es aber so, dass in den westlichen Industrienationen ca. 150 – 200 Gramm Eiweiß pro Tag und pro Person konsumiert werden. Da diese Mengen überwiegend tierischen Ursprunges sind, darf es nicht verwundern, dass durch die vermehrte Zufuhr weiterer tierischer Substanzen (wie z.B. Cholesterin) das Fortschreiten bestimmter Krankheiten, insbesondere solcher, die auch dem rheumatischen Formenkreis zugeschrieben werden, immens zugenommen hat!

Das Wort „Protein" stammt vom griechischen Wort „proton" und bedeutet „das Erste", das Wichtigste. Aber nicht das *Protein* selbst ist das lebensnotwendige Element, sondern seine Bausteine, die *Aminosäuren.* Die Bausteine, die der Organismus unbedingt benötigt und die nicht synthetisiert werden können, also durch die Nahrung zugeführt werden müssen, nennt man *essentielle Aminosäuren.*

Es gibt acht sogenannte essentielle – unentbehrliche – Aminosäuren, die der Körper nur aus der Nahrung beziehen kann. Es sind dies: Isoleucin, Leucin, Thyreonin, Valin, Lysin, Methionin, Phenylanin und Tryptophan. Außerdem gilt bei Kindern als essentielle Aminosäure das Histidin. Bei Kindern ist der Organismus nämlich nicht in der Lage, es in ausreichender Menge selbst herzustellen.

Fehlen einzelne dieser essentiellen Aminosäuren in der Nahrung, ist die Proteinsynthese im Körper gestört. Die Folge können schwere gesundheitliche Beeinträchtigungen sein. Denn Eiweiß ist als Baustein jeder lebenden Zelle unentbehrlich. Wir benötigen Eiweiß
- für unsere körperliche wie geistige Spannkraft,
- für das Wachstum,
- für die Abwehr von Krankheiten,
- zur Erhaltung der feinen chemischen Ausgeglichenheit des Blutes.

Die Aminosäure *Tryptophan* ist in eiweißreichen Nahrungsmitteln enthalten wie nachstehende Tabelle zeigt.

an Tryptophan reiche Nahrungsmittel	mg / 100 Gramm
Vollmilch	46 mg
Schwarzaugenbohnen	267 mg
Walnüsse	290 mg
Mandeln	322 mg
Sesamsamen	368 mg
Gluten	510 mg
geröstete Kürbiskerne	578 mg
Tofu	747 mg

Tryptophan ist ein Baustein für den Neurotransmitter *Serotonin*. *Neurotransmitter* sind hochwirksame Botenstoffe, die aus den Aminosäuren aufgebaut werden. Serotonin wirkt beruhigend und entspannend und wird für einen gesunden Schlaf benötigt. Serotonin ist ein Stoff, den das Gehirn braucht, um Impulse von Nervenzelle zu Nervenzelle weitergeben zu können. Ein Mangel an Serotonin scheint mit der Entstehung von *Depressionen* in Zusammenhang zu stehen.

„Depressionen sind heutzutage ein weit verbreitetes Leiden. In Verbindung mit der allgemeinen Traurigkeit, die mit der Depression einhergeht, geht die Freude über das verloren, woran man sich früher noch gefreut hat. Wer unter Depressionen leidet, fühlt sich erschöpft, wertlos, hoffnungslos und kraftlos. Er leidet unter Schlafstörungen und unter anderen körperlichen Symptomen wie Verdauungsstörungen, Kopf- und Rückenschmerzen. Wird eine Depression nicht erkannt und behandelt, kann sie bis zum Suicid führen. Dies gilt für alle Altersgruppen.

Es gibt zwei Hauptarten der Depression. Die erste ist eine Reaktion auf schwierige Lebensumstände wie Tod, Krankheit, Arbeitslosigkeit oder gebrochene Beziehungen. Jeder Mensch erlebt das hin und wieder. Die andere Art der Depression wird durch ein fehlendes Gleichgewicht chemischer Stoffe im zentralen Nervensystem verursacht. Dies ist oft genetisch bedingt und daher eine Krankheit wie jede andere auch. Wir müssen daher Betroffene annehmen und vermeiden, sie zu richten oder zu brandmarken." (2)

Inzwischen gilt es als erwiesen, dass die Bildung und Freisetzung von Neurotransmittern im Gehirn bis zu einem gewissen Grad durch bestimmte Nahrungsmittel beeinflussbar ist. Insbesondere pflanzliche Nahrungsmittel sind reich an Tryptophan (s. Tabelle auf Seite 59); außer diesen noch Cashewkerne sowie Quinoa und Amarant als vitalstoffreiche Kraftpakete. Studien haben ergeben, dass die übliche eiweißreiche Ernährung aus Fleisch und Milch sehr leicht zu einem Mangel von Serotonin führen kann. Ebenso fördert Kaffee den Serotoninmangel. Hingegen lässt Schokolade den Serotoninspiegel ansteigen.

Ballaststoffe sind kein Ballast

Ballaststoffe stellen – in einfacher Definition – faserige Substanzen pflanzlicher Herkunft dar, die aufgrund ihrer Wasserbindungsfähigkeit stark quellen und im menschlichen Verdauungssystem durch Verdauungs-sekrete nicht abgebaut werden können. Das Wort „Ballast" ist durch die irrige Meinung belastet, wonach solche Stoffe in Bezug auf Kalorien wertlos und damit also überflüssig seien. Es wurde aber die Erkenntnis gewonnen, dass diese „Rohfaserstoffe" für uns unentbehrlich sind.

Die Ballaststoffe bestehen bei den üblichen Lebensmitteln hauptsächlich aus Zellulose, Hemizellulose, Lignin und Pektin. Lignine finden sich vornehmlich im Getreide und Gemüse, Pektine vornehmlich im Obst. Bei vielen Pflanzen sind diese unverdaulichen Bestandteile in der Schale zu finden. Übrigens ist die Unverdaulichkeit der Ballaststoffe nur scheinbar, da die Darmbakterien dieselben in unterschiedlichem Maße abzubauen vermögen. Dieser Abbau hängt von der Verweildauer im Darm, der Art und Menge der Ballaststoffe sowie ihrer Teilchengröße und Hitzebehandlung ab. Auch die Gewöhnung spielt hier eine entscheidende Rolle.

Was bedeuten Ballaststoffe für unseren Körper? Mit der verminderten Zufuhr von Ballaststoffen gehen Erkrankungen der Zähne und des Zahnhalteapparates, des Verdauungstraktes und der Stoffwechselkrankheiten einher. Viele unserer Patienten leiden heute an Obstipation, Cholesterin-Gallensteinen, Divertikulose des Dickdarms sowie an Dickdarmkarzinom. Hier spielt vermutlich die ballaststoff-faserarme Ernährung eine Rolle.

Unsere Kost sollte daher reicher an Ballaststoffen sein. Durch die Aufnahme von harten und zuckerfreien Ballaststoffen werden
- ➢ erstens unsere Zähne und der Zahnhalteapparat optimal beansprucht, was für deren Gesunderhaltung entscheidend ist.
- ➢ Zweitens wird durch die Verlängerung des Kauaktes vermehrt Speichel produziert, wodurch die Speisen vorverdaut werden.
- ➢ Drittens beruht die entscheidende Wirkung der Ballaststoffe darin, dass sie wie kleine Schwämme Flüssigkeit aufnehmen und damit den Inhalt des Darmes vergrößern. Hierdurch wirkt sich eine faserreiche Kost – in Vorbeugung und Behandlung – positiv auf Verstopfung und Divertikulose aus. Einen zusätzlichen entgiftenden Effekt haben

Ballaststoffe dadurch, dass die Verweildauer des Darminhaltes insgesamt – d.h. auch etwaiger schädlicher Substanzen – verkürzt ist. Weiterhin wird die Darmperistaltik verstärkt und die Darmflora günstig beeinflusst. Was all dies für unsere Verdauung bedeutet, kann man sich erst vorstellen, wenn man weiß, dass nach zuverlässigen Schätzungen rund 9 Millionen Bundesbürger Abführmittel nehmen und 20 Millionen in unserem Lande an Verstopfung leiden.
- ➢ Viertens sind Senkungen des Cholesterin- und Blutzuckerspiegels durch Zufuhr von Ballaststoffen beobachtet worden.
- ➢ Man hat fünftens auch festgestellt, dass der Dickdarmkrebs in Gebieten mit einer hohen Ballaststoffzufuhr wie Südamerika, Polen, Nordeuropa und dem Orient seltener ist. Auch Randgruppen, die sich vornehmlich von vegetarischer Kost und reichlich Kleie ernähren, wie die Mormonen und die Siebenten-Tags-Adventisten, weisen eine geringere Frequenz des Dickdarmkarzinoms auf, obwohl sie in Hochrisikoländern leben. (17)

Wir benötigen Vitamine

Die Entdeckung der Vitamine war ein wichtiger Schritt in der Ernährungsforschung. Schließlich sind Vitamine lebensnotwendig und müssen deshalb regelmäßig mit der Nahrung aufgenommen werden. Unser Organismus benötigt nur sehr geringe Mengen. Ebenso kann eine falsch zusammengesetzte Kost ohne ausreichende Vitaminzufuhr zu nicht immer eindeutig erkennbaren

Störungen führen wie zum Beispiel zu einer Verringerung der geistigen Leistungsfähigkeit und der allgemeinen Widerstandskraft.

Absolute Angaben über den Vitaminbedarf sind nicht zu machen. Man begnügt sich mit „empfohlenen" Werten, d.h. einer Menge, die den tatsächlichen Bedarf an einem Vitamin mit Sicherheit deckt. Die Fachgesellschaften haben vor einigen Jahren als Optimum für die ausreichende Versorgung der Bevölkerung den Slogan: <Fünf am Tag> kreiert; dieser Slogan propagiert, dass fünf Portionen Obst und/oder Gemüse über den Tag verteilt uns mit ausreichend Vitaminen und Mineralstoffen versorgen. Hierbei dürfen ein bis zwei Portionen auch durch ein hochwertiges Obst- oder Gemüsesaftgetränk ersetzt werden. Bei der Besprechung dieser Grundregel mit dem Konsumenten zeigen sich viele Personen immer wieder überrascht, wie einfach es gerade in unseren Regionen ist, diese Empfehlung umzusetzen. Eine Portion ist definiert als eine Handvoll des entsprechenden Verbrauchers – eine Zuordnungsgröße, die zwar nicht als exakte physikalische Maßeinheit Verwendung finden wird, die sich aber in vielen Bereichen mittlerweile aufgrund ihrer Verbraucherfreundlichkeit und Einfachheit in der Anwendung durchgesetzt hat.

Die Vitamine werden in zwei Gruppen eingeteilt – und zwar in die *wasserlöslichen* und die *wasserunlöslichen* Vitamine:

Die *wasserlöslichen Vitamine* können vom Körper nicht gespeichert werden, d.h. überschüssige Vitaminmengen werden vom Körper wieder ausgeschieden.

Dies hat den Vorteil, dass es nicht zu einer Hypervitaminose kommen kann. Allerdings bedeutet dies auch, dass stets eine regelmäßige Zufuhr dieser Vitamine erfolgen muss. Ein niedriger Spiegel von *Folsäure* beispielsweise kann die Ursache von Depressionen sein und auch von Fehlbildungen bei Säuglingen. Dieses wasserlösliche Vitamin der B-Gruppe ist für den Wachstumsprozess des Embryos sehr wichtig. Schon in den ersten Tagen der Schwangerschaft ist der Folsäurebedarf für das ungeborene Kind sehr hoch.

wasserlösliche Vitamine	wasserunlösliche Vitamine
▶ Vitamin B-Komplex → Vitamin B 1 (Thiamin) → Vitamin B 2 (Riboflavin) → Vitamin B 6 (Pyridoxin) → Vitamin B 12 → Niacin (Nicotinsäure) → Pantothensäure → Folsäure → Biotin ▶ Vitamin C	▶ Vitamin A ▶ Vitamin D ▶ Vitamin E ▶ Vitamin K

Folsäure kommt vor allem in pflanzlichen aber auch in tierischen Lebensmitteln vor, so z.B. in Blattgemüse, Spargel, Tomaten, Weizenkeimen und Vollkornprodukten. Obst, Rindfleisch und Fisch enthalten hingegen weniger Folsäure. Ein niedriger Folsäurespiegel kann besonders dann auftreten, wenn viel Fleisch gegessen wird.

Die *wasserunlöslichen Vitamine* können im Körper gespeichert werden. Dies hat den Vorteil, dass sie nicht täglich aufgenommen werden müssen. Allerdings kann ein Zuviel dieser Vitamine zu einer Übervitaminierung führen, wie dies besonders von den Vitaminen A und D bekannt ist.

Eine übermäßige Einnahme ...	
von Vitamin A führt zu:	von Vitamin D führt zu:
→ Kopfschmerzen → Schwindel → Erbrechen → Hautveränderungen → Abbau der Knochensubstanz	→ Kalziumablagerungen in einigen Körpergeweben → Kopfschmerzen → Erbrechen → Magen-Darm-Störung → Schwächezuständen → Schädigungen an Herz, Niere, Lunge und Gefäßen

Man sollte deshalb bevorzugt Lebensmittel essen, die reich an *Provitamin A* sind, wie z.B. Paprika, Möhren oder Carotakürbis. Der Körper entscheidet selbst, ob er daraus Vitamin A herstellt oder nicht! Hypervitaminosen von Vitamin D erfordern eine ärztliche Therapie! Vitamin D nimmt für unser Wohlbefinden eine Schlüsselrolle ein. Durch Sonnenlicht (s. dort) oder Ernährung ist das Risiko einer Hypervitaminose ausgeschlossen.

„Vitamin D ist ein wichtiger Nährstoff, dessen Bedarf allerdings nur zu einem Teil durch Lebensmittel gedeckt wird. Das restliche Vitamin D produziert unser Körper selbst, wenn wir ausreichend draußen sind ... Es gibt nur sehr wenige Lebensmittel, die größere Mengen Vitamin D enthalten. Ganz vorn liegen fetthaltige Seefische wie Aal, Hering, Lachs oder Thunfisch. Auch Kalbfleisch und Eier enthalten Vitamin D. Pflanzliche Lebensmittel dagegen gibt es nur wenige: Morcheln, Steinpilze, Champignons, Pfifferlinge und Avocados gehören dazu." (18)

Vitamin E ist das wichtigste fettlösliche Antioxidans des menschlichen Körpers. Es schützt vor allem die Zellmembranen, die reich an speziellen Fett-Eiweiß-Verbindungen sind, vor einer oxidativen Zerstörung durch freie Radikale. Weitere *Antioxidantien* sind Vitamin C und Betacarotin. Die Antioxidantien sollen Zellschäden vorbeugen, d.h. vor bestimmten Krebserkrankungen sowie vor Herzerkrankungen schützen und auch den Alterungsprozess verzögern sowie den Schlaganfall verringern. Die antioxidativ wirkenden Vitamine helfen freie Radikale, welche eine Verstopfung der Arterien bewirken können, zu neutralisieren.

Antioxidativ wirken auch die Mineralstoffe Selen, Kupfer und Zink. Weiterhin haben antioxidative Eigenschaften die *Bioflavonoide*, die in manchen Obst- und Gemüsesorten – wie Zitrusfrüchten und Weintrauben – enthalten sind.

Mineralstoffe und Spurenelemente

Neben den Vitaminen sind Mineralstoffe und Spurenelemente wichtige Ergänzungsstoffe der Nahrung. Sie sind zum Teil sogar lebensnotwendig (essentiell). Die nachfolgende Tabelle zeigt, was zu den essentiellen Elementen zählt.

Mineralstoffe	Spurenelemente
> Natrium	> Eisen
> Kalium	> Fluor
> Kalzium	> Jod
> Magnesium	> Kupfer
> Phosphor	> Zink
	> Mangan
	> Selen
	> Silizium (Kieselsäure)

Da sich viele unter uns heute mineralstoffarm ernähren, besteht für den Organismus die Gefahr einer Unterversorgung, die sich wie folgt äußern kann: Nervosität, Nachlassen des Gedächtnisses, Kopfschmerzen, Schlaflosigkeit, Haarausfall, Durchblutungsstörungen, schmerzhafte Muskelkrämpfe. Viele Alltagsbeschwerden beruhen somit auf einem Mangel an den biologisch essentiellen Mineralstoffen oder Spurenelementen.

Kalorien – ein Schreckenswort unserer Zeit

Was bedeutet eigentlich Kalorie? Bei einer Meinungsumfrage hielt man eine Kalorie beispielsweise für eine

Fettsucht, ja sogar für ein Fremdwort für Fettsüchtigkeit.

Bei einer Kalorie handelt es sich bekanntlich um die Bezeichnung für die Erzeugung von Wärme. Es ist jene Menge von Wärme, die benötigt wird, um 1 Liter Wasser um 1 Grad Celsius zu erhitzen. Oder in Arbeitsleistung umgerechnet heißt dies: Um 1 Kalorie zu verbrauchen, muss man rund 4 Zentner einen Meter hochheben.

Auf unsere Ernährung übertragen bedeutet dies, dass wir die Energie, die dem Körper durch Nährstoffe zur Verfügung gestellt wird, ebenfalls messen können und die in Wärme-Einheiten (also Kalorien) ausgedrückt wird. Als neue Maßeinheit wurde anstatt Kalorie ab 1978 international „Joule" eingeführt. Folgende Beziehung zwischen Kalorie und Joule sollte man kennen:

1 Kilokalorie (kcal)	= 4,186 kJ
1 Kilojoule (kJ)	= 0,24 kcal

Bei der täglichen Kalorien-(Joule)-Berechnung unterscheidet man zwischen Grundumsatz und Arbeitsumsatz. Den *Grundumsatz* benötigen wir für die Lebensfunktionen unseres Organismus, also den Bedarf an Energie bei völliger Ruhelage des Körpers. Der Grundumsatz eines gesunden Erwachsenen von 70 kg Körpergewicht beträgt in 24 Stunden 1600 bis 1700 Kalorien. Jede weitere Kalorie, die man benötigt, ist von der jeweiligen Tätigkeit abhängig. Im Durchschnitt rechnet man etwa 1000 Kalorien zum Grundumsatz hinzu (= *Arbeitsumsatz)*, um den täglichen Gesamtkalorienbedarf zu erfahren.

Für unseren gesamten Stoffwechselablauf, für die Wärmeproduktion sowie für unsere geistige und körperliche Beschäftigung benötigen wir also Energie. Die Versorgung des Energiehaushalts erfolgt durch unsere Nahrung. So ist Eiweiß zur Erhaltung der lebensnotwendigen biochemischen Prozesse unerlässlich. Die Fette dienen in erster Linie als Energiespender und durch die Kohlenhydrate wird der Energiebedarf bis zu 70 % gedeckt. Um nun aus unserer Nahrung Energie zu erzeugen, werden die drei Nährstoffe zusammen mit dem eingeatmeten Sauerstoff verbrannt. Gemessen wird – wie zuvor erwähnt – diese Energie- oder Wärmemenge in Kalorien oder Joule. Übrigens wird alles, was wir mehr an Nahrung zu uns nehmen, als der Gesamtenergiebedarf für uns beträgt, in Fett um- und von uns angesetzt. Dies merken wir dann langsam, wenn unsere Kleidung zu eng wird!

Gewogen und zu schwer befunden

Sind Sie mit Ihrer Figur zufrieden? Oder beklagen Sie sich über Speckröllchen an den Hüften? Na ja – sagen Sie vielleicht – man wird halt älter! Stimmt! Aber heißt das – dass der Bauch mit zunehmendem Alter einfach größer wird? Dass die Energie schwindet? Dass die Haut nicht mehr so strahlt wie mit Zwanzig?

Übergewicht ist eine Erscheinung, die heute immer mehr als krankheitsauslösender Faktor nicht wegdiskutiert werden kann. Die Fettsucht wird als eine

Krankheit angesehen, die immer häufiger gerade dort auftritt, wo man im Überfluss lebt.

Man definiert das Übergewicht auf unterschiedliche Weise und zwar in vielen Bereichen mittlerweile über die Hüfte-Taille-Relation (waist-hip-ratio). Auch gibt es die Möglichkeit allein den Bauchumfang an der größten Stelle zu messen. Hier weiß man aus entsprechenden Studien, dass bei Frauen ein Wert über 84 cm und bei Männern über 96 cm eindeutig mit einer Zunahme von Erkrankungen der Herzkranzgefäße einhergeht.

International hat jedoch immer noch der Body-Mass-Index (BMI) – auch *Körpermaßindex (KMI)* genannt – Bedeutung, der sich über die Formel kg/mxm berechnet. So hat eine Person mit 1,75 m Körpergröße und 90 kg Gewicht einen BMI von 29, bei 70 kg liegt der BMI bei 26. Zur Erklärung: Der Normbereich des BMI liegt zwischen 20 und 26. Bei einem BMI kleiner als 17 sprechen wir von krankhaftem Untergewicht – Anorexie. Der Bereich von 26 bis 29 wird als Übergewicht bezeichnet. Ab einem BMI von 30 und mehr, sprechen wir von Adipositas, also der krankhaften Fettsucht.

Die Beurteilung „fettsüchtiger" Menschen und die Entscheidung, ob ein leichtes Übergewicht noch als gesund oder bereits als krankhaft einzustufen ist, kann mitunter Schwierigkeiten bereiten, denn nicht alle übergewichtigen Menschen können ohne weiteres als krank angesehen werden. Es reicht auch nicht aus, das Körpergewicht allein gegen die Körpergröße abzuwägen. Denn ein kleiner muskelkräftiger oder auch ein schlanker Mann kann oft infolge starken Knochenbaus schwerer sein, als die allgemeinen Tabellen anzeigen, ohne dass aber ein „echtes" Übergewicht besteht. Hier ist der Graubereich für den BMI 26-29 gegeben, in dem weitere gesundheitsschädigende oder auch fördernde Faktoren ihre Berücksichtigung finden müssen.

Bei der Entstehung des Übergewichts spielen verschiedene Momente eine wichtige Rolle.

- ✓ Da sind zunächst die sogenannten Genießer, die eine Freude an den kulinarischen Genüssen haben und diese Leidenschaft auch zugeben, im Gegensatz zu den Fettsüchtigen schlechthin.
- ✓ Neben diesen stehen die Fettsüchtigen, die dem Angebot der Nahrungsmittel nicht widerstehen können.
- ✓ Als Drittes werden die Esser aus Gewohnheit angeführt, die die Eigenart der Esslust von ihren Eltern übernommen haben.
- ✓ Als vierte Gruppe sind schließlich die Menschen anzuführen, denen das Essen Ersatz für sonst nicht erreichbare Genüsse und Befriedigung darstellt. Zu ihnen zählen beispielsweise die Menschen mit dem „Kummerspeck" sowie solche, die mit dem Leben nicht fertig werden bzw. bei denen der Sexualtrieb durch den Esstrieb ersetzt wird, um nur einiges zu nennen.

Fettsucht entsteht also dadurch, dass der Mensch mehr isst, als er verbraucht. In einem alten ägyptischen Papyrus ist zu lesen: „Die meisten Menschen essen zuviel. Von einem Viertel dessen, was sie verzehren, leben sie; von den restlichen drei Vierteln leben die Ärzte". Man lebt nach dem Ausspruch: „Lieber den Magen verrenken, als dem Wirt was schenken". Eine weitere Ursache liegt auch in dem ständig ansteigenden Fettverbrauch und dem gesteigerten Alkoholkonsum. Vor 100 Jahren betrug der Anteil der aus Fett stammenden Kalorien 10 Prozent, heute ist er auf 40 Prozent gestiegen.

Manche Gerichte schmecken so gut. Aber ob diese auch gut für uns sind? Man glaubt nicht, wie viel Fett in manchen Produkten steckt und die somit zu den Dickmachern zählen. Hierzu einige Beispiele:

- „Nehmen wir das Croissant: Es gibt mit seiner geschwungenen Form und der goldig glänzenden Oberfläche eine passable Figur auf dem Frühstücksteller ab, ist aber schlecht für unsere eigene Figur. Wer das morgens mal eben zum Kaffee genießt, belastet seinen Körper bereits mit 12 Gramm Fett... Sein Fettgehalt bedeutet umgerechnet bis zu 12 Scheiben Toastbrot - und selbst das genießt nicht gerade den Ruf, ein Rundum-Sorglos-Lebensmittel zu sein.
- Grundsätzlich gilt: Wird Getreide stark verarbeitet, gehen wichtige Nähr- und Ballaststoffe verloren. Deshalb verliert helles Mehl den direkten Vergleich mit Vollkornmehl ganz eindeutig. Wer seinem Körper Gutes tun möchte, sollte auf Vollkornbrot, Knäckebrot, Haferflocken und Naturreis setzen.

- Typische Fettfallen im Alltag sind verarbeitete Produkte wie Fertigpizza, Backwaren, süße und salzige Snacks.
- Auch Fleisch und Wurst sind häufig fettreich, aber hier gibt es noch große Unterschiede. Salami und feine Leberwurst enthalten circa 30 % Fett. Aufschnittsorten aus Muskelfleisch wie Putenbrust bringen es auf 2 bis 4 % Fett. Salami gehört mit rund 10 Gramm Fett pro Portion zu den fettigsten Brot-Belägen überhaupt…
- Oder die Fischstäbchen… 5 Fischstäbchen bringen rund 10 Gramm Fett mit auf den Teller – dafür könnte man theoretisch etwa 10 unpanierte Putenschnitzel essen …
- Rosinenbrötchen mit nur etwa einem Gramm Fett pro Stück gehören zu den Gewinnern – im Gegensatz zum Berliner; das Schmalzgebäck ist alles andere als ein Schlankmacher. Viel Zucker, viel Fett – eine fatale Kombination. Ein Berliner bringt es auf 17 Gramm Fett – so viel wie 17 Rosinenbrötchen.
- Noch eine erstaunliche Erkenntnis: Sahnejoghurt, dieses unscheinbare Becherchen, hat es in sich. Wer sein Müsli damit kombiniert, löffelt – oft nichts ahnend – reichlich Fettkalorien. Stolze 15 Gramm Fett tummeln sich in einem kleinen Becher (150 Gramm). Ein Glas Buttermilch (0,2 Liter) weist dagegen nur ein Gramm Fett auf. Und schmeckt gar nicht so schlecht, oder?!" (12)

Welches nun sind die Konsequenzen vermehrter Zufuhr von Fett? Shakespeare sagte schon vor 300 Jahren in seinem Drama „Heinrich IV": „Den Leib vermindre, mehre deine Gnade, lass ab vom Schwelgen, wisse, dass das Grab dir dreimal weiter gähnt als anderen Menschen".

Will man Pfunde verlieren, dann muss man auf manches Liebgewordene verzichten. Der regelmäßige Bierkonsum beim Fernsehen ist aufzugeben, denn kohlenhydrathaltige Getränke machen nun einmal dick. Keinen Bissen über den Hunger essen! Abends darf man seinem Appetit keinen freien Lauf lassen. Am Wochenende darf man die kleinen Genüsse und Naschereien nicht nachholen, wozu man während der Woche keine Zeit hatte.

Vergessen Sie nicht: Der Grundstein zum Übergewicht

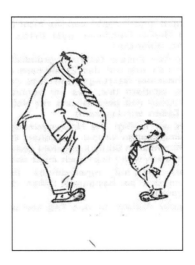

wird schon in der Kindheit gelegt, denn das Kind misst die Normen seiner Nahrung an den Gepflogenheiten der Familie. Die Sitten und Gebräuche des Elternhauses werden „vererbt" und nicht die Fettsucht.

Im Mittelpunkt der Behandlung des Übergewichtes steht zunächst das Sichbewusstmachen der falschen Lebensgewohnheiten, anschließend erfolgt die Einschränkung und nicht die Aufhebung der Nahrungszufuhr und damit eine Verminderung der Kalorienmenge. Sogenannte *Fastenkuren* sollten nur unter strenger ärztlicher Kontrolle durchgeführt werden. Einseitige Ernährungsregime und sogenannte Außenseiterdiäten sind von wissenschaftlicher Seite abzulehnen. Auch der totale Kalorienentzug, d.h. totales Fasten (Null-Diät) hat heute keine Bedeutung mehr.

Bei der Gewichtsabnahme spielt neben der Kalorienzufuhrverminderung die Erhöhung des Energieverbrauchs durch körperliche Tätigkeit eine entscheidende Rolle. Anzuraten sind Schwimmen, Wandern, Radfahren, Rudern, auch Ballspiele. Zu den Behelfsmaßnahmen gehören morgendliche Zimmergymnastik und das Laufen auf der Stelle.

Bitte denken Sie nicht, in der Sauna könne man die lästigen Pfunde abschwitzen! Die Sauna ist auf keinen Fall eine Schlankheitskur, aber ein Gesundbrunnen. Den durch die Schweißabgabe erzielten Gewichtsverlust gleicht der Körper schnell wieder aus.

Unklare Vorstellungen bestehen auch bei der Massagebehandlung. Nicht zu Unrecht heißt es: „Bei der Massage nimmt nicht der Fettsüchtige ab, sondern der Masseur." Dennoch kann die Anwendung von Massagen empfohlen werden, da hierdurch die Muskulatur gekräftigt und einer Gewebeerschlaffung entgegengewirkt wird. Gerne verordnet werden Unterwasserdruckstrahlmassagen, wodurch es infolge einer

Durchblutungsförderung auch zu einer vermehrten Stoffwechselausscheidung kommt.

Krank durch falsche Ernährung

Unter der Überschrift „Todkrank durch falsche Ernährung" wurde von Ernährungsfachleuten folgendes berichtet: „Falsche Ernährung wird nach Ansicht von Fachleuten in Zukunft verstärkt tödliche Krankheiten verursachen. <Zurzeit sind 64 Prozent der Todesfälle in Deutschland direkt oder indirekt auf Krankheiten zurückzuführen, die durch falsche Ernährung bedingt sind>, so sagte Sven-David Müller vom Deutschen Institut für Ernährungsmedizin in Deutschland (DIET)... Er forderte die Verbraucher auf, ihre Essgewohnheiten radikal zu ändern." (13)

Unser Industriezeitalter hat auch auf dem Gebiet der Ernährung Veränderungen hervorgerufen. In den technisch fortgeschrittenen Ländern übt die Mehrzahl der Menschen nicht mehr körperliche, sondern infolge einer ständig wachsenden Technisierung und Automatisierung vorwiegend sitzende und geistige Tätigkeiten aus. Diese Veränderungen des Arbeitstyps müssten zu einer Reduktion des Kalorienbedarfs an Kohlenhydraten und Fetten führen. Zur Deckung unseres Energiebedarfs benötigen wir weniger Kalorien als zum Beispiel unsere Vorfahren. Bedauerlicherweise ist diese Erkenntnis noch nicht genug verbreitet, was sich in der Bewertung üppiger Ernährung als Ausdruck des Sozialprestiges erkennen lässt. Auch heute nehmen noch viele Menschen 3.000 Kalorien und mehr zu sich; so genießen viele von uns häufig eine im Verhältnis zum Bedarf zu kalorienreiche Kost. Die Folgen dieser zu kalorienreichen Kost sind ernährungsabhängige Krankheiten wie Fettleibigkeit, Herz- und Kreislaufschäden, Gicht, Zuckerkrankheit u.a.m.

Die Forderung von Kollath: „Lasst unsere Nahrungsmittel so natürlich wie möglich" - besitzt heute mehr Aktualität denn je. Denn neben der Industrialisierung haben sich auch die zunehmende Verstädterung der Bevölkerung, der Verzehr wohlschmeckender, hochwertiger, verfeinerter und teurer Lebensmittel sowie die zunehmende Berufstätigkeit beider Ehepartner auf unsere Ernährungsgewohnheiten ausgewirkt. So werden durch den veränderten Arbeitsrhythmus unserer Zeit weitgehend tischfertige Nahrungsmittel notwendig, die keinen Zeitaufwand im Haushalt mehr verlangen.

Bei Gesundheitsfragen spielt die richtige Ernährung eine bedeutende Rolle. Mit Recht wird behauptet, dass „eine falsche Ernährung die Grundursache der in der Zivilisation vorherrschenden Krankheiten ist". Die potentiell krankmachenden Aspekte unserer Ernährung werden anerkannt. Aber mancher unter uns meint immer noch, Fett und Fleisch liefere die meiste Kraft. Dies aber ist ein Irrtum! „Das Pferd holt seine Kraft aus dem Hafer, nicht etwa aus dem Eisbein", so schrieb Bärschneider. (1) Glücklicherweise aber ist in letzter Zeit festzustellen, dass immer mehr einsichtige Menschen die Bedeutung einer gesunden Ernährung erkennen.

Die häufigsten Ernährungsfehler, die wir begehen, sind:

- Wir essen zu energiereich und bewegen uns gleichzeitig zu wenig
- Unsere Lebensmittel beinhalten zu viel Zucker
- Unsere Ernährung ist zu fett und salzreich
- Unsere Ernährung beinhaltet ein Zuviel an tierischem Eiweiß und zu wenig an Ballaststoffen.

Eine falsche Ernährungsweise und der heutige Lebensstil können zahlreiche Krankheiten nach sich ziehen. Umgekehrt kann durch Veränderungen in der Lebensweise das Risiko für bestimmte Krankheiten deutlich reduziert werden. So wird

o durch eine Ernährung, die viel Obst, Gemüse, Vollkorngetreide, Nüsse und Samen enthält, das Risiko von Dickdarm-, Magen- und Bauchspeicheldrüsenkrebs gesenkt.
o Das Meiden von Rindfleisch reduziert das Risiko von Dickdarmkrebs und
o das Meiden von Alkohol reduziert das Risiko von Brustkrebs …
o Viel Bewegung, gute Entscheidungen, weniger Stress und eine gesunde, pflanzliche Kost können einen großen Teil der Herzkrankheiten abwehren …
o Andere Krankheiten, die durch die Lebensweise verursacht werden, sind Schlaganfall, Osteoporose, Arthritis und zahlreiche Formen von Altersschwäche.

Durch Krankheiten, die mit einer falschen Lebensweise in Zusammenhang gebracht werden müssen,… sterben jedes Jahr mehr Menschen als durch Mord, Selbstmord, Autounfall und Kriegsereignisse zusammen.

Die gute Nachricht ist, dass es durch eine einfache Ernährung und Veränderungen der Lebensweise zu Erneuerungen, zum Nachlassen der Symptome und in einigen Fällen sogar zur Rückgewinnung der Gesundheit kommen kann. Jeder Schritt nach vorn zu einem gesunden Lebensstil bringt ungeahnte Vorteile mit sich." (3)

Nicht nur Alkohol sondern auch eine falsche Ernährung kann die Leber schädigen. Nicht nur die Fettpolster unter der Haut sind durch ein Überangebot an Fetten in der Nahrung bedingt, sondern auch die Leber kann verfetten. Eine Fettleber ist die häufigste Lebererkrankung. Allein in Deutschland sind mindestens 10 Millionen Menschen davon betroffen. Eine Fettansammlung in der Leber kann auch eine Störung des Blutzuckerstoffwechsels verursachen, also eine Erkrankung an Diabetes begünstigen!

Wenn Sie übergewichtig sind, empfehlen wir Ihnen, die Leberwerte regelmäßig überprüfen zu lassen. Und sollten Sie schon eine Fettleber haben, sollten Sie keine Medikamente gegen Fettleber einnehmen, da die bisher untersuchten Substanzen ebenfalls die Leber schädigen können. Die Rückbildung einer bestehenden Fettleber erreichen Sie am besten durch den Kohlenhydratanteil in der Nahrung und mit einem regelmäßigen Ausdauertraining!

Fleisch, ja oder nein?

Durch die Sintflut änderte sich etwas in der ursprünglichen Ernährung. „Erst nach der Flut, als ein so erheblicher Teil der Vegetation zerstört war, erlaubte

Gott es dem Menschen, Tiere zu essen. Dies war eine wesentliche Veränderung im gesamten Gleichgewicht der Beziehung zwischen Mensch und Tier. Heute haben wir uns so sehr daran gewöhnt, dass wir uns häufig nicht vergegenwärtigen, welche unglaubliche Veränderung hier stattgefunden haben muss. (2)

Die Frage des Fleischessens sollte vorsichtig behandelt werden. Es sind immer die jeweiligen Lebensumstände und die klimatischen Verhältnisse zu berücksichtigen. Während beispielsweise die Menschen in südlichen Gegenden sich ohne weiteres von den Früchten der Bäume und des Feldes ernähren können, gibt es auf der anderen Seite Gebiete, wo pflanzliches Wachstum für die menschliche Ernährung nicht ausreichend oder überhaupt nicht vorhanden ist. Selbst in Ländern der gemäßigten Zone ist es nicht immer leicht, sich aller tierischen Erzeugnisse als Nahrungsmittel zu enthalten.

Unberührt von diesen äußeren Einflüssen bleibt jedoch die göttliche Unterscheidung von „rein" und „unrein". Eine klare Bestimmung hinsichtlich des Fleisches, das wir essen und das wir nicht essen sollten, finden wir in 3. Mose 11, 2-31. Der Unterschied zwischen „reinen und unreinen Tieren" war nicht erst den Menschen nach der Sintflut bekannt, sondern schon vorher; das beweist 1. Mose 7, 1.2.; 8, 20. „Diese Verse beweisen, dass die Unterscheidung zwischen rein und unrein nicht erst mit dem Judentum aufkam. Wie könnte das auch sein? Zu dieser Zeit gab es noch kein Volk Israel, keine Juden und auch keine jüdische Nation. Ohne Frage gab Gott den Israeliten eine detaillierte Offenbarung, was reines und unreines Fleisch anging, als er sie erwählte, seinen Bund mit ihnen schloss und sie zu einem besonderen Volk machte. 3. Mose 11 und 5. Mose 14 stellen dieses Thema sehr ausführlich dar. Über die Gründe dieser Unterscheidung herrscht in theologischen und medizinischen Kreisen – trotz mancher Diskussionen – keine Einigkeit. Aber die Gesundheit scheint einer der offensichtlichsten Gründe zu sein. Viele der unreinen Tiere sind eben nicht das Gesündeste, was der Körper zu sich nehmen kann (zum Beispiel Ratten, Schweine, Schlangen und Aasgeier). Wir glauben, Gott möchte, dass wir auf unseren Körper achten. Daher ist es auch sinnvoll, darauf zu achten, was keine gute Nahrung für uns ist." (2)

Heute meinen viele, dass das Neue Testament die Unterscheidung zwischen rein und unrein aufgehoben habe. Dem ist nicht so. „In der griechischen Welt war es eine weit verbreitete Praxis, den Götzen Fleisch zu opfern. Paulus erörtert in seinen Briefen an die Christen in Rom und in Korinth Folgen, die sich aus dieser Praxis ergeben. (Römer 14, 1; 1. Korinther 8, 4 - 13; 10, 25-28) Die frühen Christen kämpften mit der Frage, ob sie solches Fleisch essen dürften oder ob dies bereits ein Akt heidnischer Anbetung sei. Diejenigen, die stark im Glauben waren, lehnten diese Ansicht ab. Daher konnten sie alle essbaren Dinge zu sich nehmen, die den Götzen geopfert waren. Wer keinen so starken Glauben hatte, aß nur Gemüse, das nicht den Göttern geopfert wurde. Paulus ermahnte dazu, niemanden zu verachten, der nur Gemüse isst und auch die nicht zu richten, die alles Essbare essen." (2)

In den nördlichen Ländern wie auch in Berg- und Küstengegenden kann Fleisch- und Fischverbrauch eine Notwendigkeit sein. Ohne Einschränkung gilt aber der gänzliche Verzicht auf den Genuss von Schweinefleisch. Lesen wir einmal, was die Heilige Schrift über Schweinefleisch sagt: 3. Mose 11,7: *„das Schwein, denn es hat wohl durchgespaltene Klauen, ist aber kein Wiederkäuer; darum soll es euch unrein sein."*

Die Aussagen über den Fleischgenuss, insbesondere über das Essen von Schweinefleisch, werden zu wenig beachtet. Vielleicht denkt mancher sogar, sie seien übertrieben. Glücklicherweise gibt uns die wissenschaftliche Forschung immer wieder die Bestätigung, dass der Fleischgenuss reduziert und Schweinefleisch überhaupt nicht gegessen werden sollte.

Vor vielen Jahren schrieb Professor Mommsen in der „Reform-Rundschau" über Schweinefleisch; dieser Artikel soll nachfolgend auszugsweise wiedergegeben werden: „Der Genuss des Schweinefleisches war dem ältesten Kulturvolk der Welt, den Ägyptern, verboten, ebenso den Juden, welche dieses Verbot bis heute aufrechterhalten haben. Der Begründer des Islam, der Prophet Mohammed, hat das Schweinefleischverbot übernommen und seinen Anhängern zur religiösen Pflicht gemacht, so dass in weiten Teilen der Welt, überall dort, wo der Islam herrscht, der Genuss von Schweinefleisch verpönt ist. Diese uralten Erkenntnisse stammen aus einer Zeit, als einfache Beobachtungen kluger Persönlichkeiten, die umfassend zu denken vermochten und Zusammenhänge in genialer Schau erfassten, zu weitreichenden Schlüssen und praktischen Folgerungen führten. Heute können wir die Schweinefleischfrage aufgrund von Erkenntnissen, die mit den Mitteln naturwissenschaftlicher Forschung erarbeitet sind, besser und sicherer beleuchten.

Schweinefleisch ist reich an Histamin, einem Stoff, der bei allen Entzündungen und allergischen Krankheiten – wie Asthma, Heuschnupfen, Nesselsucht – eine entscheidende Rolle spielt. Es ist eine alte ärztliche Erfahrung, dass manchmal langwierige Eiterungen in Form von Furunkeln, Schweißdrüsenabszessen, juckenden Hautausschlägen, Gesichtspickeln usw. dann abheilen, wenn die Aufnahme von Schweinefleisch in der Nahrung streng vermieden wird. Das Bindegewebe ist beim Schwein sehr reich an Schwefel. Dieses schwefelreiche Bindegewebe ist biologisch minderwertig, weil es weicher und schleimiger ist. Wenn Schweinefleisch genossen wird, kommt es durch den Umbau der derben menschlichen Bindegewebssubstanzen zu Rheuma, Bandscheibenschäden und vorzeitigen Abnutzungserscheinungen der Gelenkknorpel. Das Schweinefleisch enthält auch in großem Umfang Cholesterin … Das Schwein ist kein gesundes Tier und wird nicht alt. Schweine sterben spätestens mit 5 – 6 Jahren an Krebs. Jeder Forellenzüchter weiß, dass er seine Forellenbrut nicht mit Schweinefleisch füttern darf, da sie sonst eingeht. Aus den bisherigen Feststellungen ist zu ersehen, wie klug die Mohammedaner und die Juden handelten, indem sie das Schweinefleisch völlig verboten. Und die moderne Forschung erweist die Richtigkeit des Schweinefleischverbots. Das Schweinefleisch bringt dem Stoffwechsel Belastungen, deren Vermeidung ein Gebot der Stunde ist!"

Wollen wir dennoch Fleisch essen, dann sorgen wir dafür, dass nur „reines" Fleisch auf unserem Küchenzettel steht.

In 1. Korinther 10, 25-30 gibt Paulus – wie wir schon gelesen haben – seine Ratschläge. Es wird vom Fleisch geopferter Tiere gesprochen, das auf dem Markt feilgeboten wurde. Dabei handelte es sich um Fleisch, das den Götzen geweiht war, nicht aber um reine oder unreine Nahrung. Die Unterscheidung zwischen reiner und unreiner Fleischnahrung geht – wie wir auch schon gesehen haben – bis in die Zeit vor der Gesetzgebung am Sinai zurück. Man kann also das zuvor genannte Schriftwort nicht als Beweis dafür verwenden, dass dem Christen alle Speisen erlaubt seien. Solch eine Auslegung tut dem biblischen Zusammenhang Gewalt an.

Im sogenannten Fleischatlas, den der Umweltverband BUND vor der Ernährungsmesse Grüne Woche in Berlin 2013 herausgegeben hat (zit. bei 4), finden sich interessante Zahlen zum Fleischverbrauch. „Der durchschnittliche Deutsche verbraucht im Laufe seines Lebens eindrucksvolle Quantitäten Fleisch. Beispielsweise 4 Rinder, 46 Schweine und fast 1000 Hühner werden geschlachtet, damit immer Schnitzel und Bratwürste auf die Teller kommen". Um die Fleischproduktion zu ermöglichen, „liefern die Entwicklungs- und Schwellenländer große Mengen Sojabohnen und andere Futtermittel. In Südamerika, Afrika und Asien sind insgesamt über 30 Millionen Hektar Ackerland dafür reserviert, den europäischen Fleischkonsum zu speisen. Zum Vergleich: Das entspricht knapp einem Zehntel der Fläche Deutschlands. Solche Gebiete stehen für die Versorgung der einheimischen Bevölkerung ärmerer Staaten mit Grundnahrungsmitteln nicht mehr zur Verfügung. Eine zusätzliche Folge ist, dass ökologisch wichtige Wälder abgeholzt werden, um Platz für die Futtermittel-Äcker zu schaffen. ... Der Weltagrar-Rat – angesiedelt bei der Organisation der Vereinten Nationen für Erziehung, Wissenschaft und Kultur (UNESCO) – schätzt, dass die Nutztierhaltung heute 70 Prozent der landwirtschaftlichen Flächen weltweit beansprucht. Die Rechnung für Deutschland falle noch dramatischer aus. Die Hälfte der 12 Millionen Hektar Agrarflächen seien für die Futtermittelerzeugung reserviert. Immer noch zu wenig, um den Bedarf zu decken." (4) Und um ein Kilogramm Fleisch herzustellen, werden 15.455 Liter Wasser benötigt, wie zu lesen ist.

„Schätzungen zu Folge setzen deutsche Fleischproduzenten zwischen 100 und 150 Milligramm Antibiotika ein, um ein Kilogramm Fleisch zu produzieren". (4) Hierdurch gerät die medizinische Sicherheit allmählich in Gefahr! Denn „Antibiotika, die den Tieren permanent verabreicht werden, rufen Resistenzen beim Menschen hervor und erschweren die Behandlung von Krankheiten." (4)

Zweifellos besitzt Fleisch einen beträchtlichen Nährwert; doch dürften die Nachteile überwiegen! Hierzu schrieb vor vielen Jahren der Schweizer Arzt Bircher-Benner: „...ich verneine nicht, dass die animalischen Nahrungsmittel nicht auch Nährwerte enthalten. Die Tiere holen sich die Nährwerte aus dem Pflanzenreich und ihre Gewebe und Reservoirs sind damit angefüllt. Auch das Fleisch nährt, aber es erzeugt Krankheiten ..."

Interessant ist auch, was Gustav Tobler hierzu schrieb: „...auf dem Gebiet der Ernährung ist ein Umdenken wichtig. Dies sollte umso leichter sein, da heute ganz anders als früher Produkte zur Verfügung stehen, die den Verzicht auf Fleischnahrung nicht mehr schwer fallen lassen. Ist es wirklich unmöglich, im Gedanken an die vielen hungernden Menschen auf eine liebgewordene Gewohnheit zu verzichten? Grenzt es an Heuchelei, in Tabellen und Ernährungsschriften zu erklären, der Mensch brauche so und soviel tierisches Eiweiß, wenn man genau weiß, dass sich nur ein kleiner Teil der Menschheit dieses beschaffen kann? Zudem gibt es noch eine ganze Reihe Gründe für den Verzicht auf Fleischgenuss.

Wir wollen hier nur mit Stichworten auf einige solche hinweisen: Eine zu hohe Eiweißzufuhr, die beim Fleischgenuss gar leicht geschieht, ist gesundheitsschädlich. Fleisch, so wie es meistens genossen wird, bildet einen schlechten Lieferanten für Vitamine. Das gleiche gilt mit Bezug auf die Mineralzufuhr. Fleisch enthält Stoffwechselnebenprodukte, die schädlich sein können. Tierisches Fett enthält große Mengen Cholesterin, was nachteilig für die Gesundheit ist. Mit tierischen Produkten gibt es häufiger Lebensmittelvergiftungen. Fleischesser sind den Vegetariern an körperlicher Ausdauer unterlegen.

Wäre es nicht an der Zeit, einige Überlegungen anzustellen und dann die nötigen Schlüsse daraus zu ziehen? Oder fehlt uns der Wille dazu?"

Vegetarische Kost erobert selbst die Fleischliebhaber!

Immer mehr Menschen erkennen, dass der Angelpunkt eines gesunden Lebens die Ernährung ist. Nüchtern und ohne Selbsttäuschung sind sie sich der Gefahr einer Über- und Fehlernährung bewusst. So sucht man nach einem Weg, sich besser und gesund zu ernähren, auch wenn eine „optimale" Ernährung heute oft nicht mehr möglich ist.

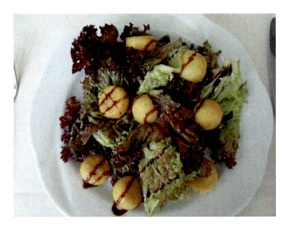

(fleischlos, aber schmackhaft)

Bei der Entscheidung – Gemischtkost oder vegetarische Lebensweise – sollte niemand einem anderen seine Überzeugung aufzwingen. Der Apostel Paulus gibt in dieser Hinsicht einen beherzigenswerten Rat. (1. Korinther 8, 8-13) Kurz eingehen wollen wir nun noch auf die vegetarische Kost.

Die Zeiten, in denen man Vegetarier als „müslifutternde Genussbremsen" belächelte, sind passé. Wenn man sich heute mit alternativen Ernährungsformen auseinandersetzt, dann zeugt dies von einem kritischen Zeitgeist. Die riesige Auswahl an vegetarischen Kochbüchern zeigt, dass die Fangemeinde der fleischlosen Küche wächst. „Etwa 1,5 Millionen Deutsche bezeichnen sich als Vegetarier und verzichten auf den Verzehr von Fleisch." (4) Vegetarische Ernährung heißt nicht einfach „alte Fleischkost ohne Fleisch". Sie ist auch keine Mangelernährung, also nicht gleichbedeutend mit einer völlig einseitigen und unzureichenden Kost. Sie ist auch keine Neuentdeckung, kein Modetrend. Sie hat auch nichts mit der „Bio-Welle" zu tun. Das Wort „Vegetarismus" kommt aus dem lateinischen Wort „vegetus" und bedeutet soviel wie „kräftig", „rüstig", „munter". Und wir wissen, welche Speisegesetze Gott uns gegeben hat!

Eine vegetarische Ernährung ist gesünder als eine fleischhaltige Kost, da bei dieser viele gesättigte Fette aufgenommen werden. Das bestätigen wissenschaftliche Studien. Von Albert Einstein stammt die Aussage: „Nichts wird die Gesundheit der Menschen und die Chance auf ein Überleben auf der Erde so steigern wie der Schritt zur vegetarischen Ernährung."

„Dass jemand Vegetarier ist, heißt nicht automatisch, dass er sich auch gesund ernährt. Und wenn jemand etwas Fleisch isst, bedeutet das andererseits auch nicht, dass er seinen Tempel – den Körper – entweiht. Auch andere Faktoren sind für eine gesunde Ernährung wichtig.

Man kann Vegetarier sein, aber zu viel Fett, Salz oder Zucker zu sich nehmen. Die drei Faktoren können alle zu einer Anzahl ernsthafter Gesundheitsprobleme wie Diabetes, Herzinfarkt, Schlaganfall und Krebs führen.
Oder man kann einfach zu viel essen. Wer zu viel isst, kann die strikte vegetarische Ernährung durchziehen und doch Übergewicht bekommen, was einige sehr negative Auswirkungen für die Gesundheit nach sich zieht. Wie in allen Dingen ist auch in der Ernährung Maßhalten gefragt. Eine zu große Menge auch an noch so gutem Essen kann der Gesundheit schaden. Daher sollte eine breite Vielfalt gesunder Nahrungsmittel aufgenommen werden; genug sicherlich, um den Bedarf des Körpers zu decken. Doch zugleich sollten wir uns nicht überessen und unseren Körper dadurch belasten. Wie bei allem in punkto Gesundheit ist auch hier das richtige Maß der Schlüssel." (2)

Es ist nur wenigen von uns bekannt, dass es Menschengruppen, ja ganze Völker gibt, die kein Fleisch anrühren und sich dennoch alle wichtigen Nährstoffe zuführen. Das Hunza-Volk, das in der Nähe Indiens im Himalaja-Gebirge lebt, ernährt sich hauptsächlich von Korn, Hülsenfrüchten, Gemüse und Obst; ihre Nahrung ist rein vegetarisch! Die Menschen sind gesund, kräftig und werden sehr alt. Berühmt wurde das Hunza-Volk durch eine bemerkenswerte Besonderheit, nämlich als das „Volk ohne Krankheiten". Viele Mediziner haben dieses Volk studiert und stellten fest, dass nur die vegetarische Ernährung für die Vitalität und Lebenslänge verantwortlich ist. Selbst UN-Organisationen schickten Forscherteams in den unwegsamen abgelegenen Flecken, und mit

Erstaunen kommentierte man beispielsweise das Fehlen jeglicher Krebserkrankungen.

Eine *vollwertige vegetarische Ernährungsweise* hat sich bei allen Krankheiten bestens bewährt. Sie basiert auf neuesten Erkenntnissen der Ernährungswissenschaft. Der Bedarf an Fett und Eiweiß wird überwiegend durch Pflanzenprodukte gedeckt. Frisch zubereitete Salate, gutes Brot und andere Naturprodukte führen dem Körper eine unverfälschte, ballaststoff- und vitaminreiche Nahrung zu.

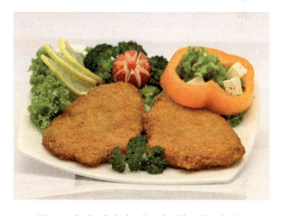

(Vegetarische Schnitzel – ein Klassiker in der vegetarischen Küche)

Das Gesundheitsverhalten der Vegetarier wurde außer in umfangreichen Studien der USA auch inzwischen in der Bundesrepublik Deutschland durch das Institut für Ernährungswissenschaften der Universität Gießen (5, 6, 7), das Krebsforschungszentrum in Heidelberg und durch das Bundesgesundheitsamt in Berlin (8, 9, 10)

untersucht und die Ergebnisse in drei Studien niedergelegt. Man stellte u.a. fest,
- ➢ dass Vegetarier nicht an Bluthochdruck leiden, welcher eine Mitursache bei der Entstehung von Herz-Kreislauferkrankungen ist,
- ➢ dass bei Vegetariern die Gesamt-Cholesterinmenge in 80 % der Fälle unter dem Normbereich lag und
- ➢ dass insgesamt die gemessenen Blutwerte bei Vegetariern im normalen bis günstigen Bereich liegen.

Die Vegetarier, die überhaupt niemals Fleisch essen, werden international aufgeteilt in:
- Veganer
- Lacto-Vegetarier
- Ovo-Lacto-Vegetarier

Hierbei handelt es sich um folgende Unterschiede:
- Die *Veganer*, also die strengen Vegetarier ernähren sich nur vegetabil, d.h. ohne jedes tierische Eiweiß. Sie lehnen außer Fleisch auch Eier und Milchprodukte ab. Es taucht die Frage auf: Sind solche Menschen ausreichend mit Nährstoffen wie Proteinen, Spurenelementen und insbesondere mit Vitamin B 12 versorgt? Denn in Pflanzen kommt dieses Vitamin nicht vor. Untersuchungen haben ergeben, dass die weit verbreitete pauschale Ansicht, Vegetarismus führe zu Mangelerscheinungen, unbegründet ist. Es gibt genügend pflanzliche Lebensmittel, die zum Beispiel eine gute *Kalziumquelle* darstellen oder die oft bei

Veganern festzustellenden niedrigen *Selen*werte steigern können. Selbst die *Vitamin B 12-Versorgung* von Veganern muss nicht unzureichend sein. Tatsache ist, dass Veganer fast nie einen symptomatisch manifesten Vitamin B 12-Mangel aufweisen. Warum dies so ist, wird wissenschaftlich noch nicht richtig beantwortet. Der hohe Folsäurespiegel bei Veganern könnte zur Einsparung kleiner Mengen von Vitamin B 12 führen. Veganer hätten demnach einen geringeren Bedarf.

Zu Vitamin B 12 ist noch zu sagen, dass es sich chemisch um ein Cobalamin handelt, das eng mit dem Folsäure-Stoffwechsel verknüpft und für viele Stoffwechselfunktionen unbedingt notwendig ist.

Es besteht häufig die Meinung, Vitamin B 12 sei nur in tierischen Produkten enthalten. „Das stimmt natürlich, doch werden bei dieser Aussage in Bezug auf den Veganismus gerne zwei wichtige Aspekte vergessen. Erstens gehören zu <tierischen Produkten> auch winzig kleine tierische Produkte, wie beispielsweise Viatmin-B-12-produzierende Mikroorganismen, die sich auf Obst und Gemüse befinden – wenn wir sie nicht gerade im Rahmen eines heute leider üblichen übertriebenen Hygieneempfindens akribisch entfernen. Zweitens sind wir selbst auch ein <tierisches Produkt>. Und genauso wie im Körper eines beliebig Pflanzen fressenden Tieres Vitamin B 12 mit Hilfe Vitamin-B-12-bildender Bakterien entsteht, so entsteht es auch in unserem Körper. Die Voraussetzung dafür ist natürlich eine intakte Darmflora. Vitamin-B-12-Mangel tritt also nicht überdurchschnittlich häufig bei Veganern auf, sondern ganz allgemein bei Menschen, die eigentlich völlig andere Gesundheitsprobleme haben, nämlich solche, die den Magen-Darm-Trakt betreffen und mit einer Störung der Darmflora einhergehen." (20)

Auch die *Eisenversorgung* ist von besonderem Interesse. Bei einer sachkundigen Zusammensetzung einer vegetabilen Kost kann der Eisenbedarf durch reichlichen Genuss von beispielsweise Weizenkeimen, Hefeflocken, Nüssen, Getreide und Hülsenfrüchten, Trockenfrüchten, Pflaumensaft, frischem Gemüse, insbesondere von Soja gedeckt werden. Ausgeglichene Kalziumbilanzen mit 1200 mg pro Tag können Veganer durch kalziumreiche pflanzliche Nahrungsmittel wie Feigen, Nüsse und Soja erreichen.

- Die *Lacto-Vegetarier* essen natürlich ebenfalls nichts vom getöteten Tier und auch keine Eier. Milch und Milchprodukte aber nehmen sie zu sich. Nach Rottka ist bei der lacto-vegetabilen Kost die Kalzium-Versorgung die gleiche wie bei der Mischkost. Diese Kost wird nach Hoff kalorisch dem normalen und überdurchschnittlichen Bedarf gerecht. Das Eiweiß-Optimum von 60 bis 80 Gramm täglich wird insbesondere durch Vollkorngerichte, Edelsoja, Milch, Nüsse und Mandeln erreicht.

- Die *Ovo-Lacto-Vegetarier* bauen zusätzlich noch Eier in ihren Kostplan ein. Diese

Ernährungsweise dürfte die rationellste für den Menschen sein. Sie ist als vollwertig anzusehen. Die „vegetarische Vollkost" umfasst rohe und gekochte Gemüse, Obst und alle Salatsorten sowie Milch, Rahm, Butter und Vollkornbrot und in mäßiger Menge auch Eier.

Durch eine abwechslungsreiche vegetarische Kost werden dem Organismus lebensnotwendige Nähr- und Wirkstoffe zugeführt. Bei allen Vegetarier-Gruppen wird eine Vorliebe für Rohkost gefunden. Bei einer gesunden Ernährungsweise müssen wir der Rohkost - insbesondere dem Genuss roher Beeren und von Strauchfrüchten sowie von einheimischen Früchten und Südfrüchten, auch von Nüssen und Mandeln, ebenso von allen Blattwurzelgemüsen und Salatkräutern, Gurken, Tomaten, Zwiebeln, Schnittlauch - eine hohe Bedeutung beimessen. Diese lebensfrischen Nahrungsmittel wirken belebend und energiespendend auf alle unsere Organe ein, während sie durch Kochen, Backen und Garen – insbesondere bei der Mikrowelle – ihrer wichtigen Vitamine und Ergänzungsstoffe beraubt werden.

Wissen Sie, dass in Deutschland jährlich etwa 270.000 Menschen einen Schlaganfall erleiden? Eine im Fachmagazin *Neurology* veröffentlichte Studie, auf die in der „Apotheken Umschau" vom 15. Dezember 2012 hingewiesen wurde, weist darauf hin, dass offenbar ein hoher Lycopin-Spiegel im Blut das Schlaganfallrisiko um etwa die Hälfte senkt. Lycopin gehört zu den sogenannten Carotinoiden. Es handelt sich hierbei um Pflanzenstoffe, die vor allem in roten Obst- und

Gemüsesorten wie Tomaten, Karotten, Paprika, Wassermelonen und Papaya vorkommen.
Wichtige Elemente einer vollwertigen vegetabilen Ernährung sind:
- ✓ bestimmte Anteile an Rohkost, bestehend aus Obst und Gemüse;
- ✓ möglichst eigene Getreidemühle für frische Vollkornmehle;
- ✓ reichliche Verwendung von Küchenkräutern und Gewürzen;
- ✓ Trockenfrüchte zum Süßen;
- ✓ Kost schonend zubereiten;
- ✓ vielseitig und abwechslungsreich essen;
- ✓ ernährungsphysiologisch hochwertige Lebensmittel verzehren;
- ✓ mäßig essen und gut kauen.

Auf bestimmte Diätformen bei unterschiedlichen Erkrankungen und auf sogenannte alternative Ernährungsformen soll hier nicht eingegangen werden. Von Kollath stammen die Worte: „Nicht die Jahre, sondern die Lebens- und Ernährungsweise bestimmen das Alter; das Geburtsdatum ist unverbindlich."

Bei der vegetarischen Ernährung stehen gesundheitliche Motive an erster Stelle. Das Gesundheitsverhalten der Vegetarier wurde in umfangreichen Studien in den USA und inzwischen auch in Deutschland untersucht. Man fand u.a., dass
- ➢ Hypertonie, eine Mitursache bei der Entstehung von Herz-Kreislauferkrankungen, nicht gefunden wurde,
- ➢ die Gesamt-Cholesterinmenge in 80 % der Fälle unter dem Normbereich liegt,

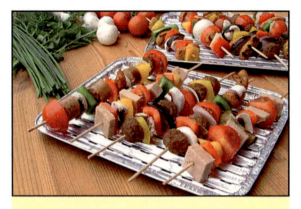

Vegetarisch und vegan vom Feinsten
per Tiefkühlpaket ins Haus geliefert

VEGA-FROST – Bernd + Gerda Pallaschke GbR
Hauptstraße 22, 19073 Dümmer, Tel. 03869-599 501
e-Mail: info@vega-frost.de

Online-Shops
www.vega-frost.de und www.leben-ohne-fleisch.de

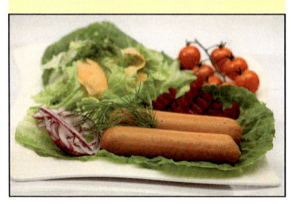

- insgesamt die gemessenen Blutwerte bei Vegetariern im normalen bis günstigen Bereich liegen,
- Gicht seltener vorkommt,
- ebenfalls die Häufigkeit von Dickdarmdivertikulose, Gallensteinen und Coloncarcinom vermindert ist,
- Vegetarier länger leben als vergleichbare Menschen mit herkömmlichen Lebens- und Essgewohnheiten,
- sie seltener an Krankheiten des Herz-Kreislaufsystems, der Atmungsorgane, der Verdauungsorgane und an Krebs sterben und dass
- weiterhin seltener Prostata- und Mama-Karzinome vorkommen.

Rottka (9, 10, 11) vom Bundesgesundheitsamt Berlin stellte fest: „Die ovo-lacto-vegetabile Ernährung hat somit keine bekannten Nachteile, bietet aber eine Reihe von Vorteilen. Sie ist als Dauerernährung für den Erwachsenen geeignet und empfehlenswert".

Zusammenfassend können wir sagen,
- dass die vegetarische Ernährung einen wichtigen Beitrag zur Vorbeugung von Zivilisationskrankheiten leistet,
- dass man nicht erst zur vegetarischen Ernährung übergehen soll, wenn man bereits krank ist,
- dass man vegetarisch nicht nur gesünder, sondern zugleich auch wesentlich sparsamer leben kann, ohne auf kulinarische Köstlichkeiten verzichten zu müssen.

Übrigens: Wären mehr Menschen Vegetarier, dann gäbe es mehr Nahrungsmittel auf dieser Erde. Denn der Verzehr von Fleisch erfordert wesentlich mehr natürliche Ressourcen als eine vegetarische Ernährung.

Längst werden die Nahrungsmittel immer knapper. 25.000 Menschen sterben täglich an Hunger. 70% aller landwirtschaftlichen Anbauflächen dienen heute der Fleischproduktion. Weideland und Futteranbau für das liebe Vieh, für Rinder und Schafe, für unser Fleisch!

Diät

Und wenn wir in diesem Zusammenhang von Diät sprechen, meinen wir damit meistens eine reglementierte Ernährung. Heute versteht man unter Diät eine gezielte Ernährungsmaßnahme in Form einer genau definierten und kalkulierten Kost. Diese muss in der Lage sein, auf biochemisch begründete Weise krankheitsbedingte Störungen zu kompensieren und somit Krankheiten zu heilen, zumindest aber zu lindern.

Ursprünglich stammt der Begriff „Diät" aus dem Griechischen. Das Wort „diaita" aber bedeutet „Lebensart" und umfasst weit mehr als nur die Fragen der richtigen Ernährung! Auf der Grundlage der antiken Medizinlehre entwickelte sich die Diätetik als ein Teilgebiet der Medizin.

Die Ernährungstherapie stellt das Urbild eines natürlichen Heilverfahrens dar, mit dem es möglich ist, wichtige Grundfunktionen des Organismus zu pflegen.

Prinzipien einer gesunden Ernährung sind u.a.:
- ➢ Je vielfältiger, abwechslungsreicher die Ernährung ist, desto leichter ist eine mangelnde Versorgung mit lebensnotwendigen Nährstoffen zu vermeiden.
- ➢ Fett liefert doppelt so viele Kalorien wie die gleiche Menge an Kohlenhydraten oder Eiweiß, macht also „fett". Deshalb sollte man weniger Fett und fettreiche Lebensmittel verzehren. Fettleibigkeit erhöht z.B. das Risiko für das Auftreten von Bluthochdruck, Diabetes, Krampfadern und Gallensteinen.
- ➢ Zuviel Salz kann zur Entstehung von Bluthochdruck beitragen. Deshalb sind Kräuter und Gewürze zu bevorzugen.
- ➢ Frischkost sowie Gemüse und Obst gehören in den Mittelpunkt des täglichen Speiseplanes; ebenso Vollkornprodukte, da sie nicht nur wichtige Nährstoffe, sondern auch Ballaststoffe liefern.
- ➢ Die Mahlzeiten sollen schmackhaft und Nährstoff schonend zubereitet werden.

Mythos Milch

Milch ist ein natürlicher Vitalstoffträger. Deswegen wird auch seit Jahrzehnten für Milch und Milchprodukte als wertvolle Eiweiß-, Vitamin- und Mineralstofflieferanten geworben. Uns als Verbrauchern wird auf diese Weise suggeriert, dass regelmäßiger Verzehr von Milch und Milchprodukten dem Erhalt der Gesundheit dienlich ist. Und da Erkrankungen wie Osteoporose und andere Folgen einer Mangelerscheinung mit einem Calcium- und Phosphormangel in

Verbindung gebracht werden, kommen wir als Verbraucher den Empfehlungen der Milchindustrie gerne nach – insbesondere wenn man liest, dass Milch die Knochen stark macht!

Was ist eigentlich dran, am Mythos Milch?

Es stimmt: Milch ist reich – zum Beispiel reich an Calcium und Eiweiß! Milch ist einer der reichsten Eiweißträger. Ein halber Liter Milch deckt pro Tag u. a. ein Viertel des Bedarfs an Eiweiß, Fett und Vitamin A sowie die Hälfte des Bedarfs an Calcium, Phosphor und Vitamin B2. Sie enthält u. a. auch acht lebenswichtige essentielle Aminosäuren in verhältnismäßig großer Menge; diese Aminosäuren sind als Bausteine für die sich ständig erneuernden Zellen des menschlichen Körpers unentbehrlich. Kuhmilch enthält durchschnittlich neben 88 % Wasser 3,5 % Eiweiß (Kasein), 3 – 3,5 % Fett und 4,5 % Kohlenhydrate (Milchzucker) und auf 100 ccm 67 – 70 Kalorien, außerdem 0,7 % Mineralien (insbesondere Calcium und Phosphor für das Knochen- und Zahngerüst) und Vitamine.

Milch enthält also einen für den Menschen sehr hohen Anteil an Eiweiß in Form von Kasein. Zur Verdauung wird das Enzym Pepsin im Magen durch die Magensäure aktiviert; die weitere Verdauung setzt sich im Dünndarm mit Hilfe von Enzymen der Bauchspeicheldrüse und der Dünndarmschleimhaut fort (z.B. Laktase).

In der Milch finden sich auch ein rasch verdauliches Fett sowie der Milchzucker, das einzige Kohlenhydrat der Milch; 24 Gramm finden sich in ½ Liter Milch;

dieser natürliche Zucker geht nach Spaltung in Glucose sofort in die Blutbahn.

Milch enthält vier fettlösliche und fast alle wasserlöslichen Vitamine; darunter Vitamin A – wichtig für die Sehkraft, Vitamin D – für die Knochenbildung, die Vitamine B2 und B6 – für das Nervensystem und die Haut.

Auch alle Spurenelemente lassen sich in der Milch nachweisen, wie Aluminium, Eisen, Fluor, Jod usw.

Milch von richtig gefütterten und gesunden Tieren ist ein wertvolles Nahrungsmittel. Zu beachten ist jedoch, dass – wenn zuviel Milch genommen wird – diese nicht so gut verdaut und ausgenutzt wird; dies kann dadurch behoben werden, indem man zur Milch Brot isst oder anstatt der Milch Quark nimmt. Auch kann allgemein gesagt werden, dass rohe Milch besser verdaut wird als die gekochte. Am leichtesten verdaulich sind saure Milch und Buttermilch; die darin vorhandene Milchsäure wirkt fäulniswidrig im Magen und Darm und regt auch die Darmtätigkeit an. Wie sehr die Milch von manchen Völkern geschätzt wird, zeigen uns die beliebten Arten wie Kefir und Joghurt, die unserer Dickmilch ähnlich sind.

Bei diesen Arten ist die Vollmilch durch bestimmte Bakterien oder Pilze gesäuert. Sauermilch ist gut verträglich und namentlich bei Verdauungsstörungen wie Darmträgheit vorteilhaft, da sie die Fäulnisprodukte im Darm bekämpft. Die lange Lebensdauer der Bulgaren hat zum Beispiel Metschnikoff dem täglichen Genuss von Joghurt zugeschrieben.

An ruhig stehender Milch macht man die Beobachtung, dass das Fett nach oben steigt. Diese Fett- und damit kalorienreiche Milchschicht ist uns bekannt als Sahne und Rahm. Aus dieser Fettschicht wird die Butter gefertigt.

Ein wertvolles Milchprodukt ist auch die Flüssigkeit, die nach der Butterbereitung zurückbleibt. Diese Buttermilch ist infolge des Gehaltes an Milchsäure leicht verdaulich.

Wenn die Milch durch irgendeine Säure angesäuert wird, gerinnt sie und der Käsestoff scheidet sich ab. Quark ist das mit Hilfe von Labferment frisch ausgefällte Eiweiß der Milch. Er stellt das hochwertigste Eiweiß dar und ist sehr leicht verdaulich.

Im Gegensatz zu Quark ist Käse als konzentriertes Nahrungsmittel oft schwer verdaulich. Käse wird in langen Prozeduren infolge Zersetzung des Milcheiweißes durch Pilze und Bakterien gewonnen. Verschiedene Käsearten sind uns bekannt.

Die meisten Milchprodukte kommen heute pasteurisiert oder gar ultrahocherhitzt (H-Milch) in den Handel. Durch das Erhitzen der Milch während des Pasteurisierungsverfahrens werden die vorhandenen Enzyme vollständig zerstört. Die sogenannte viel gepriesene Frischmilch ist kein frisches, enzymatisch aktives Lebensmittel mehr, sondern zu einem toten Nahrungsmittel degeneriert.

Wie kann es sein, dass heute die Osteoporose eine der häufigsten Gründe für Invalidität und Mortalität ist, wo wir alle jeden Tag Milch und Milchprodukte konsumieren, wie es uns empfohlen wird? Spricht vielleicht etwas gegen den übermäßigen Milchkonsum, mit dem die Wirtschaft ein milliardenschweres Geschäft macht?

Man hat zum Beispiel festgestellt, dass bei Völkern, die keine Milch zu sich nehmen, die Osteoporose nahezu unbekannt ist. Oder umgekehrt: Länder mit dem höchsten Milchverbrauch haben die höchste Osteoporosehäufigkeit! Das heißt doch: Offensichtlich entzieht die Milch dem Körper Calcium, statt es ihm zur Verfügung zu stellen. Außerdem übersäuert die Milch den Körper. Und um Säure zu neutralisieren, entzieht der Körper seinen Knochen und den Zähnen Calcium mit seinen bekannten negativen Folgen.

Halten wir uns zunächst einmal folgendes vor Augen, indem wir einen Blick in die Natur tun: Im Tierreich dient Milch ausschließlich der Aufzucht arteigener Nachkommen. Auch die Kuhmilch ist als Muttermilch für das Kalb gedacht! Welches Säugetier trinkt artfremde Milch? Jede Milchsorte ist immer für den jeweiligen Nachwuchs gedacht.

Das artfremde Eiweiß der Milch stellt die Hauptursache für Neurodermitis und für Allergien im Säuglingsalter dar. Mütter, die während der Stillzeit Kuhmilch zu sich nehmen, erhöhen das Neurodermitis-Risiko ihrer Kinder erheblich. Und wer durch eine Erkrankung des Magen-Darm-Traktes ein geschwächtes Immunsystem hat, sollte grundsätzlich auf Kuhmilch verzichten, um das Immunsystem nicht zu überfordern.

Wie schon gesagt, enthält die Milch viel Calcium. Doch der kaum geringere Phosphatanteil in der Milch ist die Crux! Denn Phosphate übersäuern den Körper und führen dazu, dass Calcium aus den Knochen gelöst und ausgeschieden wird.

Phosphor ist für die Entwicklung und das Wachstum des Gehirns bei Neugeborenen äußerst wichtig; Phosphor ist deshalb auch in hohem Maße in der Muttermilch enthalten. Es sorgt nicht nur für gesunde Knochen und Zähne, sondern unterstützt auch die Nahrungsauswertung und setzt die Energie innerhalb der Zellen frei.

Hingegen ist das Verhältnis von Phosphor zu Calcium in der Kuhmilch und besonders in den Milchprodukten sehr ungünstig. Häufig werden Phosphate als Stabilisatoren und Verdickungsmittel den Milchprodukten (z.B. Schmelzkäse) noch zugesetzt, wodurch der Phosphorgehalt nochmals erhöht wird. Dies führt dazu, dass das Calcium in der Milch vom Körper nicht richtig aufgenommen werden kann und es zu erheblichen Störungen im Calciumhaushalt kommt. Es kommt schließlich zu einem verstärkten Abbau der Knochensubstanz, was wiederum Osteoporose begünstigt. Also das Gegenteil dessen, was uns die Milchindustrie suggeriert!

Es darf nicht unerwähnt bleiben, dass man vielen Frauen das medizinische Versprechen gegeben hat, dass synthetische Hormone den Knochen festigen könnten. Der gewünschte Effekt blieb allerdings aus. Es war Brustkrebs was viele Frauen anstatt starker Knochen bekamen!

Vorsicht ist auch zum Beispiel bei Säureblockern (gängig gegen Magenbeschwerden) und ganz besonders bei Cortison gegeben. Es entzieht den Knochen nicht nur Calcium, sondern auch das wichtige Vitamin D.

Sehr gute Calciumlieferanten mit einem ausgewogenen Verhältnis von Calcium und Phosphor sind pflanzliche Milcharten wie Sojamilch, Reismilch, Hafermilch, Nussmilch, Mandelmilch, Sesammilch u.a.m. Eine der wichtigsten Calciumlieferanten ist Sesam. Auch Mandeln, Nüsse, Broccoli und Hülsenfrüchte sind Alternativen sowie grüne Blattpflanzen wie Spinat und Grünkohl.

Setzen Sie weiterhin auf Vitamin K. Dieses Vitamin ist für die Knochen nicht weniger wichtig wie Calcium. Es sorgt dafür, dass Calcium in die Knochen gelangt und auch dort bleibt. Hervorragende Vitamin K-Lieferanten sind Sauerkraut, Rosenkohl oder Spinat.

Geraten Sie jetzt aber nur nicht bei Milch und Milchprodukten in Panik! Sie brauchen nicht jedem Milchprodukt ängstlich aus dem Weg zu gehen. Ein einigermaßen gesunder Körper verkraftet es, wenn man gelegentlich einen Bio-Naturjoghurt oder ein Stückchen Bio-Käse zu sich nimmt.

Besser verträglich als Kuhmilch sind Schafs- und Ziegenmilch, da deren Eiweißmoleküle vierzigmal kleiner sind und somit leichter vom Körper aufgenommen werden können. Außerdem sollte man Milch niemals als Getränk ansehen, sondern als Lebensmittel! – und diese sollte man in Maßen konsumieren. Und wer auf seine Milch nicht verzichten möchte, sollte versuchen Rohmilch oder Vorzugsmilch über einen Naturkostladen oder direkt vom Biobauern zu beziehen.

Muttermilch als Säuglingsnahrung

Da sich in den letzten Jahrzehnten immer mehr junge Mütter entschließen, ihre Neugeborenen selbst zu stillen und auch ärztlicherseits auf die Vorteile der Muttermilch hingewiesen wird, soll hier auch auf die Vorzüge des Stillens eingegangen werden, denn eine vollständige Nachahmung der Muttermilch ist nicht möglich. Die ideale Nahrungsquelle ist nun einmal für den Säugling die Mutterbrust. Hier bekommt er alles, was er braucht, optimal zusammengesetzt und richtig temperiert! Die Muttermilch als Säuglingsnahrung wird durch nichts übertroffen.

Beim heutigen Stand der Wissenschaft ist einwandfrei nachgewiesen, dass die Muttermilch eine große Zahl von Immunkörpern enthält, die den Säugling vor Infektionen schützen. So erkranken gestillte Babys sechsmal seltener an einem Sommerdurchfall als Flaschenkinder. Besonders groß ist der Infektionsschutz, der durch das sogenannte Kolostrum vermittelt wird; dies ist die Vormilch, die von den Milchdrüsen vor der eigentlichen Muttermilch abgesondert wird, wenn das Neugeborene gleich nach der Geburt der Mutter angelegt wird. Die Muttermilch verändert sich während des etwa halbstündigen Stillens. Am Anfang ist sie dünnflüssig, bis der Säugling keinen Durst mehr hat. Dann wird sie immer nahrhafter und macht das Baby satt. Durch diesen Trick der Natur wird der

Säugling richtig ernährt und kann nie überfüttert werden.

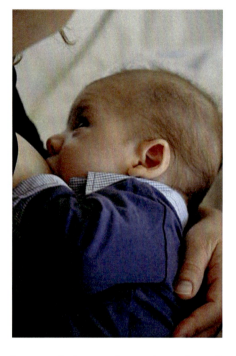

Untersuchungen haben auch ergeben, dass die Gefahr eines späteren Übergewichts umso geringer ist, je länger ein Kind mit Muttermilch ernährt wurde. Muttermilch enthält bestimmte Enzyme, die die Fettverdauung außerordentlich erleichtern. Sie enthält auch eine ganze Reihe von Kohlenhydraten, die nur sehr schwer nachahmbar sind und üblicherweise in der Natur nicht vorkommen. Sie begünstigen bestimmte Darmkeime, die ihrerseits Krankheitserreger bekämpfen können. Gestillte Kinder sind auch gegen Allergien besser geschützt.

Neben den vorgenannten medizinischen Aspekten hat das Stillen auch noch eine Reihe anderer Vorzüge. So fördert nichts so sehr eine intensive und beglückende Mutter-Kind-Beziehung wie das Stillen. Durch die Befriedigung seiner vitalen Bedürfnisse nach Nahrung, Wärme, Hautkontakt und Liebe an der Mutterbrust erwirbt das Baby ein „Urvertrauen" sich selbst und seiner Welt gegenüber, das sich später als seelisches Kapital auswirkt.

Der körperliche Kontakt zwischen Mutter und Kind ist ein äußerst wichtiger Aspekt im Leben jedes Menschen; es vermittelt dem Kind Sicherheit, Geborgenheit und Liebe! Wie könnte da eine Mutter glauben, dass die Ernährung ihres Kindes durch Produkte aus der Flasche ersetzt werden kann?

Das Stillen ist auch für die Gesundheit der Mutter wichtig: Die Gebärmutter bildet sich schneller zurück, das Risiko der Anfälligkeit für spätere Brustkrebserkrankungen ist vermindert. Außerdem sind stillende Mütter durch die hormonelle Regulierung seelisch ausgeglichener. Und außerdem hat es den Vorteil: Die Muttermilch ist immer dabei, braucht nicht zubereitet zu werden, hat immer die richtige Temperatur und kostet nichts.

Dass also die Muttermilch die ideale Ernährung für den Säugling darstellt, darüber kann es gar keinen Zweifel geben! Da aber auch gewisse von der Mutter aufgenommene Stoffe mit der Muttermilch an den

Säugling weitergegeben werden, sollten Mütter während der Stillzeit weder rauchen noch Alkohol trinken. Vorsicht ist auch bei der Einnahme gewisser Pharmaka wie Phenobarbital, Phenytoin, Lithium gegeben; als riskant gelten ebenfalls Antibiotika. Die Brusternährung muss aber so gut wie nie aus Sorge um das Wohlbefinden der Mutter unterbleiben. Muttermilch ist unbestritten die beste Säuglingskost! Man sollte auch einen zu frühen Entzug der Mutterbrust vermeiden! Es gibt einfach absolut für das Kleinkind keinen Ersatz für die Muttermilch!

Was haben uns Gottes „Speisegesetze" zu sagen?

Wie wir schon gelesen haben, gibt die Heilige Schrift uns ganz genaue Auskunft über die Nahrung, die Gott für den Menschen bestimmt hat. Wir haben allen Grund, für die göttlichen Verordnungen zu einem naturgemäßen Leben dankbar zu sein!

Über die Ernährungsverhältnisse bei den Israeliten lesen wir in den Apogryphen und dort in Sirach 39,26: *„Die hauptsächlichsten Dinge für das Leben der Menschen sind Wasser und Feuer und Eisen und Salz, fetter Weizen, Milch und Honig, Traubenblut, Oel und Kleidung."*

Bis zur Sintflut war eine rein pflanzliche Ernährungsweise vom Schöpfer vorgeschrieben. Es heißt in 1.Mose 1, 29: *„Und Gott sprach: Sehet da, ich habe euch gegeben alle Pflanzen, die Samen bringen, auf* *der ganzen Erde, und alle Bäume mit Früchten, die Samen bringen, zu eurer Speise."*

In der vollkommenen Umgebung im Garten Eden sollten sogar die Tiere sich pflanzlich ernähren. In 1. Mose 1, 30 heißt es: *„Aber allen Tieren auf Erden und allen Vögeln unter dem Himmel und allem Gewürm, das auf Erden lebt, habe ich alles grüne Kraut zur Nahrung gegeben. Und es geschah so."*

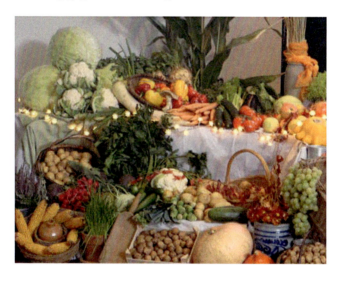

Das war vor dem Sündenfall. Nach dem Sündenfall wurde der Speiseplan um Blatt- und Wurzelgemüse erweitert, wie schon vorne erwähnt. So sagt unser Schöpfer zu unseren ersten Vorfahren nach ihrem Fall: *„Dornen und Disteln soll er* (d.h. der Acker) *dir tragen, und du sollst das Kraut* (gemeint sind Kräuter, Gemüse) *auf dem Felde essen."* (1.Mose 3,18)

Nachdem die Pflanzenwelt durch die Flut zerstört war, und Noah aus der Arche kam, gab Gott also den Menschen die Erlaubnis, als Ergänzung für mangelnde Nahrungsmittel auch Fleisch zu essen. (s. S. 43) Schließlich war der Mensch genötigt, sich in seiner Ernährung den veränderten Verhältnissen anzupassen.

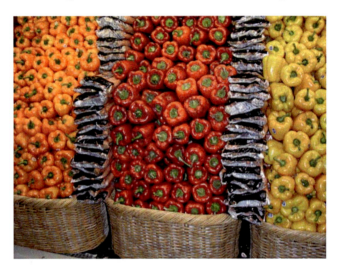

Mit dieser „Empfehlung" ist allerdings nicht gemeint, dass man jetzt ausschließlich Fleischnahrung zu sich nehmen soll. „Sie ist zwar fakultativ zugelassen, aber doch keineswegs obligatorisch geworden."

„Gott gab unseren ersten Eltern Nahrung, die er für die Menschen entwickelt hatte. Es war gegen seinen Plan, auch nur einem Geschöpf das Leben zu nehmen. Es sollte keinen Tod auf der Erde geben. Die Früchte der Bäume im Garten waren genau das, was der Mensch brauchte. Erst nach der Sintflut gab Gott dem

Menschen die Erlaubnis, Fleisch zu verzehren. Alles war zerstört worden, wovon der Mensch leben konnte, und deshalb gab der Herr Noah aus der Notwendigkeit heraus die Erlaubnis, reine Tiere zu essen, die er mit sich in die Arche genommen hatte (jeweils sieben Paare der reinen Tierarten gingen in die Arche, wie wir dies in 1. Mose 7,2 lesen). Doch Fleisch war nicht die gesündeste Nahrung für den Menschen... Nach der Flut aßen die Menschen reichlich Fleisch. Gott sah, dass die Wege der Menschen böse waren, dass sie zur Auflehnung gegen ihren Schöpfer neigten und den Neigungen ihres Herzens folgten. So gestattete Gott den Menschen, die damals sehr alt wurden, Fleisch zu essen, um ihr sündiges Leben zu verkürzen. Bald nach der Sintflut nahmen Körpergröße und Lebensdauer der Menschen rapide ab." (14, Seite 373)

Man kann nach 5. Mose 12, 20 annehmen, dass Gott in der Erlaubnis Fleisch zu essen auch den Wünschen und Gelüsten des Volkes Israel Rechnung getragen hat; es heißt dort: *„Wenn aber der Herr, dein Gott, dein Gebiet erweitern wird, wie er dir zugesagt hat, und du sprichst: Ich will Fleisch essen-, weil es dich gelüstet, Fleisch zu essen, so iss Fleisch ganz nach Herzenslust."*

Gott hat übrigens sein Zugeständnis, Fleisch zu essen, nie widerrufen. Dennoch wissen wir, dass die ursprüngliche vegane / vegetarische Ernährungsweise das erstrebenswerte Vorbild bleibt!

Es gab jedoch eine Einschränkung für den Menschen. Wie wir schon in 1. Mose 9,4 lasen, verbot Gott, Blut zu genießen. Diese Einschränkung wurde nach dem

Auszug der Israeliten aus Ägypten nochmals bestätigt. Durch Mose sagte Gott: *„Das sei eine ewige Ordnung für eure Nachkommen, überall, wo ihr wohnt, dass ihr weder Fett noch Blut esset."* (3.Mose 3, 17)

Und auch in 5. Mose 12, 23-25 lesen wir: *„Allein achte darauf, dass du das Blut nicht isst; denn das Blut ist das Leben; darum sollst du nicht zugleich mit dem Fleisch das Leben essen, sondern du sollst das Blut auf die Erde gießen wie Wasser und sollst es nicht essen, auf dass dir's wohlgehe und deinen Kindern nach dir, weil du getan hast, was recht ist vor dem Herrn."*

Nach 3. Mose 17, 10 und nach 1. Samuel 14, 32-34 ist es eine Sünde, Fleisch mit dem Blut zu essen. Aber die Mehrheit der Christen scheint dieses göttliche Verbot zu ignorieren. Auch wenn diese Einschränkung als Teil des levitischen Gesetzes betrachtet werden kann, so hat es sicherlich eher hygienische als zeremonielle Gründe, auf Blut zu verzichten.

Auch im Neuen Testament wird das alttestamentliche Blutverbot bestätigt. Auf dem Apostelkonzil in Jerusalem (50 n.Chr.) gab der Apostel Jakobus in seiner Schlussrede den einstimmigen Beschluss bekannt, den der heilige Geist herbeigeführt hatte. Er sagte: *„Denn es gefällt dem heiligen Geist und uns, euch weiter keine Last aufzuerlegen als nur diese notwendigen Dinge: dass ihr euch enthaltet vom Götzenopfer und vom Blut und vom Erstickten und von Unzucht. Wenn ihr euch davor bewahrt, tut ihr recht."* (Apostelgeschichte 15, 28-29)

Diese biblische Aussage unterstützt die Auffassung, dass die Gesundheitsvorschriften des Alten Testaments auch heute noch gelten.

„Das Fleisch wird triefend von Fett serviert, weil es so dem Gaumen am besten schmeckt. Das Blut wie auch das Fett der Tiere werden als Delikatesse verzehrt. Doch der Herr gab ausdrückliche Anweisungen, dass man das nicht essen sollte. Warum? Weil dessen Genuss den Blutkreislauf des Menschen erkranken lässt. Durch die Missachtung dieser besonderen Anweisungen haben sich die Menschen eine Vielfalt von Beschwerden und Krankheiten zugezogen... Wenn sie ihrem Organismus das zuführen, was kein gutes Gewebe und Blut produzieren kann, müssen sie die Folgen ihrer Missachtung von Gottes Wort ertragen." (14, S. 393-394)

Wir wissen also sowohl aus dem Alten Testament als auch aus dem Neuen Testament, dass der Genuss von Blut verboten ist. Das weist unseres Erachtens auf die besondere Bedeutung dieses „Lebenssaftes" für die Rettung der Menschheit hin.

Wir haben in 3. Mose 3, 17 ebenfalls gelesen, dass Gott angewiesen hatte, auch kein Tierfett zu essen, das im Fleisch enthalten ist, das wir zum Beispiel im Metzgerladen oder im Restaurant bekommen. Und meistens machen ja gerade der Geschmack und der Geruch von gebratenem Fett das Fleisch erst für viele so anziehend.

Im ersten Buch Samuel (1. Samuel 2, 12-17) finden wir einen Bericht von zwei Menschen, nämlich den

Söhnen Elis, die einem irregeleiteten Appetit zum Opfer fielen, vor allem in Bezug auf den Verzehr von Fleisch mit dem Fett.

Die wissenschaftliche Ernährungsforschung hat bewiesen, dass die gesättigten Fette in tierischen Produkten ungesund sind! Millionen von Menschen könnten gesünder sein, wenn sie dem folgen würden, was Gott vor fast 4.000 Jahren gesagt hat. Nur wegen der Sünde der Menschen erlaubt Gott den Verzehr von Fleisch, doch nur von reinem Fleisch!

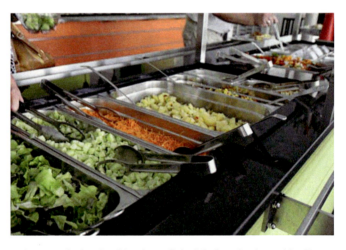

(Vegetarische Großküche – fleischfrei und schmackhaft)

Bezüglich der „Erweiterung des Speiseplanes" um Fleisch, erscheint uns wichtig zu sein, dass Gott die jeweiligen Lebensumstände und die klimatischen Verhältnisse berücksichtigt sehen möchte: Wenn beispielsweise die Menschen in den südlichen Gegenden sich unschwer von Obst und anderen

Früchten der Bäume und des Feldes ernähren können, so gibt es aber bewohntes Land in den polaren Gebieten, wo pflanzliches Wachstum für die menschliche Ernährung nicht ausreichend oder gar nicht vorhanden ist. Selbst in Ländern der gemäßigten Zone ist es nicht immer leicht, sich aller tierischen Erzeugnisse als Nahrungsmittel zu enthalten. Soziale, wirtschaftliche und auch politische Verhältnisse bringen oft Einschränkungen und sogar Mangel an vielen für die vegetarische Ernährung notwendigen Gütern.

Von diesen äußeren Einflüssen unberührt bleibt jedoch die göttliche Unterscheidung von „rein" und „unrein". Diese Unterscheidung der reinen von den unreinen Tieren ist uns – wie schon vorne ausgeführt – aus 3. Mose 11 bekannt.

Noch folgendes erscheint erwähnenswert: Bei der mosaischen Gesetzgebung handelt es sich um eine gemischte Kost. In dem schon erwähnten Text in den Apokryphen und dort in Sirach 39, 26 war unter den dort aufgeführten Dingen kein Fleisch zu finden. Somit kann angenommen werden, dass zu jener Zeit – etwa 180 v.Chr – die vegetarische Kost bevorzugt wurde.

Dies ist auch aus dem Text in Daniel 1, 12-17 zu entnehmen, wo wir lesen: *„Versuch's doch mit deinen Knechten zehn Tage und lass uns Gemüse zu essen und Wasser zu trinken geben. Und dann laß dir unser Aussehen und das der jungen Leute, die von des Königs Speise essen, zeigen; und danach magst du mit deinen Knechten tun nach dem, was du sehen wirst. Und er hörte auf sie und versuchte es mit ihnen zehn*

Tage. Und nach den zehn Tagen sahen sie schöner und kräftiger aus als alle jungen Leute, die von des Königs Speise aßen. Da tat der Aufseher die Speise und den Trank, die für sie bestimmt waren, weg und gab ihnen Gemüse. Und diesen vier jungen Leuten gab Gott Einsicht und Verstand für jede Art von Schrift und Weisheit."

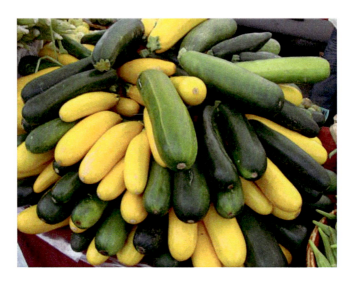

Diese Stelle ist eine Lobrede für die Pflanzenkost, für eine reine vegetarische Kost und für die Enthaltung vom Weingenuss. Für die Ernährungslehre ist dieser Text sehr bedeutungsvoll! Denn schließlich verhielten sich diese jungen Leute nicht nur körperlich, sondern auch geistig besser als diejenigen, denen alle denkbaren Tafelgenüsse zur Verfügung standen.

Interessant ist übrigens auch, dass wir in der Bibel einige Bemerkungen bzgl. der von den Israeliten belieb-

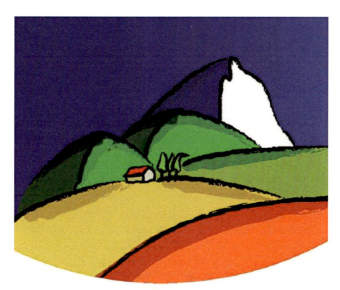

ten Gemüse, Gewürze und sonstiger Zutaten zu den Speisen finden. So lesen wir
- zuerst von Linsen in 1. Mose 26, 34; Esau verscherzte seine Erstgeburt für ein Gericht Linsen.
- In 4. Mose 11, 5 heißt es: *„Wir denken an die Fische, die wir in Ägypten umsonst aßen, und an die Kürbisse, die Melonen, den Lauch, die Zwiebeln und den Knoblauch."*
- In Jesaja 28, 27 wird der Dill und der Kümmel erwähnt
- und im gleichen Kapitel, Vers 25, wird der Weizen und die Gerste zusätzlich erwähnt, sowie der Spelt; hiermit könnte der Buchweizen gemeint sein.
- In Sprüche 10, 26 sowie in Ruth 2, 14 lesen wir von Essig.

Es ist erstaunlich, was alles im Wort Gottes geschrieben steht! Wer von Ihnen weiß, dass es auch ein Brot-Rezept in der Bibel gibt? Dieses Rezept finden wir in Hesekiel 4, 9.

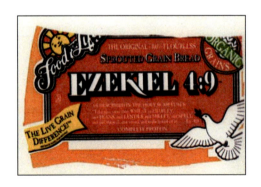

Bewegung II.2

Der moderne Mensch ist zwar ständig unterwegs, paradoxerweise ist er hierzu in der Lage, ohne sich selbst viel bewegen zu müssen. Die Lebens- und Arbeitsbedingungen haben sich geändert. Der Mensch dieser Tage sitzt auf dem Weg zur Arbeit im Auto oder in öffentlichen Verkehrsmitteln, beruflich übt er häufig sitzende Tätigkeiten aus, benutzt den Fahrstuhl anstatt der Treppe und der abendliche Rückweg wird ebenfalls wieder sitzend verbracht. Die noch verbleibende Freizeit wird meist Beschäftigungen gewidmet, die ebenfalls überwiegend wieder sitzend verrichtet werden. An die Stelle natürlicher körperlicher Bewegungen treten heute mehr und mehr Stoppuhr und Fließband, Akkord- und Wechselschichten. In unserem heutigen Zeitalter geben wir unserem Körper immer weniger die Möglichkeit, sich mit den natürlichen Reizen auseinanderzusetzen. Unser modernes Leben ist gekennzeichnet durch einen Mangel an entscheidenden Lebensreizen.

Zunahme der Bewegungslosigkeit

Weniger Bewegung und mehr Essen, das sind die Übel, die in unseren Breiten grassieren. Wir leiden an körperlicher Trägheit! Immer mehr werden die vielfältigen Bewegungsmöglichkeiten auf „Eis" gelegt. Besonders übergewichtige Menschen finden eine körperliche Anstrengung lästig und unangenehm. Man will seine Ruhe haben und sitzt stundenlang vor dem

Fernsehgerät, Computer oder Laptop, der Play Station oder dem Gameboy und anderen technischen Zeitvertreibern. Die so gelobte Form der Bequemlichkeit wird zum Feind der Gesundheit. Auch „gemütskranke", depressive und angstgestörte Menschen finden keine Zeit oder fühlen sich zu labil, um sich körperlich zu ertüchtigen.

Die Bewegungslosigkeit nimmt einen besonderen Platz unter den krankmachenden Umwelteinflüssen ein. Der Ausspruch – „Vieles ginge besser, wenn man mehr ginge!" – von Seume vor mehr als 200 Jahren niedergeschrieben, ist auch heute zutreffend. Dies gilt besonders für den Wohlstandsmenschen, der im Schnitt am Tag nur noch 400 bis 500 Meter zu Fuß zurücklegt. Dabei beruhen viele Zivilisationskrankheiten oft auf Bewegungsmangel. Erst wenn wir unsere Untätigkeit am Bauch, an der Taille und am Gesäß zu spüren bekommen, wird uns bewusst, dass uns körperliche Bewegung fehlt.

Wir sind in unserem heutigen technischen Zeitalter zu bequem geworden. Nach Zabel (9) nimmt „im Zeitalter der Büros, der Behörden und des Automobils den ersten Platz unter den krankmachenden Umwelteinflüssen ohne Zweifel die Bewegungslosigkeit ein". Die Hilfsmittel der Technik, die sich der Mensch immer mehr zu eigen macht, bringen zahllose Erleichterungen, sie sind aber auch ein Feind der Gesundheit.

Der Bewegungsmangel begünstigt sowohl die Zivilisationskrankheiten wie Adipositas, Diabetes mellitus, Herz-Kreislauferkrankungen und Krankheiten des gesamten Bewegungsapparates als auch die Allgemeinheit belastenden und ins Uferlose steigenden Krankheitskosten.

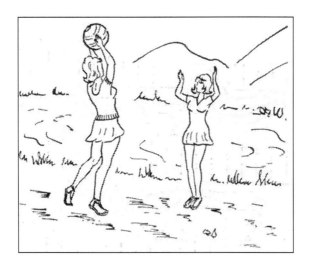

Körperliche Betätigung ist wichtig, um gesund zu bleiben. Körperliche Bewegung und regelmäßige gymnastische Durcharbeitung des Körpers wirken zum Beispiel einem Übergewicht entgegen. Wie viele Patienten mögen schon von ihrem behandelnden Arzt die Empfehlung: „Sie müssen mehr Sport treiben", gehört haben? Wie viel Information war in dieser Aussage aber wirklich für den Adressaten enthalten und was konnte er mit dieser Pauschalempfehlung konkret für seinen Alltag anfangen? Es ist weit gefehlt, dass die Menschen im 21. Jahrhundert aufgeklärt seien über eine gesunde Lebensführung und wie diese praktisch auszusehen hat.

Und denken wir nur nicht, dass unser Gewicht durch Sport wesentlich beeinflusst wird. Mit einer vermehrten körperlichen Aktivität zur Behebung des Übergewichts kommt man allein nicht zum Ziel. <Um ein Pfund Fett zu verlieren, muss man sieben Stunden Holz hacken oder sechsunddreißig Stunden zu Fuß gehen oder einen neunstündigen Dauerlauf auf sich nehmen>.

Aus Griechenland ist uns durch überlieferte Texte die Geschichte der Leibesübungen bekannt. Bis heute sind die Grundpfeiler einer gesunden Lebensweise: die Ernährung auf der einen und die körperliche Bewegung / Sport auf der anderen Seite. Wie in vielen anderen Bereichen auch, ist hier ein ausgewogenes Miteinander vonnöten, um weiteren Schaden abzuwenden und einer Einseitigkeit vorzubeugen.

Ein historischer Rückblick

Es ist gesichert, dass es schon vor Jahrtausenden eine medizinische Gymnastik gab. So weiß man, dass in China täglich Gymnastik betrieben wurde, um sich zu vervollkommnen. Auch in Ägypten wurden schon gymnastische Übungen durchgeführt, was uns in Skulpturen und Fresken überliefert wurde. Aus Griechenland ist uns durch überlieferte Texte die Geschichte der Leibesübungen bekannt, so u. a. von Platon, der der Ansicht war, dass die Gymnastik sowohl im Dienst des Körpers als auch der Seele stehe. Die Gymnastik wurde zum ersten Male zur Behandlung von Herodikos, dem Lehrer des Hippokrates, angewandt. Und für Hippokrates war Gesundheit ein

Gleichgewicht zwischen Bewegung und Ernährung. Er hat uns schriftlich hinterlassen, wie notwendig es ist, bestimmte Übungen auszuführen und dabei auch die Ernährung zu berücksichtigen. In Rom wurde die medizinische Gymnastik durch den griechischen Arzt Asklepiades eingeführt. Im 2. Jahrhundert n. Chr. war es Galen, der die Bewegungsübungen zur Steigerung der Kräfte und zur Beschleunigung der Atmung empfohlen hat. In der Renaissance gewannen wissenschaftliche Theorien über Bewegungsübungen an Bedeutung und man griff auf Heilmethoden der Antike zurück. In England führte Sydenham (1624 – 1689) wieder die hippokratische Philosophie der natürlichen Heilungsvorgänge durch Bewegung und Massage ein. Bacon befürwortete zu Beginn des 17. Jahrhunderts die Massage und Bewegungsübungen als beste Mittel, dem Körper seine heilenden Fähigkeiten zu erhalten. Friedrich Hoffman, Universitätsprofessor aus Halle (1660 – 1742), legte als erster die umfassende Bedeutung der Gymnastik in der modernen Medizin fest. Im 19. Jahrhundert untersuchten zahlreiche Ärzte die Wirkung der Bewegung und Massage auf die Heilung von chronischen Krankheiten. Mit dem 20. Jahrhundert sind bestimmte Namen mit der Bewegungstherapie fest verbunden, wie die isometrische Bewegung von Hettinger, die propriozeptive Förderung von Kabat, die Skoliosegymnastik in gebückter Haltung von Klapp u.a.m.

Bewegung stabilisiert unsere Gesundheit

Nicht ohne Grund gehört körperliche Bewegung zu den Heilmitteln der Natur. Bewegung ist das Grundprinzip unseres Lebens. Sie dient nicht allein der Fortbewegung. Regelmäßige Bewegung ist gut für Körper und Seele und hilft, Krankheiten vorzubeugen, zu behandeln und auch zu heilen.

In der praktischen Umsetzung der körperlichen Aktivität, die häufig dem Sport als solchem gleichgesetzt wird, gibt es zwei Hauptausrichtungen: Dies ist zum einen der Ausdauersport und zum anderen der Kraftsport. Beide Formen der körperlichen Ertüchtigung bringen ihre Vorteile, bei extremer Einseitigkeit können jedoch auch erhebliche Nachteile und Schäden die Folge sein. Während der Ausdauersport vorwiegend das Herz-Kreislaufsystem und das Immunsystem stimuliert, wird im Kraftsport nicht das häufig in den Medien glorifizierte körperliche Idealbild eines Menschen versucht zu erreichen, sondern hier geht es um optimale Ausbildung der jedem Körper gegebenen Muskulatur, um die Gelenke und den Stütz- und Halteapparat des Körpers in seiner Funktion zu unterstützen und gleichzeitig zu schützen. Bei einem wohldosierten Krafttraining wird ebenfalls das Herz-Kreislaufsystem mit trainiert. Einseitige Belastungen führen nahezu zwangsläufig immer zu einseitigen Abnützungserscheinungen, wohingegen ein ausgewogenes Training zusätzliche günstige Nebeneffekte mit sich bringen kann.

Der Wert der körperlichen Betätigung, der Bewegungstherapie, hat in letzter Zeit wieder an Bedeutung gewonnen, insbesondere im Rahmen der Vorbeugung und Behandlung von Herz- und Kreislaufschäden. Gerade Herz und Kreislauf freuen sich über eine sportliche Betätigung. Denn viele zivilisatorische Risikofaktoren schädigen auf Dauer das Herz. Die Bewegungstherapie ist ein wesentlicher Bestandteil der Gesundheitspflege. Bewegungstherapie erfordert immer eine aktive Mitarbeit. Die Bewegungstherapie wirkt nicht nur allgemein gesundheitlichen Risikofaktoren entgegen; sie wird auch im Rahmen rehabilitativer Maßnahmen und Anschlußheilbehandlungen eingesetzt. Körperliche Betätigung hat sich als Therapeutikum erwiesen, welches hinsichtlich Nutzen-Risiko-Abwägung in manchen Bereichen den Tabletten den Rang abgelaufen hat.

„Die Muskulatur ist eines der ganz wenigen Organsysteme, die willentlich beeinflusst werden können! ... und das zu jeder Zeit, an jedem Ort und in jedem Alter!" Eine Aussage, die uns zunächst vielleicht stutzen lässt. Viel zu oft hören wir Ärzte auf die weiter oben bereits erwähnte (und in der Tat viel zu unverbindliche) Empfehlung von uns: „Sie müssen sich mehr bewegen!" die Antwort: „Herr/Frau Doktor, was soll ich in meinem Alter denn noch an Sport betreiben?"

Das Phänomen des Alterns

Unser Organismus ist bekanntlich einem Alterungsprozess unterworfen. Dieser biologische Alterungsprozess läuft von der Geburt bis zum Tode stetig ab. Man ist überzeugt, dass sich durch gewisse Fakten ein langsames Altern erreichen lässt. Durch die Hemmung des Alterungsprozesses erhöht sich die durchschnittliche Lebenserwartung. Durch ein langsames

Altern kann beispielsweise ein sechzigjähriger Mensch über eine Gesundheit und Vitalität verfügen, wie sie heute gewöhnlich ein Mensch im Alter von 45 bis 50 Jahren besitzt. Bei einem gut durchtrainierten älteren Menschen kann diese Differenz zu einem weniger oder gar nicht trainiertem jüngeren Menschen noch weitaus höher sein.

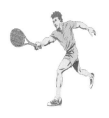

„**Die Muskulatur ist eines der ganz wenigen Organsysteme, die willentlich beeinflusst werden können!**" …
und das
**zu jeder Zeit,
an jedem Ort und
in jedem Alter!**

Das Phänomen des Alterns ist die allgemeine Abnahme der Anpassungsfähigkeit. So ist es nicht damit getan, wenn wir – dank des Fortschritts der Medizin – „dem Leben mehr Jahre geben, sondern wir müssen den Jahren, die wir gewinnen, auch Leben geben!" Hier tritt die Prävention immer mehr in den Vordergrund.

Bei vielen unserer Mitbürger zieht sich die Bewegungsarmut wie ein roter Faden durch das ganze Leben hindurch. Nicht nur durch eine falsche Ernährung, sondern durch eine insgesamt falsche Lebensweise und fehlerhafte Gesundheitsführung kommt es zu einer körperlichen Fehlentwicklung, zu einem vorzeitigen Verschleiß des gesamten Bewegungsapparates.

Hier kann die Bewegungstherapie entgegenwirken. Denn Bewegung ist ein Ausdruck der Lebenskraft und Lebensfreude. Richtig ausgeführte Leibesübungen vermitteln jedem Menschen das Gefühl seiner Lebenstüchtigkeit durch Bewusstwerden seiner körperlichen Fähigkeiten.

Wir alle wissen, dass eine Maschine leidet, eventuell sogar einrostet, wenn sie lange außer Betrieb ist. Dagegen bedeutet Überbeanspruchung einzelner Teile einen größeren Materialverschleiß. Ähnlich verhält es sich mit dem menschlichen Bewegungsapparat. Bei zu geringer körperlicher Bewegung verlieren zum Beispiel Muskeln, Gelenke, Sehnen und Bänder an Kraft, und außerdem wird entsprechend der verminderten Leistung die Blutzufuhr herabgesetzt.

Schon hieraus ist ersichtlich, dass jeder Mensch einen Ausgleich in Form von körperlicher Bewegung braucht. Durch jede körperliche Tätigkeit wird durch den vermehrten Gebrauch der Lunge zum Beispiel die Atmung vertieft. Durch die vermehrte Sauerstoffanreicherung des Blutes wird die Blutzirkulation angeregt; unser Herz und Gehirn profitieren. Dies gibt der Muskulatur die Möglichkeit aktiver zu werden – jede einzelne Muskelzelle erhält die Chance zu wachsen und sich zu kräftigen. Mit Recht wird immer wieder festgestellt, das keine, auch nicht die beste Massage eine aktive Übungsbehandlung ersetzen kann.

Bei der Aktivierung eines älteren Menschen überwiegt der Aspekt der Erhaltung und Verbesserung der Leistungsfähigkeit des meist nachlassenden Herz-Lungen-Systems. Eine erhöhte körperliche Aktivität führt zu einer vegetativen Umstimmung im Bereich des Herzkreislaufsystems und schließlich zu einer besseren Ausnutzung der Herzarbeit. Alterungsprozesse können so gebremst werden; das Altern wird hinausgeschoben!

Durch die bisher gesammelten medizinischen Erfahrungen bezüglich des Einflusses der Bewegung auf den gesunden wie kranken Menschen jeder Altersstufe ist es möglich, durch Training respektive Bewegungstherapie den Funktionszustand des Herzens auch beim älteren Menschen zu verbessern, auch dann, wenn man über lange Jahre unsportlich gelebt hat. Goethe schon kannte die im Zeitalter der flexiblen Altersgrenze bestätigte These: „Wenn man alt ist, muss man mehr tun, als da man jung war."

„Die Erfahrung lehrt", schreibt Hufeland, „dass diejenigen Menschen am ältesten werden, welche anhaltende und starke Bewegung, und zwar in freier Luft, hatten. Ich halte es daher für eine unumgänglich nötige Bedingung zum langen Leben, sich täglich wenigstens eine Stunde Bewegung im Freien zu machen. Die gesündeste Zeit ist vor dem Essen oder 3 bis 4 Stunden nachher." (5)

Bewegung stärkt unser Gehirn

Nicht nur Orthopäden und Kardiologen auch Psychiater und Demenzforscher haben erkannt, dass häufig Bewegung besser wirkt als teure Tabletten. Körperliches Training kann „heilende Zellen in erkrankten Geweben wachsen lassen" und stärkt die grauen Zellen des Gehirns und ist für die Bildung von neuen Nervenzellen (Neurogenese) notwendig. Erst im Jahr 1998 konnte gezeigt werden, dass auch bei Erwachsenen noch Gehirnzellen wachsen können. Galt bis dahin die Meinung, dass dieser Prozess nur Kindern vorbehalten ist, so konnte im schwedischen Göteborg an der Sahlgrenska-Universität von dem Neurowissenschaftler Peter S. Eriksson und seinem Team nachgewiesen werden, dass durch Bewegung die Neuentstehung von Nervenzellen im Hippocampus (dem Teil des Gehirns, der für das Neuerlernen und die Erinnerung zuständig ist) gefördert wird. Wir können also unser Gehirn in jedem Alter trainieren – ähnlich wie einen Muskel. Denksportaufgaben und körperliche Betätigung machen klug und halten uns jung.

Und damit sollte man schon bei den Kindern anfangen. Sie sitzen nicht nur in der Schule viel zu lange, sondern anschließend auch noch vor dem Fernseher oder vor dem Computer. Deshalb sollte schon bei unseren Kindern die Lust an der Bewegung geweckt werden! Sport kann helfen, die Konzentration, die Motorik, das Selbstvertrauen und die soziale Kompetenz zu stärken.

Man hat auch festgestellt, dass Bewegung eine gestörte Gehirnchemie besser ins Gleichgewicht bringen kann als Arzneimittel. Vitalität ist wieder zu spüren. Bewegung ist also nicht nur ein Jungbrunnen für unseren Körper sondern auch für unser Gehirn.

Bewegung wirkt positiv...

auf die Lunge und Atmung durch:
- Anstieg der Lungenleistung
- Verbesserung der O_2-Versorgung des gesamten Organismus
- Anstieg der max. O_2-Aufnahme
- verstärkte Lungenreinigung
- Verbesserung der asthmatischen Lunge
- Schutz vor Infektionen von Bronchial- und Lungenepithel

auf den Stoffwechsel und das Immunsystem durch:
- Verbesserung der Blutfette
- Verbesserung der Darmtätigkeit
- erhöhte Ausscheidung von Stoffwechselendprodukten über den Schweiß
- Senkung des Harnsäurespiegels
- Steigerung der Insulinempfindlichkeit
- Reduzierung des Auftretens von Diabetes mellitus
- Anstieg der weißen Blutkörperchen (Lymphozyten), notwendig für die Infektabwehr des Körpers
- Anstieg des HDL-Cholesterins

auf die Psyche mit günstiger Wirkung auf

- Selbstwertgefühl und Gesundheitsbewusstsein
- Körperbewußtsein und -akzeptanz
- Problemlösungskapazität
- Stresstoleranz
- Aktivitätsniveau

Zusätzlich bewirkt ausgewogene Bewegung:
- eine Steigerung der Herzleistung
- eine Verlangsamung des Alterungsprozesses
- einen besseren Schlaf
- eine Stärkung des Immunsystems
- eine Erhöhung der Lebensfreude

Bewegung ist auch eine wichtige Voraussetzung für ein reibungsloses Funktionieren unseres Körpers.

Dadurch, dass nahezu jeder Knochen des menschlichen Körpers von Muskulatur umgeben ist, lassen sich auch die großen Volkskrankheiten wie chronische Rückenschmerzen, Osteoporose und rheumatischer Gelenkverschleiß durch Bewegung zurückdrängen, ja mitunter sogar besiegen. Diese die Knochen umgebende Muskulatur schützt, stützt und ernährt die Knochen. Wollen wir also kräftige, stabile Knochen haben, brauchen wir kräftige, aktive und gesunde Muskeln. Das dort, wo die Muskulatur kräftig und gut ausgebildet vorhanden ist, gleichzeitig wenig Platz für Fettgewebe ist, stellt für viele Menschen einen günstigen Nebeneffekt dar und soll dementsprechend nicht unerwähnt bleiben. Nicht nur bei Stoffwechselkrankheiten, sondern auch bei Gelenkverschleiß verschlechtert Nichtstun die Lebensqualität.

Zahlreiche Studien belegen auch, dass körperliche Bewegung das Leben von Brustkrebspatientinnen verlängert und die Wahrscheinlichkeit von Rückfällen verringert. Für manche Krebsarten hat die Bewegung in der Therapie den gleichen oder mitunter schon einen höheren Stellenwert als Medikamente eingenommen. Körperliche Bewegung vermag die körpereigenen Abwehrkräfte zu stärken!

Welchen Sport soll ich betreiben?

Die Grenze seiner Leistungsfähigkeit sollte ein jeder rechtzeitig erkennen und seine ihm gegebenen biologischen Grenzen nicht überschreiten, denn dann dient die körperliche Aktivität nicht mehr der Gesundheit, sondern sie schädigt diese. Der Spaziergang eines achtzigjährigen Menschen kann für die Gesunderhaltung zum Beispiel den gleichen körperlichen Reiz wie der Wettlauf eines Zwanzigjährigen bedeuten. Jedoch zeigt sich, dass gerade bei Ausdauersportarten erst in der zweiten Lebenshälfte häufig größere Erfolge zu erzielen sind als in der Jugend – sicherlich nicht nur der Lebenserfahrung und Abgeklärtheit, sondern auch einer längeren Vorbereitungszeit und vielen anderen Faktoren geschuldet.

Ohne Anspruch auf Vollständigkeit wird nachfolgend aus medizinisch-physiologischer Sicht ein Überblick über die Wertigkeit bestimmter Sportarten gegeben:

Sehr gut geeignete Sportarten:
- Walking / Nordic Walking
- Aqua-Jogging
- Radfahren
- Schwimmen
- Ski-Langlauf
- Joggen (bei richtiger Ausrüstung, weichem Boden und Normalgewicht sinnvoll)

Gut geeignete Sportarten:
- Gymnastik
- Bergwandern
- Low Impact Aerobic
- Step Aerobic (Aerobicformen ohne Sprungelemente zur Schonung der Gelenke)

Bedingt geeignete Sportarten:
- Volleyball
- Tennis

Nicht geeignete Sportarten:
- Squash (gelenkbelastend)
- Fußball (gelenkbelastend)
- Joggen (unter Missachtung oben genannter Einschränkungen)

Diese Aufstellung soll niemandem den Spaß an seinem Sport verderben, vielmehr wird verdeutlicht, dass die sogenannten <Grundlagenausdauersportarten> zu favorisieren sind. Dies liegt darin begründet, dass bei diesen Sportarten die großen Muskelgruppen des Körpers kontinuierlich bewegt werden und so einer Überlastung des Herz-Kreislaufsystem durch kurzzeitig hohe Belastungsspitzen vorgebeugt wird.

Der Motor eines jeden Fahrzeuges und insbesondere von Sportfahrzeugen wird nicht nur durch eine gewisse Vorwärmung in Einfahrzeiten auf Spitzenleistungen vorbereitet, sondern der sorgsame Nutzer hält auch während der Belastung den Drehzahlmesser im Auge um einer Überhitzung und Überreizung mit der Folge eines kapitalen Motorschadens aus dem Weg zu gehen.

Wie bei diesen technischen Geräten und Maschinen haben wir nur dann lange Freude an der Nutzung, wenn wir diese Grundprinzipien berücksichtigen. Es ist manchmal unverständlich und erschreckend, mit wie viel Leichtsinn gerade Freizeit- und Breitensportler mit ihrer Gesundheit umgehen. Wenn Winston Churchill (der in seiner Jugend aktiver Leichtathlet gewesen war) der Satz: „Sport ist Mord" zugeschrieben wird, so können wir bei der Beobachtung mancher dieser Sportler heute nicht umhin zu behaupten: „Breitensport ist Massenmord!" Die Menge an Schweiß und die Länge der Zunge, die manchem sprichwörtlich aus dem Hals hängt, ist kein verlässlicher Parameter um das Leistungsoptimum zu definieren.

So wie der Ingenieur seinem Motor einen Drehzahlmesser mit auf den Weg gibt, hat uns unser Schöpfer den besten aller Drehzahlmesser eingebaut, der auch uns hilft, unseren Motor nicht zu überlasten und viele Jahre Freude mit ihm zu erleben. Die Rede ist von der Herzfrequenz des Menschen. Wenngleich der Puls streng genommen nicht immer hundertprozentig der Herzfrequenz entspricht, kann der Begriff für den allgemeinen Gebrauch synonym benutzt werden. Ein jeder, der sich vornimmt, wieder ambitioniert etwas für seine Gesundheit zu tun und Sport - gerade im Ausdauerbereich - betreiben möchte, ist gut beraten, sein Training in Anpassung seiner persönlichen Herzfrequenz zu gestalten.

Grundsätzlich gilt es, sein Training ab dem 35. Lebensjahr und fehlender vorangegangener Aktivität oder bei bereits bestehenden Herzproblemen mit einem Kardiologen oder Sportmediziner abzustimmen und die individuellen Bereiche des Trainings festzulegen. Die Grundlage eines Ausdauertrainings bedeutet, das Training nach der eigenen individuellen Herzfrequenz und in optimaler Weise drei- bis viermal pro Woche für mindestens 30 Minuten durchzuführen. Eine Trainingseinheit über 60 Minuten kann ein ausgefallenes Training nicht ohne weiteres kompensieren und bringt im Normalfall auch keinen weiteren Zugewinn gegenüber einer mindestens 30-minütigen Trainingseinheit.

Das Grundlagen-Ausdauertraining

Zur Berechnung der individuellen Herzfrequenz findet folgende Formel Anwendung: 220 minus Lebensalter (LA) entspricht der maximalen Herzfrequenz (MHF).

Faustregel: 220 − LA = MHF

Mit der maximalen Herzfrequenz ist der Bereich gekennzeichnet, bei der beim Drehzahlmesser eines Motors der rote Bereich des Ziffernblattes beginnt. Hier liegt also der Bereich, in den weder der Motor noch unser Pulsschlag hineingetrieben werden soll. Bei einem herzerkrankten Menschen oder bei einer längere Zeit inaktiven Person sollte die individuelle maximale Herzfrequenz über ein Belastungs-EKG mit oder ohne Lactatmessung durchgeführt werden. Das Belastungs-EKG wird beendet, wenn der Proband erschöpft ist und keine Kraft zum Weiterarbeiten mehr vorhanden ist oder wenn der die Untersuchung begleitende Arzt Veränderungen im EKG erkennt, die ebenfalls den Abbruch notwendig machen. Um diese Kriterien erkennen zu können, muss diese Untersuchung bei einem Kardiologen oder erfahrenen Sportmediziner durchgeführt werden.

Ist die individuelle maximale Herzfrequenz bestimmt, können die Trainingsbereiche entsprechend der Zielvorstellungen ermittelt werden:

Gesundheitszone: 50 - 60% der MHF
In diesem Bereich des körperlichen Trainings wird der Sportler weder relevante Verbesserungen noch Verschlechterungen seines Gesundheitszustandes erfahren. Die regelmäßige Betätigung in diesem Bereich der Herzfrequenz wird lediglich den aktuellen Gesundheitszustand erhalten helfen. Als typisches Beispiel für diesen Bereich kann ganz allgemein ein regelmäßig durchgeführter entspannter Spaziergang angesehen werden.

Fettverbrennungszone: 60 - 70% der MHF
Die gute Nachricht für jeden aktiven oder aktiv werdenden Menschen, der sich als Ziel seiner körperlichen Betätigung neben der allgemeinen Verbesserung der Fitness noch zusätzlich eine Gewichtsreduktion auf die Fahne geschrieben hat. In diesem Zielzonenbereich geht der menschliche Körper nachweislich an die Fettreserven des Körpers, um die notwendige Energie bereitzustellen. Hierzu sollte die Trainingseinheit optimaler Weise zwischen 30 und 60 Minuten lang durchgeführt werden. Als praktische Anwendung ist hier ein flotter Spaziergang, eine Wanderung oder ein leichtes Traben anzusehen. Selbstverständlich funktioniert die gewünschte Fettreduktion nur, wenn die Ernährung zusätzlich angepasst und auf manch lieb gewordene Ernährungsgewohnheit verzichtet wird.

Aerobe Zone: 70 - 80% der MHF
Aerob = Sauerstoff; d.h. in diesem Trainingsbereich muss der Sportler auch seine Lunge ausreichend belüften, um die notwendige Energie gut verbrennen zu können. In diesem Zielzonenbereich wird jeder Sportler die besten Fortschritte und Leistungszuwächse erzielen, wenn er mit Verstand trainiert und sich nicht auf sein Gefühl verlässt. Viele Aktive sind überrascht, dass sie bei ihrem Training in diesem Bereich immer noch Kraft und Muße haben, sich unterhalten zu können und dass das Gefühl des Erschöpftseins nach einer Trainingseinheit nicht mehr oder nur in einem sehr geringen Ausmaß noch vorhanden ist. Bereits nach drei bis vier Wochen regelmäßigen Trainings in diesem Bereich können sich erste objektiv messbare Erfolge einstellen, für die so mancher Aktive oft

mühsam Jahre gekämpft hatte. Leider wissen auch viele Trainer bis heute noch nicht um die Einfachheit dieser Maßnahme. Der praktische Teil der Anwendung wäre in diesem Fall das Joggen.

Anaerobe Zone: 80 - 90% der MHF
Schon der Begriff „an-aerob" besagt, dass in diesem Trainingsbereich der eingeatmete Sauerstoff allein nicht mehr zur Energiebereitstellung ausreicht. Unser Körper muss an seine Reserven herangehen, die in der Muskulatur selbst und auch in der Leber gespeichert sind. Hierdurch wird klar, dass dieser Bereich kein optimaler Trainingsbereich für uns ist. Leider trainieren immer noch viele Breiten-/Freizeitsportler gerade in diesem Bereich. Subjektiv haben wir das Gefühl, uns richtig anzustrengen, weil wir ja aus der Puste kommen und nicht unerheblich schnaufen müssen. Spitzensportler vermeiden diesen und den nächsten Bereich während ihres Trainings recht konsequent, um ihrem Körper keinen Schaden zuzufügen. Während des Trainings findet bei ihnen nur 5-10% der Gesamtzeit in diesem Bereich statt. Für die praktische Anwendung stellen Sie sich vor, Sie müssten mit einem gefüllten Rucksack auf dem Rücken joggen.

Warnzone: 90 - 100% der MHF
<Nomen est omen> – wer hier nicht merkt, dass er seine Grenze bereits längst überschritten hat, dem kann vielleicht auch nicht mehr der Arzt helfen. Wer mit seinem Sportwagen auf der Rennstrecke das Gaspedal nicht mehr zurücknimmt, obwohl der Zeiger des Drehzahlmessers ständig den roten Bereich kitzelt,

provoziert unter Umständen den <Motorplatzer>. Spitzensportler gehen mitunter im Wettkampf ein ähnliches Risiko ein, wenn sie schlecht auf einen Wettkampf vorbereitet sind, scheinbar banale Erkältungen oder andere Infektionskrankheiten nicht vernünftig auskuriert haben und vom Körper gegebene Warnsignale schlichtweg ignorieren. Dieser Bereich ist den Topathleten unter Wettkampfbedingungen vorbehalten. Für den praktischen Alltag stellen sie sich vor, Sie müssten einem Dieb hinterherlaufen, der soeben ihre gefüllte Geldbörse gestohlen hat.

Folgende Tabelle gibt einen Überblick über die Zielzonenbereiche in Abhängigkeit vom Alter:

Alter	MHF (220-Alter)	50-60 % der WHF	60-70 % der WHF	70-85 % der WHF
20	200	100-120	120-140	140-170
25	195	97-117	117-136	136-165
30	190	95-114	114-133	133-161
35	185	92-111	111-129	129-157
40	180	90-108	108-126	126-153
45	175	87-105	105-122	122-148
50	170	85-102	102-119	119-144
55	165	82-99	99-115	115-140
60	160	80-96	96-112	112-136
65	155	77-93	93-108	108-131

Wandern hat einen hohen Gesundheitswert

„Wandern", „Berge", „Wälder", „frische Luft" – diese altmodisch klingenden Begriffe sind heute wieder „top aktuell" und sogar bei denen, die in ihrer Kindheit ungute Erfahrungen mit dem Wandern gemacht haben, wenn sie den Eltern mit spießigem Spazierstock in der Hand hinterherlaufen mussten.

Wenn man sich der aktuellen Wiederbelebung dieser Bewegungsform dem Thema unter dem Aspekt geistiger und körperlicher Gesundheit nähert, wird man sogleich mit etwaigen Vorbehalten gegen das Wandern aufräumen müssen. Wandern sorgt nämlich nachweislich für optimale körperliche, geistige und seelische Fitness. Entspanntes Wandern ist von Kopf bis Fuß gesund!

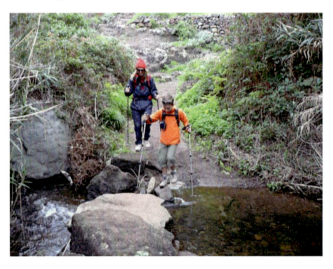

Das Wandern erlebt also eine Renaissance und das völlig zu Recht. Das Wandern ist eine Bewegungsform, die man sich durch das Gehen lernen bereits als Kind erarbeitet hat. Somit ist das Wandern sozusagen eine uns angeborene Sportart.

Rein theoretisch kann man überall und jederzeit wandern. Auf wissenschaftlichen Untersuchungen basiert die Erkenntnis, dass Bewegung an der frischen Luft das wirksamste Mittel ist, sich selbst aus emotionalen Anspannungen oder Stress zu befreien; dazu ist die unverbaute Natur am besten geeignet. Im Wald zum Beispiel erleben wir eine Form der Ruhe, wie sie uns Wohngebiete und vor allem Städte nicht mehr bieten können. Wer von uns reizüberflutet ist, den wird diese vermeintliche Stille zunächst vielleicht verunsichern. Mit der Zeit aber werden wir Geräusche und Töne wahrnehmen, die alte Erinnerungen aufleben und uns ruhig werden lassen. Vielleicht kehrt diese Ruhe auch in uns selber ein und wir werden aufnahmebereit für Sinneseindrücke der Natur. Unser Kopf wird befreit von belastenden Gedanken.

Ein nicht zu unterschätzender begünstigender Effekt des sogenannten Ausdauertrainings ist die Möglichkeit, viele der in Frage kommenden Sportarten in der freien Natur ausüben zu können.

„Bewegung ist der Gesundheit oft viel zuträglicher als alle Medizin. Wer das Gehen vertragen kann, geht besser, als dass er fährt, denn beim Gehen werden alle Muskeln aktiviert. Auch die Lungen haben eine gesunde Tätigkeit auszuüben, da es unmöglich ist, in der frischen Luft zu gehen, ohne die Lungen zu füllen. Körperliche Bewegung hilft dem Magenkranken und ist ein ausgezeichnetes Stärkungsmittel für die Verdauungsorgane." (8)

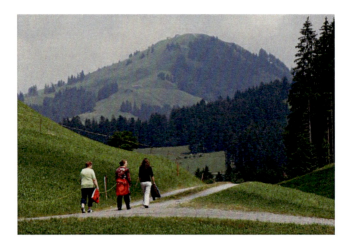

Wandern hat also ohne Zweifel einen hohen Gesundheitswert.

Walken

Walken, also flottes Gehen, ist – ähnlich dem Wandern – eine der besten Bewegungsformen, denn es bringt einen Großteil aller Körpermuskeln ins Spiel und regelmäßig geübt, steigert es die allgemeine Leistungsfähigkeit und Leistungsbereitschaft. Nehmen wir unterstützend Stöcke in unsere Hände wie beim Nordic Walking (strammes Gehen), werden nicht nur die unteren Extremitäten (Beine) und der Rumpf, sondern auch noch die oberen Extremitäten (Schultern/Arme) in gleichförmige Bewegung gebracht. Dies ist eine exzellente und gut durchführbare Form des körperlichen Trainings und steigert aufgrund der Aktivität aller großen Muskelgruppen des Körpers ebenfalls die Effizienz unserer Bemühungen um ein Vielfaches.

Bewegung bei Rückenschmerzen

Erkrankungen des Bewegungsapparates zählen weltweit zu den häufigsten Beschwerden. Bei Rückenschmerzen, so haben Studien gezeigt, ist die Bewegung das „A und O". Rückenschmerzen entstehen meist durch Muskelverspannungen und durch Abnutzung der Wirbelsäule und Bandscheiben, unter anderem infolge einer Bewegungsarmut und falschen Haltung. (4)

Die meisten Rückenschmerzen sind meist mit nichtmedikamentösen Methoden gut zu behandeln, oft mit ein wenig Eigeninitiative und mehr Bewegung im Alltag. Zwar müssen gymnastische Übungen bei akuten Schmerzen unterbleiben. Schmerzen sind immer ein Alarmzeichen und verlangen den Rat eines Arztes! Allgemein können Rückenschmerzen durch gezielte Übungen und allgemein durch mehr Bewegung gelindert werden. Besonders erfolgreich sind Übungen, die direkt Kraft und Beweglichkeit steigern und die allgemeine Fitness verbessern.

Krankengymnastik

Heil- bzw. Krankengymnastik ist eine der wirksamsten Heilmethoden überhaupt. Im Unterschied zur allgemeinen Bewegungstherapie wird bei der Krankengymnastik gezielt ein medizinisches Problem angegangen und behandelt. Sie dient zur Behandlung behinderter, kranker oder verletzter Patienten mit dem Ziel, die beeinträchtigten Funktionen aufrechtzuerhalten oder wiederherzustellen und Fehlfunktionen oder Fehlbildungen zu verhüten. Die Krankengymnastik arbeitet mit einer Auswahl von Übungen, die den jeweiligen Krankheitszustand berücksichtigt.

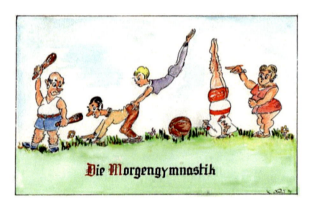

Die Morgengymnastik

Die medizinische Gymnastik dient der Erhaltung bzw. der Verbesserung der funktionellen Leistung des Bewegungsapparates. Grundprinzip der Bewegung ist:

> ➢ Starke Reize schaden dem Organismus.
> ➢ Fehlende Reize führen zu einer Verkümmerung.
> ➢ Angemessene Reize fördern die körperlichen, geistigen und psychischen Funktionen.

Auch bei der Krankengymnastik wirkt der Patient aktiv an der eigenen Genesung mit, indem er unter therapeutischer Aufsicht spezielle Übungen zur Kräftigung der Muskulatur und Verbesserung der Körperhaltung, Motorik und Koordination ausführt.

Das Osteoporose- und das Schwangerschaftsturnen sind nur zwei Spezialformen der Krankengymnastik, die ebenso durchgeführt werden, wie spezielle Übungen zur Rehabilitation nach Unfällen und Operationen. Die Behandlung dient dazu, die verbleibenden körperlichen Beschränkungen möglichst gering zu halten, die Genesung zu beschleunigen und zum Wohlbefinden des Patienten beizutragen. Angewendet wird die Krankengymnastik auch bei einer Vielzahl von Krankheitsbildern wie
- Schlaganfall,
- Herzinfarkt,
- Parkinson,
- Multiple Sklerose,
- Durchblutungsstörungen
- und weiter bei orthopädischen Patienten nach Hüft- oder Knieoperationen
- oder nach Unfällen mit Frakturen, Prellungen oder allgemeinen Funktionseinschränkungen.

Auch die Gymnastik im Wasser, das so genannte

Bewegungsbad

oder auch synonym die Krankengymnastik im Wasser gehört wie die Gangschulung (z.B. nach einer Hüftoperation) zu den krankengymnastischen Behandlungsverfahren. Das Bewegungsbad wird hauptsächlich bei orthopädischen und traumatischen Erkrankungen wie Wirbelsäulenerkrankungen, Frakturen und Weichteilverletzungen eingesetzt. Es werden im Wasser gymnastische Übungen, manchmal in Kombination mit Unterwassermassagen, durchgeführt.

Körperlich fit durch mehr Bewegung

„Müßiggang ist aller Laster Anfang!" – dieses Sprichwort trifft für viele von uns zu. Jedes Bewegungs- / Trainingsprogramm, auch das Strampeln auf dem Fahrradergometer, das Stemmen von Gewichten oder das Traben auf dem Laufband, muss regelmäßig durchgeführt werden. Bevor man allerdings ein körperliches Training beginnt, sollte sichergestellt sein, dass unser Gesundheitszustand auch regelmäßige Körperübungen zulässt. Liegen gesundheitliche Probleme oder bestimmte Einschränkungen vor, sollte ein fachärztlicher Rat über das Ausmaß und die Einschränkungen des Trainings eingeholt werden.

Haben Sie sich schon einmal etwas gebrochen? Das Bein? Den Arm? Dann wissen Sie, dass eine Ruhigstellung des Knochens für den Heilungsprozess notwendig war. Gips, Bandagen und sogar eingesetzte Nägel, Schrauben und Platten werden benutzt, um das verletzte Gelenk oder Glied zu stabilisieren. Während der Zeit der Ruhigstellung werden die Muskeln dieses Körperbereichs nicht gebraucht. Die Folge: Die Muskulatur verkümmert, wird dünner und schwächer. Und wenn die Verletzung geheilt, der Gips oder Verband abgenommen ist, kehrt durch Bewegungen und Übungen die Muskelkraft langsam wieder zurück.

Wir sehen: Bewegungslosigkeit, körperliche Untätigkeit hat negative Folgen – für die Muskulatur, ja für jedes Körperorgan! Gehen wir sorgsam mit unserem Körper um. Jeder Bereich unseres Körpers profitiert von der Bewegung.

Vergessen wir nicht: Unsere körperlichen und unsere geistigen Kräfte, beide sind ein Geschenk Gottes und sie sind eng miteinander verbunden. So wie wir uns körperlich fühlen, wird auch unser geistiges Befinden geprägt. Es ist im geistlichen Bereich wie im körperlichen: Passivität führt zu Degeneration und Verfall. Wer seine Extremitäten nicht benutzt, wird bald alle Kraft verlieren, um sie überhaupt zu gebrauchen.. So ist es auch mit einem Christen, der die ihm von Gott gegebene Kraft nicht nutzt.

Schon weiter vorne wurde darauf hingewiesen, dass eine regelmäßige körperliche Aktivität und eine gesunde, ausgewogene Ernährung nachweislich einen positiven Einfluss auf zahlreiche medizinische Werte wie etwa Blutfettwerte, Blutdruck, Knochendichte oder Muskelmasse haben. Sport stärkt außerdem das Immunsystem und sorgt für einen gut funktionierenden Stoffwechsel. Gezieltes Kraft- und Koordinationstraining hilft auch wirkungsvoller als Medikamente gegen Knochenbrüche bei Osteoporose. Und das Risiko, an Darmkrebs zu erkranken, kann durch körperliche Aktivität um 70 % reduziert werden. Durch körperliche Aktivität bleibt man nicht nur körperlich sondern auch geistig fit! Selbst bei Herz-Kreislauf-Erkrankungen, wie einem Herzinfarkt, Gefäßverkalkung oder einer Herzinsuffizienz, kann

Sport unter fachkundiger Anleitung zu einem leistungsfähigeren und längeren Leben verhelfen. Regelmäßige Bewegung wirkt sich also in verschiedener Hinsicht positiv aus! (2)

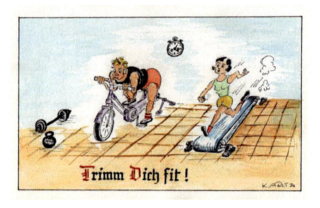

Vielleicht verschreibt Ihnen Ihr Arzt körperliches Training als Arznei: „Ihre Medizin ist jetzt Bewegung und zwar jeden Tag mindestens 30 Minuten. Gehen Sie zum Beispiel ins Fitness-Studio." Der Arzt ermittelt auch die individuelle Leistungsfähigkeit und die richtige Anfangsdosis des körperlichen Trainings, damit man sich nicht überfordert. Ein körperlich dosiertes Training wird heute als Heilmittel angesehen. Bei jedem körperlichen Trainingsprogramm sollte man es nicht gleich übertreiben. Körperliches Training heißt nicht in Schweiß auszubrechen Wie bei jedem Medikament, so ist auch bei der körperlichen Betätigung die richtige Dosierung wichtig, da sie sonst mehr schadet als nutzt. Es sind drei Dinge zu beachten: Häufigkeit des Trainings, Intensität und Dauer.

- Häufigkeit: Zurzeit wird empfohlen, mehrmals in der Woche die Übungen durchzuführen.
- Intensität: Die Intensität der Übungen ist vom Alter und vom Gesundheitszustand abhängig. Mit der Zeit können die Übungen gesteigert werden. Es ist gut, wenn man einen erhöhten Herzschlag erreicht und ins Schwitzen kommt. Man sollte aber mit den Kräften gut haushalten.
- Dauer: s. Seite 137.

Körperliches Training hat – worauf wir schon vorne hingewiesen haben - viele nachgewiesene Vorteile für unseren Körper. Ganz bewusst sollen diese z.T. hier nochmals aufgeführt werden:

➢ Bewegung hilft bei der Gewichtsreduktion.
➢ Sie schenkt ein besseres Gefühl in Bezug auf das eigene Wohlbefinden.
➢ Bewegung mindert nicht nur das Risiko an Herz-Kreislauf-Erkrankungen, sondern heilt auch.
➢ Wer trainiert, senkt das Risiko an Diabetes zu erkranken und bei Erkrankten kann der Immunhaushalt wieder normalisiert werden. Körperliche Aktivität führt zu einer Steigerung der Insulinausschüttung und einer verbesserten Glucose-Toleranz, was für Diabetiker von hoher Bedeutung ist.
➢ Gezieltes Training der Rückenmuskulatur hilft bei Rückenproblemen.

- Dies gilt auch für Kniebeschwerden, z.B. bei einer Arthritis. Eine gezielte Kräftigung der Muskulatur mindert die Symptome.
- Bewegung schützt bei Osteoporose zuverlässiger als Medikamente. Da die Knochen durch Belastung gestärkt werden, ist ein Schutz vor Knochenbrüchen gegeben.
- Körperliche Aktivität hat günstige Auswirkungen auf den Fettstoffwechsel. „Das Gesamtcholesterin sowie Triglyceride – sogenannte Neutralfette – und das schädliche LDL-Cholesterin, das für die Verkalkung der Gefäße verantwortlich ist, werden gesenkt. Das eher schützende und damit vorteilhafte HDL-Cholesterin steigt hingegen bei sportlicher Betätigung." (2)
- Durch Bewegung und hierdurch bedingter höherer Herzfrequenz werden Botenstoffe im Gehirn besser ausgetauscht. Dies wirkt einer Depression und Demenz entgegen. „US-Studien belegen, dass bei leichten bis mittelschweren Depressionen eine professionell angeleitete Bewegungstherapie ähnliche Effekte erzielen kann wie Medikamente oder psychotherapeutische Hilfe". Die Untersuchungen zeigen, dass das Gehirn bei Bewegung vermehrt ein natürliches Antidepressivum produziert. (2)
- Wie Studien gezeigt haben, leben an Brustkrebserkrankte Frauen länger, wenn sie Sport treiben. Dies gilt auch bei Darmkrebs.

Übrigens ist es im geistlichen Bereich wie im körperlichen: Passivität führt zu Degeneration und Verfall.

Wer seine Extremitäten nicht benutzt, wird bald alle Kraft verlieren, um sie überhaupt zu gebrauchen.

Bei der Gymnastik zu Hause soll der Körper in allen seinen Teilen unter besonderer Berücksichtigung der Wirbelsäule und der Haltungsmuskulatur durchgearbeitet werden und zwar in möglichst vielseitiger Bewegungsform.

Dieser Forderung entspricht etwa folgende Einteilung:
1) Hüft-, Sprung- oder Laufübungen, die den Körper und die Stimmung in Schwung bringen.
2) Rumpfübungen zur Auflockerung der Hals- und Rückenmuskulatur bzw. der Bauchmuskeln.
3) Dehn- und Lockerungsübungen für Arme und Beine.

Das Hauptaugenmerk ist bei der Ausführung jeder Übung auf den jeweiligen körperbildenden Zweck zu richten. Die Bewegungsformen und Ausführungsarten gymnastischer Übungen richten sich also nach den besonderen Zwecken, denen sie dienen sollen, zum Beispiel Bekämpfung der in den verschiedenen Körperteilen auftretenden Dauerspannungen, u. a. Versteifung in den Gliedmaßen oder des Rückens infolge unserer Bewegungsarmut.

Tipps für Einsteiger

1) Suchen wir uns eine Sportart, die uns auch wirklich Spaß macht. Denn so, wie wir uns beim Essen

nicht den Appetit verderben lassen sollten, bringt es nichts, sich hier mit Gewalt zu etwas zwingen zu wollen, wogegen sich alles in uns sträubt.
2) Die Belastung (wenn überhaupt) nur langsam steigern. Wollen wir ambitioniert und ehrgeizig dem Sport nachgehen, sollten wir dennoch nicht in der Umkleidekabine den Verstand mit der Garderobe wegschließen. Wohlüberlegt handeln wird auch hier der Schlüssel zum Erfolg bleiben.
3) Setzen wir uns (realistische) Ziele – nicht jeder muss an Wettkämpfen teilnehmen, aber manch einem ist die Vorstellung, sich ein Sportereignis mal nicht von den Zuschauerplätzen sondern aus Sicht der Aktiven anschauen zu dürfen, ein phantastischer Motivator gewesen. Ansonsten reicht es häufig schon aus, sich überhaupt für eine Woche oder den aktuellen Tag konkret die Umsetzung einer Trainingseinheit vorzunehmen.
4) Gemeinsam macht es häufig mehr Spaß – klingt nicht nur logisch, ist es nämlich auch. Doch allzu häufig warten wir auf jemanden, der uns abholt oder einlädt, anstatt selbst aktiv zu werden und bei der Ausübung unserer Freizeitaktivität neue Gleichgesinnte zu treffen und so vielleicht auch unseren Freundes- und Bekanntenkreis vergrößern zu können.
5) Bewegen wir uns mäßig, aber regelmäßig. Wie bei so vielen Dingen des Lebens ist die Beständigkeit entscheidend. Wie viele teure Sportgeräte und Funktionskleidung mag in vielen Haushalten im Keller oder auf dem Speicher verrotten, weil allzu schnell die Euphorie verschwand oder wir das Training mit falschen Erwartungen oder Voraus-

setzungen begonnen hatten. Wie heißt es so schön: Heute ist der erste Tag vom Rest deines Lebens – fangen wir wieder an, es ist nicht zu spät.

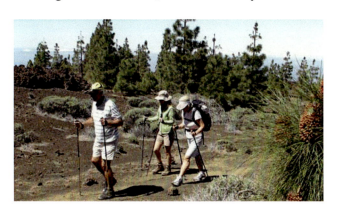

Ich bewege mich!

Sie haben jetzt viel über Bewegung gelesen. Nun heißt es, dass auch Sie Bewegung in Ihr Leben bringen. Wollen Sie gesund bleiben? Beabsichtigen Sie Ihren zu hohen Blutdruck zu senken? Möchten Sie an Gewicht verlieren? Oder wollen Sie besser schlafen? Müssen Sie hierzu Ihren Lebensstil umstellen?

Wenn dies der Fall sein sollte, dann brauchen Sie einen konkreten Plan. Denn auch bezüglich <mehr Bewegung> müssen Sie planen. Stecken Sie sich ein Ziel! Zeigen Sie Willensstärke und auch ein Durchhaltevermögen! Reservieren Sie einen Teil Ihrer Tageszeit fest für mehr Bewegung ein. Fahren Sie zum Beispiel morgens lieber mit dem Rad zur Arbeit als mit dem Auto! Oder planen Sie feste Trainingszeiten für ein

Fitnessprogramm ein oder gehen Sie in einen Sportverein. Oder besuchen Sie gesundheitsorientierte Bewegungskurse in Ihrer Nähe. Integrieren Sie Bewegung neu in Ihren Alltag ein!

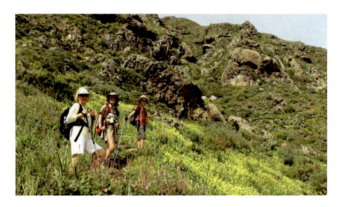

Es gibt leider so viele Gründe, die dem Entschluss für ein <bewegteres Leben> entgegenstehen wie zum Beispiel: „Ich bin zu bequem" oder „Ich habe keine Zeit". Bleiben Sie stark! Sie werden sehen: Bewegung hilft Ihnen! Aufgrund eines gesunden Egoismus werden Sie bald feststellen, dass Sie sich wohler fühlen, dass die Waage Ihnen eine messbare positive Rückmeldung gibt, dass Ihr Blutdruck sich gebessert hat u.a.m. Vielleicht bekommen Sie sogar Komplimente wegen Ihrer neuen Fitness. Freuen Sie sich darüber und nehmen Sie die angenehmen Botschaften in Ihrem Körper wahr. Lassen Sie sich von den ersten Erfolgen beflügeln. Lassen Sie Ihre neue Bewegung im Alltag zu einer Selbstverständlichkeit werden!

Sicherlich kann es auch einmal Rückschläge geben. Es kann sogar sein, dass Sie Ihr Bewegungsprogramm als unangenehm oder zu anstrengend empfinden. Dann verringern Sie die Belastung. Und denken Sie daran: Auch das Schwitzen bei der Bewegung ist nichts Schlechtes. Ebenfalls ist ein vorübergehend höherer Puls nicht unbedingt gefährlich.

Vergessen Sie nicht, dass Sie den Erfolg der Bewegung schon körperlich gespürt und den persönlichen Nutzen selbst erkannt haben. Und sollte die erste Euphorie über den gelungenen Start Ihres Bewegungsprogramms langsam abklingen, dann lassen Sie den starken Motivationsfaktor nicht verloren gehen. Bleiben Sie dran!

Wasser II.3

Den Durst stillen, waschen, duschen, reinigen, kochen – in unserem Alltag denken wir kaum noch darüber nach, welch ein Luxus es eigentlich ist, wenn Wasser unbegrenzt aus dem Hahn strömt. „Wussten Sie eigentlich schon, dass

- sauberes Wasser für den Menschen das (Über-) Lebensmittel Nr. 1 ist?
- Wasser das älteste Heilmittel der Welt ist und es auf der ganzen Welt heilende Quellen gibt, die auch durch äußerliche Wasseranwendungen – wie Hydro- oder Balneotherapien – zahlreiche Beschwerden lindern helfen?
- das Trinken von einem halben Liter Wasser die Durchblutung der Haut verbessert und ihren Stoffwechsel aktiviert?
- ein halber Liter Wasser – vor den Hauptmahlzeiten getrunken – beim Abnehmen hilft?
- viel Wasser trinken in der Schnupfenzeit hilft, die Schleimhäute feucht zu halten und so Erkältungserreger besser abzuwehren?
- sich hinter der bekannten Formel H_2O für das Element Wasser noch jede Menge Rätsel verbergen, die Wasserforscher aus aller Welt beschäftigen?" (4)

Wasser spielt für das gesamte Leben auf unserem Erdball eine unentbehrliche Rolle. Wasser ist voller

Wunder und Geheimnisse. Es ist die Grundlage allen organischen Lebens. Ohne Wasser könnten wir nicht existieren.

Schon im Garten Eden, also vor dem Sündenfall, stand Wasser für Gottes Geschöpfe zur Verfügung. (1. Mose 2, 10) Die Bibel beschreibt Eden nicht nur als einen schönen Garten. Sie berichtet dabei auch von einem Fluss, aus dem andere Flüsse entsprangen. Gott sorgte also für Wasser, um das Leben seiner Geschöpfe zu erhalten.

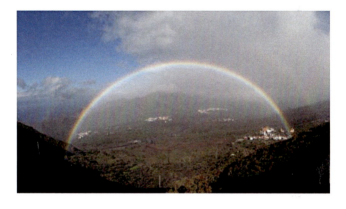

Welche Gedanken machen Sie sich zum Beispiel, wenn Sie nach einem Regenschauer einen Regenbogen am Himmel sehen? Ist der Regenbogen für Sie nur ein Naturereignis? Oder erinnern Sie sich daran, dass nach der Bibel – und zwar nach 1. Mose 9, der Regenbogen ein Zeichen des Bundes ist, den Gott mit Noah und den Menschen geschlossen hatte? Es heißt in den Versen 13 - 14: *„Meinen Bogen habe ich in die Wolken gesetzt; der soll das Zeichen sein des Bundes zwischen mir und der Erde. Und wenn es kommt, dass ich*

Wetterwolken über die Erde führe, so soll man meinen Bogen sehen in den Wolken." Der Regenbogen sollte ein Symbol für Gottes Versprechen sein, die Erde nie mehr durch eine Flut zu zerstören. Er sollte für den Gläubigen auch ein Beweis sein, dass der Regen Segen bringen wird und er sollte ein Zeichen von Gottes Barmherzigkeit und Gnade sein.

Der kleine See und die Ruhe, die über ihm liegt, das weite Meer und das gleichförmige Rauschen seiner Wellen lassen uns die unendliche Macht vermuten, die im Wasser liegt. Ein plätschernder Gebirgsbach, ein tosender Wasserfall ziehen uns in den Bann. Dem Wanderer ist der Quell ein einladender Ort, an dem er seinen Durst stillen kann und wo er gern verweilt.

Wasser – alltäglich und doch besonders

Wasser ist etwas Besonderes! In den Augen des Chemikers ist Wasser eine einfache Verbindung. Es besteht aus nur zwei Grundstoffen, Sauerstoff und Wasserstoff; an einem Sauerstoffatom (O) sind zwei Wasserstoffatome (H) gebunden (H-O-H). Die beiden Elemente Wasserstoff und Sauerstoff sind am häufigsten auf der Erdrinde vertreten.

Auch die einfache chemische Zusammensetzung kann dem Wasser nichts von seiner Faszination nehmen. Hinter der chemischen Formel H_2O verbergen sich vielfältige Besonderheiten. Wasser ist der einzige Stoff auf der Erde, der in der Natur in allen drei Aggregatzuständen – fest, flüssig, gasförmig – vorkommt. Reines Wasser ist geruchsfrei, geschmacksneutral, farblos und durchsichtig.

Wasser ist eine besonders einfache und die am häufigsten vorkommende chemische Verbindung, die wir kennen. Und doch zeigt es ein kompliziertes Verhalten, das es für alle Lebensvorgänge unentbehrlich macht. Eine besonders wichtige Eigenschaft des Wassers ist seine Fähigkeit, andere Substanzen in sich aufzunehmen, das heißt zu lösen.

Wasser kommt in der Natur niemals rein vor. Selbst Trinkwasser bester Qualität hat eine Beimengung gelöster Stoffe, zum Beispiel viele Salze. Und gerade die im Wasser gelösten Salze und Spurenelemente sind für Mensch, Tier und Pflanze lebensnotwendig.

Eine im Wasser lösliche Substanz ist das Kohlendioxid (CO_2), volkstümlich auch Kohlensäure genannt. Es kommt als Gas in den Tiefen unserer Erde vor und vermengt sich dort mit dem Grundwasser. Es entweicht dem Wasser in kleinen Bläschen. Kohlensäure wirkt übrigens bakterienhemmend. Wichtig ist auch, dass die Pflanzen dieses Gas aufnehmen und es mit Hilfe des Blattgrüns und der Sonnenenergie in Kohlenhydrate und Sauerstoff zerlegen. Unsere Pflanzen sind neben dem Meer unsere wichtigsten Sauerstofflieferanten.

Wasser besitzt auch die Fähigkeit, ungewöhnlich große Wärmemengen speichern und wieder abgeben zu können; so hat Wasser eine ausgleichende Wirkung auf das Klima. Wasser präsentiert sich als eine Art „Klimapuffer".

Mensch und Natur, Pflanzen- und Tierwelt sind auf Wasser angewiesen; ohne Wasser ist weder pflanzliches noch tierisches oder menschliches Leben möglich. Es begleitet uns den ganzen Tag über in irgendeiner Form. Wasser wird als Kostbarkeit geschätzt. Würdigen wir das Schöpfungsgut Wasser! Danken wir Gott, dass er unseren Planeten so reich mit Wasser ausstattete! Millionen und Abermillionen Tonnen Wasser erfüllen Flüsse, Seen und Meere, als Schnee und Eis in den Bergen und den Polargebieten gebunden, als Wasserdampf in den Wolken und der Atemluft enthalten.

Naturgewalt Wasser

Wenn die Astronauten auf den Planeten Erde zurückschauen, erscheint dieser als herrlicher blauer Ball. Seine hübsche Farbe verdankt unser Planet seinen vielen Gewässern und Meeren.

Die Erde ist ständig zu 71 % von Wasser bedeckt. Nur 29 % der Erdoberfläche wird von Landflächen eingenommen.

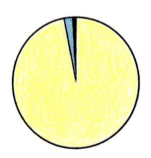

97,4 % des Wassers, das die Erdoberfläche bedeckt, ist Salzwasser (Abb.: gelb). Das heißt: Nur 2,6 % der gesamten Wassermenge unseres Planeten ist Süßwasser (Abb.: hellblau). Und nur 0,2 % stehen für uns als Süßwasser zur Verfügung (Abb.: dunkelblau).

Die Grenzen zwischen Meer und Land sind jedoch nicht starr; sie ändern sich ständig. Meer überspült

Land, Wasser zernagt die Küsten. Es spült aber auch wieder Sand und Erdmassen an und wirkt so gestaltend.

Was das Wasser im flüssigen Zustand nicht bewirkt, das vollbringt Eis. Geht Wasser in die fest Form über, dann nimmt es Kristallform an. Im Kristallgitter sind die Abstände der Wasserteilchen voneinander größer als im flüssigen Wasser. So dehnt sich Wasser beim Gefrieren aus. Durch diese Ausdehnung vermag es Gesteinmassen zu sprengen.

Alle Stoffe dehnen sich beim Erwärmen aus und ziehen sich beim Abkühlen zusammen. Das Wasser aber tanzt völlig aus der Reihe. Es hat bei 4 Grad Celsius, als noch im flüssigen Zustand, seine größte Dichte und nimmt mit steigender und fallender Temperatur in seinem Volumen zu und damit in seinem spezifischen Gewicht ab. Bei 0 Grad Celsius bilden sich Eiskristalle, die auf dem Wasser schwimmen und das Gewässer nach und nach mit einer schützenden Eisschicht abdecken. So wird in den tieferen Schichten des Wassers mit seiner größten Dichte bei 4 Grad Celsius den Lebewesen das Überleben auch im stärksten Winter garantiert. Das Leben kann so überdauern, bis die wärmenden Strahlen der Sonne die Eisdecke wieder schmelzen lassen.

Würde sich Wasser anders verhalten, so würden im Winter alle Eiskristalle auf den Grund der Gewässer sinken und sie von unten her mit Eis füllen. Schließlich wäre alles eine Eisschicht. Jeder Fluss, jeder See, alles wäre mit Eis erfüllt. Jedes Tier- und Pflanzenleben würde ersticken, schon im ersten Winter umkommen.

Weder die Frühlingssonne noch der heißeste Sommer wäre in der Lage, die Gewässer bis auf den Grund wieder aufzutauen.

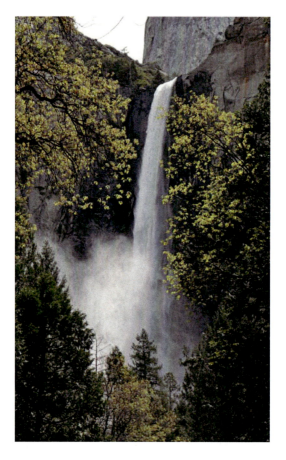

Glücklicherweise verhält sich Wasser aber nicht so! Das zu Eis gewordene Wasser sinkt nicht. Es bildet eine feste Schicht, die schwimmt, abschirmt, isoliert und im Wasser lebende Tiere den Winter überstehen lässt.

Man schätzt den Wasserbestand unseres Planeten auf 1,4 Milliarden Kubikkilometer. Läge dieses Wasser nur auf der Oberfläche Nordamerikas, so wäre der Block 160 Kilometer hoch.

Stellen wir uns vor, wir stehen am Ufer eines Flusses und schauen in die dahinströmende Flut. Hierbei befällt uns vielleicht die Frage nach dem Geheimnis des Wassers. Wir machen uns Gedanken über seine Kraft. Gäbe es auf unserer Erde kein Wasser, dann sähe sie ganz anders aus. Nicht nur, dass das Leben auf der Erde durch Wasser überhaupt erst ermöglicht wird; Wasser hat auch das Bild unseres Planeten mitgestaltet. Und wenn wir die natürliche Gewalt des Wassers erkennen, dann verstehen wir auch, dass es eine Urtat der Schöpfung war, Wasser und Land voneinander zu trennen.

Süßwasser – Salzwasser

Aus der Tatsache, dass etwa zweidrittel der Erde mit Wasser bedeckt sind, könnte abgeleitet werden, dass Wasser in unbegrenzter Menge für uns zur Verfügung steht. Leider ist dies aber nicht der Fall. Denn – wie schon vorne erwähnt – ist nur ein verschwindend kleiner Teil von 2,6 % der gesamten Wassermenge unseres Planeten Süßwasser, das in Seen, Flüssen oder als Grundwasser gespeichert ist. Zählt man Polar- und Gletschereis sowie das Süßwasser ab, das sich in einer Tiefe von 800 Metern oder mehr befindet, so sind für den Menschen, für Tiere und Pflanzen nur 0,2 % der

Wassermenge der Erde direkt nutzbar. Verschwendung ist also nicht angesagt!

Erforderlich zum Leben und zum Erhalt des Lebens ist nur Süßwasser. Mit Salzwasser ist uns nicht gedient. Wird von einem Schiffbrüchigen zu viel und zu schnell Salzwasser getrunken, führt dies innerhalb von Stunden zum Tode. Das Meerwasser mit seiner hohen Konzentration aus Salzen zieht die Flüssigkeit aus dem Plasma der Zellen heraus und die Zellen trocknen aus. Allerdings hat auch Salzwasser seine guten Seiten. Es ist aufgrund seines Mineralgehaltes besonders geeignet für Bäder.

Kreislauf des Wassers

Ständig ist das Wasser in Bewegung. Es wandelt sich dauernd, alltäglich und doch geheimnisvoll und wunderbar zugleich. Das in vieler Hinsicht außergewöhnliche Verhalten des Wassers ist ein überzeugender Hinweis auf die planende Existenz des Schöpfers. So heißt es in Prediger 1, 6.7: *„Der Wind geht nach Süden und dreht sich nach Norden und wieder herum an den Ort, wo er anfing. Alle Wasser laufen ins Meer, doch wird das Meer nicht voller; an den Ort, dahin sie fließen, fließen sie immer wieder."* Und in Hiob 36, 27.28 lesen wir: *„Er zieht empor die Wassertropfen und treibt seine Wolken zusammen zum Regen, dass die Wolken überfließen und Regen senden auf die Menge der Menschen."*

Wir wissen heute, dass ständig Millionen Tonnen Wasser aus den Meeren verdampfen, um als Niederschlag zur Erde zurückzukehren. Der Kreislauf des Wassers beginnt mit der Verdunstung. Durch die Verdunstung vollzieht das Wasser einen natürlichen Destillationsprozess, der als Selbstreinigung zu verstehen ist. Als unsichtbarer Wasserdampf steigt das Wasser auf, gelangt mit der warmen, aufsteigenden Luft in kühlere Schichten der Atmosphäre und kondensiert zu Wolken. Diese Wolken treibt der Wind vor sich her.

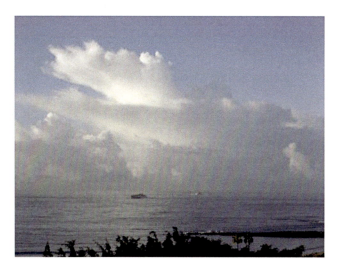

Um über Gebirgsketten hinwegzukommen, steigen sie höher und kühlen sich dabei ab. Dadurch werden die Wassertröpfchen in den Wolken immer größer. Wenn sie einen Durchmesser von mindesten 0,5 mm besitzen, also ein gewisses Gewicht erreicht haben, können sie als Regentropfen nicht mehr schweben und der Schwerkraft folgend fallen sie mit einer Geschwindigkeit von drei bis acht Meter pro Sekunde als Regentropfen – oder je nach Temperatur – als Schnee oder Hagel zur Erde zurück.

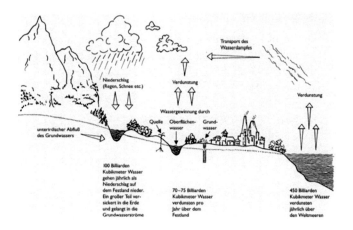

Rund 80 Prozent davon fallen ins Wasser. Die Luft nimmt ein reinigendes Regenbad. Eine stattliche Menge der aufs Festland fallenden Niederschläge wird sofort in Bäche und Flüsse geschwemmt und landet so irgendwann wieder im Meer, wo der Kreislauf von neuem beginnt.

Ein Teil des Regenwassers findet Abnehmer im Boden. Pflanzen saugen mit ihren Wurzeln das für sie lebensnotwendige Wasser auf. Ein ausgewachsener Laubbaum braucht rund 100 Liter am Tag. Von den Wurzeln wird das Wasser bis in die entlegenste Blattspitze befördert, teilweise mit imposanter Geschwindigkeit; eine deutsche Eiche bringt es bis auf 43 Meter in der Stunde. Eine tropische Liane sogar auf 150 Meter.

Der Rest der Niederschläge, der den Pflanzen entgeht, sickert in tiefere Bodenschichten, bis er schließlich in einem der vielen Grundwasserströme unserer irdischen Unterwelt landet. Das kann Wochen und Monate dauern. Im Verhältnis zu einem im Erdreich versickernden Wassertropfen ist eine Schnecke ein ausgesprochener Sprinter.

Unermüdlicher Motor des Wasser-Kreislaufs ist die Sonne. Unter ihrem Einfluss wechselt Wasser seine Gestalt und seinen Standort. Wo immer es sich befindet, in Gewässern, im Boden, in den Pflanzen, verdunstet es und steigt als Wasserdampf in die Atmosphäre auf und zwar in Mengen, die alle Transportunternehmen dieser Welt zusammen nicht bewältigen könnten. Allein über den Weltmeeren befördern die Sonnenstrahlen in jeder Minute eine Luftfracht von etwa einer Milliarde Tonnen Wasser in himmlische Höhen.

Das Regenwasser sammelt sich nicht nur oberflächlich in Seen und Teichen, es versickert auch, bis es sich auf einer undurchlässigen Schicht sammelt. Als Quellwasser tritt es wieder zu Tage. Viele dieser Quellen, die zum Teil wertvolle gelöste Mineralstoffe enthalten, haben eine heilsame Wirkung.

Das Wasser vollführt also nach dem Willen des Schöpfers einen wunderbaren Kreislauf zum Wohle aller Geschöpfe: Es regnet hernieder und tränkt die Erde, sodass Pflanzen gedeihen können; unterirdisch sammelt es sich und tritt in Gestalt von Quellen hervor, die Mensch und Tier von Nutzen sind. Indem Gott *„das Wasser unter der Feste von dem Wasser über der*

Feste" (1. Mose 1, 7) schied, ermöglichte er das Leben auf unserem Planeten.

Quelle des Lebens

Wasser ist zwar kein Nährstoff, aber neben der Atemluft (Sauerstoff) ist es eine wesentliche Voraussetzung für das Leben auf der Erde. Wasser liefert keine Energien, wie beispielsweise Eiweiß, Fett oder Kohlenhydrate. Wasser ist jedoch der wichtigste anorganische Bestandteil des lebenden Organismus.

Vom primitiven Kult der Zivilisation abgeschlossener Völker bis zur modernen Medizin ist das Wasser Lebensspender und Lebenserhalter. Wasser ist die Lebensgrundlage auf unserem Planeten und zugleich der wichtigste Baustein aller lebenden Organismen. Wasser durchdringt jede Körperzelle, regelt alle Funktionen des Organismus, wie zum Beispiel Körperaufbau, Stoffwechsel, Verdauung, Herzkreislauffunktion und vieles mehr. Auch die geistig-psychische Beziehung, in welcher der Mensch zum nassen Urelement steht, ist mit vollem Recht als einzigartig zu bezeichnen. Das sinnfällige Symbol allen Lebens erinnert an den Zustand der Schwerelosigkeit im Mutterleib, an das Schaukeln im warmen Fruchtwasser, an Geborgenheit, Wohlfühlen, Balance und Harmonie. Wasser ist also Quell des Lebens und der körperlich-seelischen Gesundheit.

Als Gottes Geschöpfe brauchen wir Wasser zum Überleben. Jede Körperzelle, jedes Gewebe, jedes Organ – alle brauchen Wasser, sonst funktionieren sie nicht. Wasser

- reguliert die Körpertemperatur,
- transportiert Nährstoffe und Sauerstoff zu den Zellen,
- führt Abfallstoffe ab,
- verhindert Verstopfung,
- befeuchtet Gewebe,
- polstert die Gelenke,
- lässt das Blut durch den Körper fließen.

Eine ausreichende Flüssigkeitszufuhr kann Kopfschmerzen und andere Krankheitssymptome mildern und damit auch den Bedarf an Medikamenten reduzieren.

Wasser ist also von großer Bedeutung für die Aufrechterhaltung aller Lebensvorgänge. Ein Wassermangel führt schnell zu schwerwiegenden Schäden. Schon nach zwei bis vier Tagen ist der Organismus nicht mehr in der Lage, die Abbauprodukte, die im Stoffwechsel entstehen, auszuscheiden. Wer vier bis zehn Tage lang kein Wasser zu sich nimmt, geht qualvoll zugrunde.

Warnsignal Durst

Ein Warnsignal ist der Durst. Wenn der Körper nach Flüssigkeit verlangt, dann signalisiert uns das Gehirn ein Bedürfnis nach Flüssigkeit, welches der gesunde Körper meist als ein Durstgefühl interpretiert. Da wir uns aber bedauerlicherweise häufig schon daran gewöhnt haben mit weitaus weniger Flüssigkeit zurechtzukommen, als wir eigentlich sinnvoller Weise bräuchten, empfinden viele Menschen heute ein Hungergefühl, obwohl sie eigentlich Durst haben. Es gilt die Empfehlung, bei Hunger erst einmal versuchsweise ein bis zwei Gläser Wasser zu trinken und einige Zeit abzuwarten – sollte das Hungergefühl nicht verschwinden, haben wir dem Körper keinen Schaden zugefügt, sondern in vielen Fällen ihn noch besser auf die nachfolgende Nahrungszufuhr vorbereitet. Ansonsten werden viele Menschen erstaunt sein, wie sie mit Wasser ihr vermeintliches „Hungergefühl" sättigen können. Durst weist uns auf Wassermangel hin. Gäbe es ihn nicht, würden wir Gefahr laufen, zu wenig zu trinken und auszutrocknen.

Die Steuerung des Durstgefühls geht über zwei Mechanismen: zunächst über den Mund. Wenn Wasser fehlt, wird weniger Speichel produziert; der Mund wird trocken. Wir verspüren Durst. Eine Steigerung erfolgt über das Gehirn. Hier wird der Elektrolythaushalt kontrolliert; gerät er durcheinander, schlagen bestimmte Gebiete in unserem Gehirn Alarm! Wir bekommen Durst. Es ist der Hypothalamus, der Hunger, Durst und Schlaf reguliert.

Nimmt der Wassermangel zu, so kann sich der Durst zur höchsten Qual steigern, bis es schließlich zum völligen Kräfteverfall und zum Tod kommt. „Durst ist schlimmer als Heimweh", behauptet der Volksmund. Und er hat damit nicht ganz unrecht, denn Heimweh führt in den seltensten Fällen zum Tode. Verdursten dagegen immer. Der Dursttod tritt auch schneller ein als der Hungertod; er ist qualvoller als der Tod durch Nahrungsmangel.

Wir müssen also dem Körper immer wieder Flüssigkeit zuführen, damit wir die Lebensfunktionen aufrechterhalten. Die Mengen richten sich natürlich nach dem Wasserverlust, der durch Schwitzen, Atmen, Urin und Stuhl bedingt ist. Sobald sich die Wasserdepots des Körpers zu leeren beginnen, erfolgt das Signal „Durst".

Es gibt auch eine ganze Reihe von Krankheiten, die mit Durstgefühl einhergehen, für die oft sogar das Durstgefühl geradezu typisch ist. Hier ist zunächst an die Zuckerkrankheit, den Diabetes mellitus, zu denken. Infolge mangelnder oder fehlender Insulin-Produktion der Bauchspeicheldrüse wird der mit Nahrung aufgenommene Zucker nicht verarbeitet; er bleibt im Blut und die Nieren müssen den Überschuss ausscheiden. Hierfür muss sehr viel Urin produziert werden, wodurch dem Körper größere Flüssigkeitsmengen entzogen werden.

Auch bei dem Diabetes insipidus, der sogenannten Wasserharnruhr, ist der Durst ein hervorstehendes Symptom. Es wird hervorgerufen durch eine übermäßige Harnausscheidung. Es handelt sich hier um eine Erkrankung der Hirnanhangsdrüse, der Hypophyse, die an der Hirnbasis liegt und die u.a. das Wachstumshormon produziert und auch das sogenannte antidiuretische Hormon (ADH: anti = gegen; diurese = Wasserausscheidung durch die Nieren). Dieses Hormon ADH sorgt dafür, dass in einem bestimmten Nierenabschnitt ein Teil des Wassers wieder aus dem Urin in das Blut zurückströmt, damit dem Körper nicht zuviel Flüssigkeit verloren geht. Ist der Hinterlappen der Hypophyse erkrankt, bildet sich wenig oder gar kein ADH. Die Wasserrückresorption ist gestört oder bleibt gänzlich aus. So kommt es zu ungeheuren Mengenausscheidungen an Urin. Folge hiervon ist der gewaltige Durst. Übrigens lässt sich diese Erscheinung in den allermeisten Fällen durch Gaben von Hypophysenhinterlappenpräparaten wieder beheben.

Durst als frühes Warnsignal kann auch bei beginnenden Herzkrankheiten auftreten. Ebenfalls sind Durchfälle mit einem starken Durstgefühl verbunden.

Eine ausgewogene Flüssigkeitsbilanz ist für unseren Organismus notwendig und zwar nicht nur während der heißen Sommermonate, sondern während des ganzen Jahres. Hierauf sollten wir achten, denn in der kühleren Jahreszeit fällt es den meisten von uns schwer, ausreichend zu trinken, weil wir kein Durstgefühl verspüren. Leider besitzen nur noch die wenigsten von uns ein gesundes Durstgefühl!

Ob dem Körper Flüssigkeit und damit Wasser fehlt, stellt der Arzt auf einfache Weise fest. Er hebt eine kleine Hautfalte am Oberarm oder Bauch an. Bleibt diese etwas mehr als eine Minute nach dem Loslassen noch erhalten und bildet sich nur langsam zurück, dann fehlt dem Menschen Flüssigkeit. Genauere Informationen über das Ausmaß des bestehenden Wassermangels und eventuell bereits schon eingetretene weitere Organschäden liefern spezifische Laboruntersuchungen.

Bei Herzschwäche oder Nierenversagen dagegen belastet den Organismus oft ein Zuviel an Flüssigkeit. Drückt man die Haut am Unterschenkel mit dem Finger ein und bleibt dann eine sogenannte „Delle" zurück, so gilt dies als Beweis für zuviel Flüssigkeit im Gewebe.

Jede Körperfunktion erfordert Wasser

Reines Wasser ist bei Gesunden wie bei Kranken eine „der größten Segnungen des Himmels". Alle Stoffwechselvorgänge in unserem Körper benötigen zur chemischen Reaktion Wasser. Auch als Transportmittel wird Wasser in unserem Organismus verwendet.

Wir Menschen staunen oft über das rauschende Meer, die fließenden Gewässer oder die Wolken am Himmel. Hierbei vergessen wir aber oft, dass wir selber etwas Besonderes sind. Nur wenige Menschen sind sich bewusst, dass sie Zeit ihres Lebens Zeuge eines Wunders sind und zwar des größten, das wir uns überhaupt vorstellen können: unser eigener Körper.

Man sieht es unserem Körper nicht an, aber er besteht vorwiegend aus Wasser, das viele verschiedene Aufgaben hat. Unser Körper besteht aus etwa 60 Prozent Wasser. Ob wir es glauben oder nicht, unser Gehirn besteht sogar aus 85 Prozent Wasser. Selbst unsere Knochen bestehen zu 10 bis 15 Prozent aus Wasser, die Leber zu 71 Prozent, die Muskulatur zu 70 Prozent.

Der Säugling besteht zu 75 Prozent aus Wasser. Er ist außerordentlich empfindlich gegen Flüssigkeitsmangel. So ist Durchfall für Säuglinge sehr gefährlich. Wegen des hohen Wasserverlustes sind sie vom Austrocknen bedroht.

Ähnliches gilt auch für den alten Menschen, wenn auch aus anderen Gründen; denn mit 52 Prozent beim Mann und 46 Prozent bei der Frau liegt der Wassergehalt deutlich niedriger. So vermag ein alter Mensch hohe Wasserverluste schlechter auszugleichen als junge Menschen. Der geringere Wassergehalt rührt übrigens daher, dass die wasserreiche Muskelmasse abnimmt. Es wäre allerdings ein Fehlschluss zu glauben, dass wegen des geringen Wassergehaltes ältere Menschen weniger trinken müssten!

Die Verteilung des Wassers im menschlichen Körper ist sehr unterschiedlich. Blut, Gehirn, Leber und Muskulatur sind unsere wasserreichsten Organe und gegen Wasserverlust besonders empfindlich.

Man könnte sagen: Je komplizierter die Funktion eines Organs ist, desto mehr Wasser enthält es. Die Leber zum Beispiel ist ein großes Flüssigkeitsdepot, gleichzeitig aber auch die wichtigste Entgiftungsstelle. Hier werden alle Giftstoffe aus dem Blut herausgefiltert, neutralisiert und zur Galle weitergeleitet.

Am augenfälligsten wirkt sich unser Wasserkonsum auf die Ausscheidung der Nieren aus. Bei ungenügender Flüssigkeitszufuhr ist der Urin stark konzentriert, was die Nieren natürlich belastet. Wenn wir also mehr trinken, sind sie leichter in der Lage, größere Mengen von Schlacken auszuscheiden. Unter normalen Umständen sollte der Urin hell und klar sein. So kann eigentlich jeder Mensch auf ganz einfache Art und Weise seine tägliche Flüssigkeitsbilanz kontrollieren, indem er die Farbe seines Urins im Auge behält. Da wir nachts in aller Regel nichts trinken, wird der Urin morgens konzentriert und gelb sein. Tagsüber gibt uns die Farbe des Urins eine gute Orientierung darüber, ob wir schon genug getrunken haben. Hierbei gilt: gelber Urin – stark konzentriert, man muss mehr trinken. Ein klarer Urin zeigt in aller Regel eine ausreichende Flüssigkeitszufuhr an.

Eine gesunde Flüssigkeitsbilanz des Körpers hängt von der Zufuhr wie von der Ausscheidung ab. Die Tätigkeit der Nieren können wir durch Heiltees wie Goldrute, Birkenblätter, Zinnkraut und Bohnenschalen unterstützen und fördern.

Ist Ihnen bekannt, dass ein Quadratzentimeter Ihrer Haut – nach Don Hawley – aus über drei Millionen winziger Zellen besteht? Dieser Quadratzentimeter Haut enthält 0,9 Meter Blutgefäße, 3,6 Meter Nerven, 50 Haare, zwei Rezeptoren zur Kältewahrnehmung, zwölf Rezeptoren zur Hitzewahrnehmung, 15 Talgdrüsen, 25 Berührungsorgane für den Tastsinn, 500 Schweißdrüsen und 200 Nervenendigungen zur Schmerzempfindung.

Jede Zelle wiederum ist ein Wunderwerk in Miniformat, ein Baustein und Kraftwerk des menschlichen Körpers. Wasser kommt sowohl innerhalb als auch außerhalb der Zellen vor. Ein Teil des Wassers kreist mit dem Blut durch den Organismus und ein anderer Teil liegt als sogenannte Gewebeflüssigkeit zwischen den Zellen. Zwischen der Flüssigkeit innerhalb und außerhalb der Zellen besteht ein ständiger Austausch. Das Blutvolumen und das Volumen der Flüssigkeit in den Zellen ändern sich kaum. Die Wassermenge zwischen den Zellen jedoch ist Schwankungen unterworfen. Schließlich erfordert jede körperliche Funktion Wasser. Ein Beispiel hierfür ist unser Auge. Seine Oberfläche wird beständig durch einen Wasserfilm feucht gehalten. Wäre dies nicht der Fall, würde das Auge austrocknen und es käme zu Entzündungen.

Gewichtsmäßig besteht der menschliche Körper zu 50 bis 70 Prozent aus Wasser. Ein 200 Pfund schwerer Mensch enthält somit um 120 Pfund oder 60 Liter Wasser. Dass wir aus soviel Flüssigkeit bestehen, hat seinen Grund.

Es ist unglaublich, welche Menge an Wasser im Körper bewegt wird. Jede Körperfunktion, jeder Körperablauf in den Zellen unseres Organismus benötigt Wasser. Als Bestandteil jeder Zelle dient das Wasser dem Körper als Baustoff. Das Wasser ist ein wichtiges Löse- und Transportmittel. Und wenn wir alles Wasser trinken müssten, das der Körper für seine vielen verschiedenen Funktionen benötigt, dann hätten wir jeden Tag 10.000 Liter Wasser zu trinken. Wir sind aber glücklicherweise so beschaffen, dass unser Körper alles Wasser wieder verwendet – bis auf einen kleinen Rest. Fast alles Wasser, das im Körper genutzt wird, bleibt auch in ihm erhalten. Durch wirksame Methoden der Rückgewinnung ist dies möglich.

Uns allen ist sicherlich schon einmal das „Wasser im Munde zusammengelaufen", wenn wir vor einer guten Speise saßen. Woher kam so plötzlich der ganze

Speichel? Haben wir einen Wasserspeicher im Mund? Durchaus nicht.

Stattdessen geschieht folgendes: Die Zellen der Speicheldrüsen ziehen zu Beginn der Mahlzeit das Wasser aus dem Blut heraus und geben dieses in den Mund ab. Dieser Speichel gelangt mit der Nahrung über den Magen in den Darm. Mit den Verdauungssäften fließen große Wassermengen in den Verdauungskanal. Hier im Darm wird das Wasser von der Darmschleimhaut wieder zurück resorbiert und gelangt zurück ins Blut. Es kann dann über die Speicheldrüsen wieder der Verdauung zur Verfügung gestellt werden. Dies ist nur ein Beispiel für die Rückgewinnung von Wasser im Körper.

Unser täglicher Wasserverlust

Bis auf einen kleinen Rest, den wir über die Nieren ausscheiden bzw. über die Lungen und die Haut sowie über den Darm abgeben, verwendet unser Körper alles Wasser wieder. Täglich filtern die Nieren 180 Liter Blut und befreien es von den Abfällen des Stoffwechsels.

Wasserverlust pro Tag:	
Urin	1300 ml
Haut	460 ml
Atmung	220 ml
Stuhlgang	220 ml
	2200 ml

Nach dem zuvor Gesagten, fragen wir Sie – werte Leser: Ist ihnen bekannt, dass wir pro Tag etwa folgende Menge Wasser verlieren? Und zwar über die Nieren (Urin) 1300 ml. Ohne dass wir es merken, verdunstet die Haut täglich 460 ml und über die Lunge geht durch den Atem 220 ml ab. Über den Darm gehen durch den Stuhlgang 220 ml verloren. Das sind also insgesamt 2200 ml.

Bedeutet dieser Wasserverlust nun für uns, dass wir täglich zehn Glas Wasser zu trinken haben? Beantworten wir es so: Wir haben bereits dargestellt, dass unser Körper in der Lage ist, aus unserer Nahrung noch viel Flüssigkeit herauszupressen, aber 1 – 2 Gläser Wasser eine halbe Stunde vor jeder Mahlzeit helfen, die Funktionen unseres Körpers optimal am Laufen zu halten und Fehlfunktionen erst gar nicht auftauchen zu lassen. So wie ein sorgsamer Autofahrer vor Antritt einer längeren Fahrt sicherlich auch seinen Tank voll auffüllt, um möglichst weit zu kommen, ohne anhalten zu müssen, so haben auch wir es in der Hand, ob unser „Motor" lange und gut läuft. Dies macht uns deutlich, dass wir viel Wasser benötigen.

Täglicher Flüssigkeitsbedarf

Wie wichtig reines Wasser für unsere Gesundheit ist, bringt folgende Aussage der WHO zum Ausdruck: „Die Inzidenz (Anzahl von Neuerkrankungen) von Krankheiten auf der ganzen Welt würde um 80 Prozent zurückgehen, wenn die Menschheit in den Entwicklungsländern Zugang zu reinem Trinkwasser hätte!"

Unsere tägliche Wasserzufuhr sieht im Allgemeinen etwa folgendermaßen aus:
- ➢ Zufuhr mit der Nahrung ...... 500 - 1000 ml
- ➢ durchschnittliche Trinkmenge ...... 1300 ml
- also insgesamt etwa .... 1800 ml

In den meisten Fällen sollte man sich bemühen, mindestens sechs bis acht Gläser Wasser zu sich zu nehmen. Bei anstrengender Arbeit oder hohen Temperaturen muss mehr getrunken werden. Sportler wissen, dass während einer anstrengenden und ausgedehnten Tätigkeit der Wasserverbrauch signifikant ansteigt und beginnen rechtzeitig einem evtl. drohenden Flüssigkeitsdefizit entgegenzuwirken, indem sie frühzeitig damit anfangen zu trinken – so früh, dass sich ein Durstgefühl in aller Regel erst gar nicht einstellen kann.

Die empfohlene ideale tägliche Trinkmenge von 1,5 bis 2 Litern erreichen viele von uns kaum.

Unser Körper bekommt Wasser auf dreierlei Weise. Die Hauptmenge erhält er durch das Trinken.
- ✓ Aber auch die feste Nahrung, die wir täglich zu uns nehmen, enthält Wasser; zum Beispiel Obst bis zu 90 Prozent und Brot bis zu 40 Prozent. Auf diese Weise werden dem Körper etwa drei Glas Wasser zugeführt.
- ✓ Auch viele andere Flüssigkeiten wie Milch, Frucht- und Gemüsesäfte sind Wasserlieferanten. Alkohol- und koffeinhaltige Getränke jedoch können paradoxerweise einen Flüssigkeitsverlust verursachen!

- ✓ Schließlich erzeugt der Körper auch noch sein eigenes Wasser. Bei der Verbrennung der Nahrung zum Beispiel sowie bei ihrem Umsatz im Stoffwechsel fällt im Körper wieder Wasser als Nebenprodukt an. Fette und Kohlenhydrate verbrennen fast restlos zu Wasser und Kohlendioxid. Fett liefert besonders viel Wasser. Deshalb können übrigens dicke Menschen längere Zeit ohne Wasser auskommen als schlanke. So werden dem Körper in 24 Stunden weiter anderthalb Glas Wasser zugeführt.
- ✓ Der Tagesbedarf an zusätzlicher Flüssigkeit liegt demnach annähernd bei fünfeinhalb Glas Wasser. Das heißt: Um zehn Glas Wasserverlust wieder auszugleichen, benötigen wir rein rechnerisch nur fünfeinhalb Glas Wasser als Getränk.

Ob wir Wasser innerlich oder äußerlich verwenden, es muss unbedingt immer sauber sein! Für viele Menschen ist sauberes Wasser jedoch schwer zu bekommen. Wo Wasser aus verunreinigten Quellen genommen wird, muss es chemisch behandelt oder gekocht werden, damit es für den Verzehr und den häuslichen Bedarf geeignet ist.

Aufgabe als Wärmeregulation

Das Wasser hat auch eine wichtige Aufgabe bei der Wärmeregulation. Beim Menschen kann der Wasserverlust durch die Haut beim Schwitzen mehr als das Zehnfache der sonstigen Wasserverluste betragen. Die Wasserabgabe durch das Schwitzen hat den Zweck, die

Körpertemperatur konstant zu halten. Infolge des starken Schwitzens nimmt die Wasserabgabe durch die Nieren auf ein Minimum ab, etwa auf einen halben Liter am Tag. Eine geringere Wasserausscheidung durch die Nieren ist unmöglich, da die Nieren die auszuscheidenden Substanzen nicht stärker konzentrieren können.

Was aber soll man tun, wenn man an einem warmen Sommertag schwer arbeiten muss und dabei noch tüchtig schwitzt? Wie viel soll man trinken?

Man kann unseren Körper mit einem wassergekühlten Motor vergleichen. Wie dieser können wir an einem warmen Tag ohne genügend Wasser nicht sehr lange etwas leisten. Bei Hitzearbeit kann der tägliche Wasserbedarf von normal rund zwei Liter auf das Drei- bis Vierfache ansteigen.

Ein hoher Flüssigkeitsbedarf trotz geringen Durstgefühls, bedingt durch trockene Luft und niedrigerem Luftdruck, besteht auch bei Aufenthalten im Hochgebirge. Nach vielen gescheiterten Versuchen verschiedener Abenteurer unterschiedlicher Nationen waren es der Neuseeländer Edmund Hillary und der Nepalese Tenzing Norgay, die als Erste den höchsten Berg dieser Erde, den Mount Everest bis zum Gipfel besteigen konnten, da ihr betreuender Arzt die Reiseaufzeichnungen der anderen Expeditionen sorgfältig studiert hatte und zu dem Schluss gekommen war, dass immer zu wenig Flüssigkeit getrunken wurde, obwohl Trinkwasser in ausreichender Menge in unmittelbarer Nähe jederzeit vorhanden war. Hillary und sein Team mussten täglich mehrere Liter Wasser aus geschmolzenem Schnee und Eis trinken und wir alle kennen das Ergebnis – sie schafften die Erstbezwingung.

Unsere Haut ist auf eine ausreichende Flüssigkeitszufuhr angewiesen, damit sie geschmeidig und elastisch bleibt. Die Haut, als Regulator der Körpertemperatur, wird unter Wassermangel welk und faltig. Der Wärmeausgleich lässt nach und die Fähigkeit zur Transpiration geht verloren, was vor allem rheumatische Beschwerden begünstigt.

Noch mehr Flüssigkeit als sonst müssen fiebernde Patienten zu sich nehmen, um Fieber auslösende Giftstoffe schneller auszuscheiden.

Im Alter viel trinken

Je mehr Wasser wir trinken, desto leichter haben es die Nieren, die Abfallprodukte des Körpers auszuscheiden. Besonders im Alter ist eine ausreichende Flüssigkeitszufuhr von eminenter Bedeutung, weil die Ausscheidungsfähigkeit der Nieren mit dem Alter abnimmt und der Organismus gegen Wasserverluste empfindlicher wird. Aber leider, je älter der Mensch wird, um so weniger trinkt er im Allgemeinen. Der Hauptgrund dafür ist, dass das Durstgefühl bei älteren Menschen nachlässt. Wenn allerdings täglich weniger Flüssigkeit zugeführt wird, als der Organismus benötigt, dann trocknet der Körper langsam aus. Es kommt zu Verdauungsstörungen und das Blut dickt ein. Die Gefahr, dass sich eine Thrombose entwickelt, nimmt zu und wird verstärkt durch Bewegungsmangel.

Da im Alter allgemein die Entgiftungsfunktion der Nieren nachlässt, kann sich Wassermangel fatal auswirken: Giftige Stoffwechselprodukte häufen sich im Blut an. Mehrmals am Tag ein Glas Wasser zu trinken ist daher die einfachste Möglichkeit, etwas für seine Gesundheit zu tun.

Lebensspender und Lebenserhalter

Wenn unsere Nieren reichlich Wasser erhalten, dann wird ihre Arbeitsbelastung beträchtlich herabgesetzt. Niemand würde beispielsweise zum Abwaschen des Geschirrs nur eine Tasse Wasser verwenden. Es ist leichter, wenn man ein Becken voll Wasser nimmt. Reichliches Wassertrinken trägt auch dazu bei, Infektionen der Nieren und der Blase zu verhüten, sowie der Bildung von Nieren- und Blasensteinen vorzubeugen.

Viele Menschen leiden an Verstopfung und das nur, weil sie nicht genügend Wasser trinken. Der Stuhl ist hart und trocken anstatt weich und feucht. Eine einfache Methode für eine geregelte Darmentleerung, die bei vielen funktioniert, besteht darin, morgens nach dem Aufstehen den Tag mit einem bis zwei Glas Wasser zu beginnen.

Wasser ist also Lebensspender und Lebenserhalter! Das durch die Recherchen des Dr. Max Bircher-Benner bekannt gewordene Naturvolk der Hunza verdankt seine hohe Lebenserwartung sowie seine außerordentliche Gesundheit u. a. der Tatsache, dass es ausschließlich Gletscherwasser, also sauberes, von Verunreinigungen freies Wasser zu sich nimmt.

Zusammenfassend können wir sagen: Wasser dient als Löse- und Transportmittel für Nähr- und Regulatorstoffe einerseits sowie für Stoffwechselabfälle andererseits. Wasser ist wichtig für eine gesunde Herz-Kreislauf-, Nieren- und Darmfunktion. Wasser ermöglicht auch eine wirksame Temperaturregulation und schützt den Organismus vor Überwärmung. Das Schwitzen und die damit verbundene Kühlung durch Verdunstungskälte dient der Aufrechterhaltung einer „körperfreundlichen Betriebstemperatur". Schließlich sind die Elastizität und die Funktionsfähigkeit von Haut und Schleimhäuten wasserabhängig.

Große Hitze bedeutet eine erhebliche Mehrbelastung für den Körper und einen schnellen Wasserverlust. Außerdem enthält der Schweiß viele Mineralstoffe, deren Verlust bei starkem Schwitzen zu berücksichtigen ist. Ihr Verlust führt zu Funktionsstörungen, die von Durst, Schwäche, Unbehagen, Aggressivität und schließlich Abnahme der körperlichen und geistigen Leistungsfähigkeit begleitet sind.

Bei hohem Flüssigkeitsverlust durch Schwitzen reicht es nicht aus, dem Körper reines Wasser oder Limonade zuzuführen. Auch das verlorene Kochsalz (Natriumchlorid) muss ersetzt werden. Ohne Natriumchlorid können die Flüssigkeiten nämlich nicht im Körper gehalten werden. Salze haben die Aufgabe, Wasser im Organismus zu binden.

Anzeichen eines Salzverlustes sind unter anderem
- ✓ Mattigkeit,
- ✓ leichte Muskelkrämpfe,
- ✓ schließlich Erbrechen
- ✓ und Kollaps.

Wasser hat auch gesundheitsfördernde Funktionen. So kann die Übertragung infektiöser Keime von Mensch zu Mensch durch Händewaschen reduziert werden. Ein großer Teil von Infektionskrankheiten könnte durch Händewaschen – insbesondere vor dem Essen – vermieden werden. Baden oder Duschen reinigt von angesammeltem Schmutz, der ebenso Krankheiten nach sich ziehen kann. Reinigungsrituale werden uns auch im Alten Testament berichtet. Nach heutigem Wissensstand über Krankheitserreger und Hygiene kann man sagen, dass Gott diese Dinge zu Gesundheitszwecken geboten hat, selbst wenn die Israeliten noch nichts von Krankheitserregern und Ähnlichem wussten.

Wir sind auf Wasser angewiesen

Wir haben gesehen: Ohne Wasser kein Leben! Wasser ist lebensnotwendig! Zu wenig Wasser bedeutet: mehr Arbeit für die Organe, schlechte Körperfunktionen, Störungen, Krankheiten.

Schon bei einem Flüssigkeitsverlust von circa drei Prozent verringern sich die Speichelsekretion und die Harnproduktion. Ab fünf Prozent treten Herzrhythmusstörungen auf, die Körpertemperatur steigt an, die Leistungsfähigkeit lässt nach. Verlängert sich der

Zeitraum ohne Flüssigkeitszufuhr, dann erleidet der Organismus schwere gesundheitliche Schäden.

Wir haben schon gesehen, warum Wasser für den Menschen so eminent wichtig ist. Der Mensch besteht ja zum größten Teil aus Wasser; Nieren, Leber, Magen, unser Blut, jede Zelle muss mit Wasser versorgt werden. Mit Hilfe von Wasser werden schließlich die Nähr- und Wirkstoffe zu den einzelnen Organen befördert. Unser gesamtes Körperwasser verteilt sich
- ✓ etwa zu 10 Prozent auf die Blutflüssigkeit,
- ✓ zu 20 Prozent auf die Gewebeflüssigkeit in dem Raum zwischen den einzelnen Zellen und
- ✓ zu 70 Prozent auf die Zellflüssigkeit, also auf das Zellinnere.

Daraus ist ersichtlich, dass unser Organismus auf eine regelmäßige, ausreichende Wasserversorgung angewiesen ist.

Wie wir wissen, scheiden wir Wasser mit der Atemluft über die Lunge, mit dem Schweiß über die Haut, mit dem Stuhl über den Darm und mit dem Urin über die Nieren aus. Die auf diese Weise ausgeschiedene Wassermenge, müssen wir täglich ersetzen und zwar
- ✓ in Form von Getränken (etwa 1,2 Liter),
- ✓ wasserhaltigen Speisen (rohe Früchte, Gemüse, Kartoffeln: etwa 1 Liter) und
- ✓ durch eine kleine Menge Oxidationswasser (0,3 Liter), das beim Abbau von Energieträgern, wie Kohlenhydraten, entsteht.

Die Wassermenge, die wir uns täglich zuführen, sollten wir aber nicht während des Essens trinken, denn dies würde die Verdauungssäfte zu stark verdünnen. Die Flüssigkeit sollten wir zwischen den Mahlzeiten zu uns nehmen.

Ältere Menschen benötigen – wie wir gelesen haben – mehr Flüssigkeit, damit die harnpflichtigen Stoffe über die Nieren ausgeschieden werden können und der Stoffwechsel nicht gestört wird. Denn wenn die Harnbildung nachlässt, nimmt die Verschlackung zu. Auch Medikamente werden nur unzureichend ausgeschieden, wenn die Flüssigkeitszufuhr zu gering ist.

Bei Fieber oder bei sommerlicher Hitze kann geringes Schwitzen, bedingt durch Wassermangel, zum Kreislaufkollaps führen.

Es gibt aber auch Erkrankungen, bei denen ungezügeltes Trinken nicht ohne weiteres erlaubt ist. Wer zum Beispiel zu Ödemen neigt, eine massive Herzschwäche oder eine schwere Nierenfunktionsstörung hat, der sollte sich von seinem Arzt beraten lassen.

Verschiedene andere Krankheiten machen es dagegen notwendig, mehr zu trinken als üblich. Hierzu zählen Rheumatismus, eine unserer Hauptzivilisationskrankheiten, Gicht, Harnwegsentzündungen und Steinleiden der Niere. Ferner sollten wir bei Erkältungskrankheiten und fiebrigen Attacken mehr Wasser trinken.

Was sollen wir trinken?

Eine wichtige Rolle spielt natürlich die Auswahl der Getränke. Selbstverständlich sind Getränke, die der

Gesundheit abträgliche Stoffe enthalten – wie Alkohol, Koffein, Limonaden mit hohem Zuckeranteil und künstlichen Farb- und Aromastoffen – nicht die idealen Flüssigkeitslieferanten.

Stattdessen bieten sich reines Wasser und Kräutertees an, mit denen wir gleichzeitig die Möglichkeit haben, bestimmte Funktionen unseres Körpers positiv zu beeinflussen.

Milch dagegen ist kein Getränk sondern ein flüssiges Nahrungsmittel! Milch macht nämlich keineswegs „müde Menschen munter", sondern macht die Menschen „mollig". Ein Liter Vollmilch enthält immerhin 35 Gramm Fett – die Hälfte dessen, was man sich überhaupt pro Tag an Fett zumuten sollte. Eine Alternative zur Vollmilch ist Buttermilch; sie enthält pro Liter nur 5 Gramm Fett.

Welche Flüssigkeiten wir wann zu uns nehmen sollen, verraten folgende Tipps (12):
- *Mineralwasser* gehört zu den sinnvollsten Durstlöschern überhaupt. Der Natrium- und Chloridgehalt sollte allerdings niedrig sein. Kohlensäurehaltige Mineralwässer regen den Kreislauf an. Wer aber einen empfindlichen Magen hat, der verträgt besser stille Wässer. Generell haben alle Mineralwässer den Vorzug der Reinheit und Keimfreiheit.
- *Trinkwasser* ist trinkbares Leitungswasser, das aus Grundwasser oder aufbereitetem Oberflächenwasser aus Bächen, Flüssen oder Seen, zum Teil auch als „Uferfiltrat" gewonnen wird.

- *Tafelwasser* ist kein natürliches Quellwasser, sondern wird hergestellt. Es kann aus verschiedenen Wässern gemischt werden und ihm dürfen u.a. Meerwasser oder Sole und Mineralsalze zugesetzt werden.
- *Natürliches Mineralwasser* stammt aus unterirdischen, vor Verunreinigungen geschützten Wasservorkommen. Es ist von ursprünglicher Reinheit und besitzt bestimmte ernährungsphysiologische Wirkungen aufgrund seines Gehaltes an Mineralstoffen und Spurenelementen. Selbstverständlich ist es bakteriologisch einwandfrei und nicht belastet durch Umwelteinflüsse. Natürliches Mineralwasser muss direkt am Quellort in das für den Verbraucher bestimmte Gefäß abgefüllt werden.
- *Früchtetee* ist erfrischend; vor allem die roten Sorten wie Malven- und Hagebuttentee.
- *Melissentee* mit etwas Zitrone stillt nicht nur den Durst, sondern wirkt beruhigend auf Herz und Magen.
- *Gemüsesaft* gleicht den Mineralhaushalt aus. Auch enthalten Gemüsesäfte weniger Kalorien als Obstsäfte und sie sind nicht süß. Ungesalzene Gemüsesäfte sind am besten.
- *Fruchtsaft* ist fruchtig, aber auch süß. Reiner Fruchtsaft ist ungezuckert und besteht zu hundert Prozent aus Frucht. Allerdings werden auch Säfte, die aus Fruchtsaftkonzentrat bestehen und mit Wasser verdünnt wurden, als Fruchtsaft bezeichnet. Deswegen stets einen Blick auf die Beschreibung werfen! Den

größten Raum bei Fruchtsaftgetränken nehmen Zucker und Wasser ein. Fruchtsäfte sind generell keine guten Durstlöscher!
- *Limonade* macht dick! Ein Liter Limonade kann bis zu 490 Kalorien enthalten. Das entspricht etwa vier Brötchen oder einem Kilo Äpfel. Außerdem: Süß macht durstig!
- *Bier* macht müde und schneidet bezüglich des Kaloriengehaltes wie Limonade ab.

Verschiedene Studien haben gezeigt, dass bis zur Hälfte der täglichen Trinkmenge in Form von Kaffee, Tee und alkoholischen Getränken konsumiert wird. Dabei dürfen Kaffee und schwarzer Tee bei der Ermittlung der tatsächlich getrunkenen Menge nicht mitgerechnet werden. Warum? Das enthaltene Koffein regt die Nierentätigkeit an und damit auch die Urinausscheidung, d.h. der Körper verliert mehr Flüssigkeit als beispielsweise nach dem Genuss von Wasser oder Säften. Wegen dieser sogenannten diuretischen Wirkung zählen auch koffeinhaltige Erfrischungsgetränke nicht zu den „echten" Durstlöschern! Bei einem Aufenthalt in südlichen Ländern fällt auf, dass man zu jedem Kaffee, Espresso o. ä. immer ein Glas Wasser gereicht bekommt. Hier hat man verstanden und nimmt das Wasser zum Durst löschen und das koffeinhaltige Getränk zum „Genießen".

Warum Aufpeitschung durch Kaffee?

Ihnen allen ist bekannt, dass Nikotin und Alkohol reine Genussmittel sind. Aber auch der Bohnenkaffee zählt zu den Genussmitteln, mit denen wir unserem Organismus bei regelmäßigem Gebrauch konsequent Schaden zufügen.

In den letzten Jahrzehnten hat man die Wirkungen des Kaffees weitgehend erforscht. Der Bohnenkaffee ist für viele von uns zu einem bedeutenden Teil des Lebensinhaltes, zum alltäglichen Volksgetränk geworden. Seit Jahren liegt der Bohnenkaffee an der Spitze aller Getränke, noch vor dem Bier und der Milch. Und der Pro-Kopf-Verbrauch an Kaffee nimmt ständig zu.

Das Trinken von Bohnenkaffee ist eine schädliche Gewohnheit und übt auf den Organismus des Menschen unerwünschte Nebenwirkungen aus. (7) Schon 1774 hatte der Markgraf Friedrich zu Hessen eine Verordnung gegen den Kaffeemissbrauch erlassen. Und 1825 schrieb man: „Es leidet keinen Zweifel, dass der Kaffee einen stark erregenden Eindruck auf das Gehirnleben ausübt. Daher büßt auch jeder, der ihn trinkt, einen Teil seines Schlummers ein." (1)

Die Wirkungen des Bohnenkaffees beruhen nicht allein auf dem Koffein, sondern auch auf anderen Stoffen, die im Röstkaffee enthalten sind - wie die Chlorogensäure, das Kaffeefett, die Kaffeesäure, die Chinasäure, das Trigonellin, das Cholin und das Kalium.

Man versucht, den Kaffee mittels verschiedener Verfahren verträglicher zu machen, zum Beispiel durch unterschiedliche Röstverfahren oder durch Zusatz von Milch. Milch allerdings macht den Kaffee nicht bekömmlicher, denn durch Zusatz von Milch oder

Zucker wird lediglich die Resorptionszeit (d.h. die Aufnahme der Stoffe in die Blutbahn) verzögert und die Wirkung verlangsamt. Aller Wahrscheinlichkeit nach schließt im Magen ein Koagulum der Milch die Kaffeeflüssigkeit ein, was eine längere Resorptionszeit des Koffeins durch den Organismus zur Folge hat. Also auch beim Trinken von Milchkaffee hat man mit der vollen Wirkung des Koffeins zu rechnen.

Und beim Filterkaffee? Durch die Zubreitung des Kaffees mittels eines Papierfilters erreicht man eine Verminderung der Röstkaffeefette, nimmt aber einen höheren Koffeingehalt in Kauf. Durch das häufige Übergießen des Kaffeemehls mit Wasser wird eine stärkere Extraktion bewirkt.

Was ist nun alles nach Genuss von Bohnenkaffee zu beobachten?

- ✓ Man beobachtet immer wieder, dass Schlafstörungen die Folge des Genusses von koffeinhaltigem Kaffee sind. Allerdings ist auch gelegentlich festzustellen, dass manche Personen – insbesondere ältere Menschen – nach starkem Kaffeegenuss fest schlafen, weil die Durchblutung des gesamten Organismus vermindert ist. Untersuchungen haben gezeigt, dass bei Personen, die nicht an Kaffee gewöhnt sind, Einschlafstörungen auftreten und die Schlaftiefe verringert ist. Und Mangel an Schlaf führt auf die Dauer zu ernsten gesundheitlichen Schäden.
- ✓ Das ganze Nervensystem wird durch Bohnenkaffee beeinflusst. Es ist eine erhöhte

Reizbarkeit des vegetativen Nervensystems festzustellen. Gerade bei Menschen, die an einer neurovegetativen Übererregbarkeit leiden, ist die Wirkung von Kaffee negativ; es werden innere Unruhe, Angstgefühle, Herzbeschwerden usw. beobachtet.
✓ Ein Kraftfahrer kann durch Kaffee verkehrsuntüchtig werden. Denn Koffein vertreibt die Müdigkeit am Steuer nur für wenige Minuten, danach sinkt das Leistungsvermögen stark ab. Verkehrsmedizinische Untersuchungen haben ergeben, dass nach Gaben von 200 mg Koffein (= Koffeingehalt von 2 Tassen starkem Bohnenkaffee) ein hastiges Fahrverhalten mit überschießender Reaktion eintrat. Dieses Verhalten war noch nach Stunden zu beobachten. Damit dürfte eine normale Anpassung an die Verkehrssituation nicht mehr gegeben sein.
✓ Nach Genuss von Bohnenkaffee wird eine vermehrte Salzsäureproduktion des Magens beobachtet; auch die Fermentsekretion des Magens ist erhöht. So kann es zu Sodbrennen, Völlegefühl und Übelkeit kommen.
✓ Auch die Darmperistaltik (d.h. die Bewegung des Darmes) wird beschleunigt.
✓ Fettleibige und gallenkranke Menschen klagen oft über Gallenbeschwerden; ja sogar Koliken können ausgelöst werden. Koffein übt einen kontraktionsfördernden (also zusammenziehenden) Einfluss auf die Gallenblase aus.
✓ Bei jeder Leistungsschwäche des Herzens, wo eine Steigerung des Herzschlages unerwünscht ist, sind koffeinhaltige Getränke

unangebracht. So spielt in der Vorgeschichte von Personen, die an plötzlichem Herztod starben, der „excessive" (ausschweifende) und missbräuchliche Genuss von koffeinhaltigen Getränken eine größere Rolle als Tabakgifte. (8) Für die positiven Effekte des Kaffees beim leistungsschwachen Herzen kommt nicht das Koffein in Betracht, sondern u.a. das Kalium.

✓ Auf jeden Fall müssen Menschen, die infarktgefährdet sind, Bohnenkaffee meiden. Nach Untersuchungen eines Bostoner Forscherteams ist die Wahrscheinlichkeit eines Herzinfarktes bei Kaffeetrinkern deutlich erhöht. Besonders gefährdet sind Kaffee trinkende Frauen.

✓ Leider ist es noch immer die Regel, bei niedrigem Blutdruck Bohnenkaffee zu nehmen. Untersuchungen haben allerdings gezeigt, dass bei niedrigem Blutdruck die Kreislauflabilität noch weiterhin verstärkt wird. Von Pettenkofer stammt der Ausspruch: „Der Kaffee wirkt wie eine Peitsche, die das Pferd zu den höchsten Leistungen antreibt, aber den Hafer nicht ersetzen kann." (4)

✓ Auch all diejenigen müssen Kaffee meiden, die eine Lebererkrankung haben oder wo ein Reizzustand und eine Schleimhautveränderung im Verdauungskanal und wo ein erhöhter Augeninnendruck (Glaukom) vorliegt.

Wenn wir das Gesagte zusammenfassen, ergibt sich, dass der Genuss von Kaffee „eigentlich nur Nachteile" bringt und „für den Gesunden bleibt die Chance, auch bald zu den Kranken zu zählen, falls er in den Sog der Sucht gerät." (2)

Weil Reizmittel wie schwarzer Tee und Kaffee für Augenblicke ein angenehmes Gefühl hervorrufen, folgern manche, dass sie diese Mittel tatsächlich benötigen und verwenden sie weiterhin. Die Folge: Das erregte Nervensystem muss Kraftreserven mobilisieren, die im Augenblick nicht zur Verfügung stehen. Es wird somit „Raubbau" an der Gesundheit betrieben. Auf eine vorübergehende Belebung des Organismus folgt eine unmittelbare körperliche Ermattung. In gleichem Maße wie diese Genussgifte den Organismus beleben, lässt die Kraft der erregten Organe mit der abklingenden Wirkung des Reizmittels nach. Das Verlangen nach einem stärkeren Reizmittel wird so lange genährt, bis man daran gewöhnt ist. In vielen Fällen wird auch das Verlangen nach Tabak und alkoholischen Getränken immer maßloser. Je mehr man dem Begehren nachgibt, desto öfter tritt es auf und es wird immer schwieriger, sich zu beherrschen.

Mancher von Ihnen, lieber Leser, wird jetzt vielleicht denken: Da habe ich aber vieles zu ändern! Wie soll ich dem gerecht werden? Ihnen möchten wir antworten: Lasst uns Gottes Ordnungen nie als etwas Bedrückendes empfinden! Wir wollen in der Frage der Enthaltsamkeit ein klares und entschlossenes Zeugnis ablegen!

Auch das „kleine Helle" hat es in sich!

Mit alkoholischen Getränken kann man keinen Durst stillen. Die weit verbreiteten Trinkgewohnheiten von Alkohol sind unnatürlich und wirken einer gesunden

Lebensauffassung entgegen. Ohne Scheu sollte man daher alkoholische Getränke ablehnen. Ein enthaltsames Leben hat nichts mit Fanatismus zu tun. Vielmehr bewahrt man sich durch Enthaltsamkeit seine Gesundheit.

Auch wenn wir in der Heiligen Schrift kein „wörtliches Alkoholverbot" finden, so warnt Gottes Wort aber deutlich vor dem Genuss alkoholischer Getränke und den daraus entstehenden Folgen. Alkohol ist und war schon immer eine der größten Geißeln der Menschheit! Der Mensch, der sich zu einem Schluck Alkohol verführen lässt, könnte eines Tages als Alkoholiker enden.

Bekannt ist, dass über sieben Prozent derjenigen, die das erste Mal Alkohol trinken, später zu Alkoholikern werden bzw. dass das Trinken bei ihnen zu einem Problem wird. Auch wenn man nur gelegentlich und nur ein wenig Alkohol zu Hause trinkt, hat dies Auswirkungen – nicht nur für uns sondern auch für unsere Kinder. Was ist mit dem Beispiel, das wir geben? Wenn du trinkst, ist es wahrscheinlich, dass auch deine Kinder trinken werden. Studien haben nachgewiesen, dass derjenige, der in einem Elternhaus aufwächst, wo Alkohol getrunken wird, ein viel höheres Risiko hat, Probleme mit dem Alkohol zu bekommen, als derjenige, in dessen Elternhaus kein Alkohol getrunken wird. Lohnt es sich daher, sich für etwas zu entscheiden, was das Leben unserer Kinder ruinieren könnte?

Alkohol ist ein im Brauchtum verwurzeltes Getränk. Vorbeugung gegen Alkoholismus schließt Erziehung und Verbot ein. Es sollte darüber aufgeklärt werden, dass Alkohol die Reaktionszeit verlängert, bevor er als Gift in Erscheinung tritt. Schließlich gehen etwa 40 Prozent aller Geisteskrankheiten und 70 Prozent aller Vergehen und Verbrechen auf Rechnung des Alkohols. Alkohol hat gefährliche Konsequenzen für den Körper. Durch Alkohol werden Leberzellen geschädigt und zerstört. Hier können bis zu einem gewissen Grade noch Regulationsmechanismen eingreifen, aber selbst durch kleinste Mengen Alkohol werden bereits Gehirnzellen angegriffen, die sich nicht wieder regenerieren können. Die Lähmung der Zellen der Großhirnrinde ist die im praktischen Leben wohl wichtigste Wirkung des Alkohols. Alkohol wird deshalb als das trinkbare Narkotikum bezeichnet. Wer von uns ist nicht schon Menschen begegnet, die sich durch Alkohol selbst zum Narren oder zu Schlimmerem gemacht haben? Die zahlreichen Forschungen auf dem Gebiet des Alkoholismus bestätigen, was wir bereits aus der Heiligen Schrift wissen. Für den Christen gilt nur die Einstellung zur Abstinenz von Alkohol, wenn er sich seiner Verantwortung gegenüber der eigenen Gesundheit und gegenüber seinen Mitmenschen bewusst ist.

Im Zusammenhang mit Krankheiten ist zu bedenken, dass der getrunkene Alkohol hauptsächlich in der Leber abgebaut wird. Ein Abbauprodukt des Alkohol-Stoffwechsels heißt Acetaldehyd, ein Stoff, der für Zellen giftig ist. Andere, durch übermäßigen Alkoholgenuss veränderte Stoffwechselabläufe können zu einem akuten Gichtanfall führen. Man sollte auch wissen, dass sogenannte Medizinalweine und manche „Stärkungsmittel" hochprozentig Alkohol enthalten.

Nicht nur regelmäßiges Trinken, auch gelegentlicher Alkoholmissbrauch ist schädlich!

Es ist auch zu bedenken, dass mehr und mehr Jugendliche zum Alkohol greifen. Bei so manchen Anlässen und Feierlichkeiten wird immer wieder ein Glas Sekt gereicht. Hieraus kann sich leicht eine Gewohnheit entwickeln. Alkoholische Getränke gehören in unserem Kulturkreis zum fröhlichen Beisammensein, sie lockern die Stimmung auf.

„Seit den frühen siebziger Jahren wird über den Nutzen von Wein und Alkohol bezüglich der Gesundheit des Herzens diskutiert. In der Laien- und Wissenschaftspresse wurde viel über Studien geschrieben, die in Frankreich zu diesem Thema durchgeführt worden waren. In den letzten Jahren haben jedoch eine erneute Analyse der Daten der französischen Bevölkerung und weiterführenden Studien Zweifel an der ganzen Theorie aufkommen lassen. Dennoch haben Interessengruppen der Alkoholindustrie dieses Thema in der Öffentlichkeit immer wieder neu zur Sprache gebracht. Es gibt jedoch absolut keine Literatur, die einen offensichtlichen oder realen Nutzen des Alkohols auf die Gesundheit zeigt. Und der Anspruch, Alkohol sei gut für Herz und Kreislauf bei Menschen mittleren Alters wurde in der wissenschaftlichen Literatur der letzten Jahre erfolgreich bestritten." (9) Es wurde vielmehr gezeigt, dass Alkohol viele gefährliche Auswirkungen hat.

Wie viele Millionen Leben wurden über die Jahrhunderte durch den Konsum dieser gefährlichen Droge ruiniert. Im ersten Jahrzehnt des 21. Jahrhunderts hat der Alkohol jedes Jahr in fast 1,8 Millionen Todesfällen seine Hand im Spiel gehabt. Das macht etwa 3,2 Prozent der Todesfälle weltweit aus. Doch der Alkoholkonsum nimmt weiter alarmierend zu. Es gibt kein Anzeichen für eine Wende.

Wir sagten schon, dass wir in der Heiligen Schrift kein wörtliches Alkoholverbot finden, doch immerhin 150 Stellen gegen das Trinken von Alkohol. Wir lesen, wie Salomo vor dem Trinken von berauschenden Getränken und den daraus entstehenden Folgen gewarnt wird: Sprüche 20, 1. In Sprüche 23, 19-21 wird die Verwahrlosung der Trinker beschrieben. Andere Folgen lesen wir in Sprüche 23, 29-35. Eine Ermahnung finden wir auch in Epheser 5, 18. In Sprüche 21, 17 lesen wir, dass Genuss von Wein wirtschaftlichen Ruin bringt. Nach der Geschichte in 1. Mose 9, 20-27 bekam Noah den schlechten Ruf, der erste Trinker der Bibel gewesen zu sein. Wie tragisch, dass ein Mann, der so viel Gutes für Gott getan hatte, dem so viel Verantwortung gegeben wurde und der so hoch angesehen war, so tief fiel.

Menschen, die Gott ein besonderes Gelübde gegeben haben, sollten enthaltsam leben: 4. Mose 6, 1 - 2. Menschen, die von Gott zu einer besonderen Aufgabe berufen wurden, sollten ihr ganzes Leben auf Alkohol verzichten: Lukas 1, 15 und Richter 13, 4 (hier sollte sich schon die Mutter vor der Geburt, also während der Schwangerschaft, aller geistigen Getränke und alles Verunreinigenden enthalten. Bedenken wir: Alkoholgenuss von Müttern ist für die nächste Generation schädlich!).

Eines sei noch erwähnt: Wenn man anhand der deutschen Bibelübersetzung das Thema Alkohol- / Weingenuss ergründen will, wird man widersprüchliche Aussagen finden. Das liegt daran, dass die verschiedenen Begriffe des Grundtextes für gegorenen und ungegorenen Wein in der Übersetzung mit dem Begriff „Wein" wiedergegeben werden; man geht also nicht auf den Unterschied der Begriffe im Grundtext ein. Es gab in der hebräischen Sprache einen Unterschied zwischen Saft der Trauben, dem Most, dem ungegorenen Wein (Thirosch) und dem vergorenen Saft, dem Wein, dem starken Getränk (Yagin, Shekar).

Der Saft galt als Geschenk Gottes: Joel 2, 19. 24. Ebenso wurde das Wort Thirosch in den folgenden Texten nicht mit „Most" wiedergegeben: 1. Mose 27, 28. 37; 5. Mose 7, 13; 5. Mose 14, 23; Sacharja 9, 17; Psalm 4, 8; Richter 9, 13. Der Saft wurde nach 4. Mose 18, 12 sogar als Trankopfer verwendet. Alle Aussagen über den ungegorenen Wein sind positiv!

Der Genuss dagegen von schon vergorenem alkoholischem Getränk (Shekar) wurde immer als negativ bezeichnet. Sicherlich wird auch Jesus keinen Alkohol getrunken haben. Dies gilt auch für den Wein beim Abendmahl. Und wenn in 4. Mose 28, 7 Shekar als „Wein des Trankopfers" erwähnt wird, dann wissen wir, dass das Trankopfer zu jedem Tieropfer gehörte (4. Mose 15, 1-5; 4. Mose 28, 7.8.14.15), dass es aber ausgegossen und nicht etwa vom Priester oder dem Opfernden getrunken wurde.

Für den Israeliten waren die Unterschiede klar. Und bei dem Wort „Yagin" handelt es sich um vergorenen

Traubensaft, der betrunken macht: Sprüche 23, 29-35; Psalm 75, 9; Jeremia 13, 12-14. Man hat also in Israel, das muss gesagt werden, auch alkoholischen Wein getrunken, obwohl das Volk genau den Willen Gottes kannte; die Israeliten ließen sich durch den kanaanäischen Kult betören.

Alkohol ist der größte Seelenverderber. Jeder Alkoholiker hat einmal mäßig angefangen. Nur Enthaltsamkeit ist eine rettende Macht!

„Deutschland befindet sich hinsichtlich des Alkoholkonsums seiner Bürger in der Spitzengruppe westeuropäischer Länder. Mit einem jährlichen Pro-Kopf-Verbrauch von etwa zehn Litern reinen Alkohols belegt es hinter Portugal, Spanien und Österreich Platz 4. …in Deutschland trinkt ungefähr jeder siebte Erwachsene regelmäßig Alkohol in gesundheitlich schädlichen Mengen.

Aber auch der Konsum der unter 18-Jährigen ist besorgniserregend: So mussten allein im Jahre 2011 mehr als 26.000 Kinder und Jugendliche wegen einer Alkoholvergiftung akut stationär behandelt werden. Insgesamt sterben jährlich 73.000 Menschen an den direkten und indirekten Folgen des Alkoholkonsums: 20-mal mehr als im Straßenverkehr." (10)

Mineralwässer

Mineralwässer (s. auch S. 190) haben es im wahrsten Sinne des Wortes in sich. Sie sind reich an lebenswichtigen Mineralstoffen und Spurenelementen und sie enthalten oft auch eine mehr oder weniger große Menge an Kohlensäure. Mineralwasser ist eigentlich nichts anderes als Grundwasser, das – im Vergleich zum üblichen Leitungswasser – hochgradig mit verschiedenen gelösten Bestandteilen der Erdkruste angereichert ist. Man könnte es als „natürlich gewürztes Wasser" bezeichnen, denn die Mineralstoffe bestimmen den Geschmack des Wassers.

Ein Kennerblick aufs Flaschenetikett verrät dem Feinschmecker, ob das Wasser frisch und hart schmeckt; das tut es, wenn es viel Kalzium und Magnesium enthält. Würzig und kräftig dagegen mundet das Wasser bei einem hohen Gehalt von Natrium und Chlorid. Auf Hydrogencarbonat sollte achten, wer das Wasser mehr erdig liebt. Eisen sorgt für ein metallisches Aroma und Sulfat für einen bitteren Nachgeschmack. Enthält das Wasser Kohlensäure, dann perlt es leicht auf der Zunge.

Man weiß zwar, welche biologischen Wirkungen die einzelnen Mineralstoffe ausüben, wie sich aber das Zusammenspiel aller Mineralstoffe und Spurenelemente im Organismus gestaltet, ist noch nicht ausreichend bekannt.

Mineralwasser enthält in einem Liter mindestens 1000 mg gelöste Mineralstoffe oder 250 mg freies Kohlendioxyd und hat aufgrund dieses Gehaltes an Mineralstoffen, Spurenelementen und sonstigen Bestandteilen (wie Kohlensäure) ernährungsphysiologisch günstige Wirkungen. Schließlich besteht unser Körper zu etwa fünf Prozent aus Mineralien und Spurenelementen. Sie halten in einem engen und genau aufeinander abgestimmten Zusammenspiel unsere

Gesundheit und unser Wohlbefinden aufrecht. Der Körper kann, um lebensfähig zu bleiben, Mineralstoffe und Spurenelemente speichern.

Mineralwasser sollte man nicht mit Eiswürfeln aus Leitungswasser kühlen, da hierdurch der Geschmack beeinträchtigt werden kann. Ebenso verfälscht Zitrone den Geschmack. Am besten schmeckt Mineralwasser pur und die ideale Temperatur liegt bei 7 – 10 Grad.

Bestandteil vieler Mineralwässer ist Natriumchlorid (Kochsalz). Untersuchungen haben gezeigt, dass natriumreiche Mineralwässer den Blutdruck nicht erhöhen. Das Chlorid ist der Übeltäter. Die Funktion von Salz und Wasser in unserem Körper sind eng miteinander verbunden. Das Wasser löst und transportiert die Salze, ohne diese wiederum das Wasser nicht im Körper gehalten werden kann.

Viele Mineralwässer enthalten eine ausreichende Menge an Magnesium und Kalzium. Sie können somit bei Diätkost, kalorienarmer Ernährung und Fastenkuren für einen entsprechenden Ausgleich sorgen. Wir wissen heute, dass eine erhöhte Neigung zu Krämpfen der Herzkranzgefäße und zu Herzrhythmusstörungen auf einen Magnesiummangel zurückzuführen ist.

Auch Unruhezustände, Zittern, Wadenkrämpfe und Depressionen können auf Magnesiummangel beruhen. Bei starkem Alkoholgenuss geht dem Körper viel Magnesium verloren, wodurch es zu Magen-Darmstörungen und zur Funktionsbeeinträchtigung der Bauchspeicheldrüse kommt.

Für Mineralwässer besteht eine Kennzeichnungsvorschrift bezüglich der Zusammensetzung. Für die Zubereitung von Säuglingsnahrung gilt: „Der Gehalt an Natrium darf 20 mg/l, an Nitrat 10 mg/l, an Nitrit 0,02 mg/l und an Fluorid 1,5 mg/l nicht überschreiten. Zusätzlich müssen spezielle mikrobiologische Anforderungen auch bei der Abgabe des Mineralwassers an Verbraucher eingehalten werden." (lt. Anlage 4 zu § 9 der Mineral- und Tafelwasserverordnung vom 1.8.84)

Nur wenige Mineralwässer sind wirklich als „Babynahrung" geeignet, auch wenn manche Firmen mit einem solchen Hinweis werben!

Heilwässer

Heilwässer kommen zur Durstlöschung nicht in Betracht. Hierzu hieß es in der Zeitschrift „natur": „Wunderbare Wirkungen verspricht sich mancher von Heilwässern und trinkt sie im Bewusstsein, dem Körper etwas besonders Gutes zu tun. Doch Heilwässer sind keine Gesundbrunnen, sondern können ganz im Gegenteil der Gesundheit auch schaden. Nicht umsonst müssen sie, bevor sie im Handel angeboten werden, vom Institut für Arzneimittel des Bundesgesundheitsamtes zugelassen sein.

Für die Zulassung ist einerseits eine Analyse der Inhaltsstoffe erforderlich, andererseits muss eine therapeutische Wirksamkeit nachgewiesen werden. Deshalb ist auch auf jedem Flaschen-Etikett angegeben, bei welcher medizinischen Indikation die Wässer eingesetzt werden sollen: bei Magen- und Darmerkrankungen etwa, bei Stoffwechselstörungen wie Diabetes mellitus oder bei Nieren- und Blasenleiden.

Selbst wer unter diesen Beschwerden leidet, darf die Wässer aber nicht bedenkenlos trinken. Empfohlen wird, soweit vom Arzt nicht anders verordnet, meist ein Glas nach dem Aufstehen oder vor den Mahlzeiten – nicht mehr – und dies auch nicht unbegrenzt.

Für ein Lebensmittel wäre diese Beschränkung undenkbar, für ein Arzneimittel dagegen nicht. Heilwässer sollten nämlich als Medikament verstanden werden. Zum Verdünnen von Getränken oder als Ersatz für Trinkwasser sind sie schlechtweg ungeeignet." (11)

Grundwasser

Die wichtigste Versorgungsquelle für Wasser ist auf der ganzen Erde das Grundwasser. Dazu zählt man alle zusammenhängenden Wassermengen, die sich über einer wasserundurchlässigen Erdschicht angesammelt und auf physikalische, chemische und biologische Weise eine natürliche Selbstreinigung erfahren haben.

Der gute Ruf des Grundwassers geht aber langsam verloren, denn die Erde hat jahrzehntelang Chemikalien, Pestizide und Düngemittel geschluckt, die vom Wasser mit in die Tiefe gezogen werden. Das Grundwasser enthält heute schon Substanzen, die als Risikofaktor betrachtet werden müssen. Die Trinkwasserversorgung wird immer schwieriger.

Inzwischen ist auch der „saure Regen" ein Inbegriff der Luftverschmutzung geworden. Leider prasselt mit einem Regenschauer nicht nur Wasser vom Himmel herab, sondern eine wässrige Lösung von Schwefelsäure, Salpetersäure, Salzsäure, Kohlensäure und anderen Substanzen, hervorgerufen durch die Struktur unserer Industriegesellschaft.

In diesem Zusammenhang stellt sich für uns natürlich auch die Frage: Welches Wasser ist am besten, hartes oder weiches? Wir kennen vier Härtegrade des Wassers: weich, mittel, hart, sehr hart. Je härter das Wasser ist, umso schlechter ist die Waschwirkung. Weiches Wasser dagegen soll negative, gesundheitliche Einflüsse in Zusammenhang mit Erkrankungen der Herzkranzgefäße haben, während hartes Wasser keine erkennbaren Nachteile für den menschlichen Organismus haben soll. Nachteile entstehen allerdings für das Wasserleitungssystem; beim Erwärmen von hartem Wasser entsteht Kesselstein, der sich in Rohrleitungen, an Heizschlangen von Boilern und Waschmaschinen ablagert und Duschköpfe verstopft. Aus diesem Grunde versuchen die Wasserwerke möglichst „Gleichgewichtswasser" ins Rohrnetz zu leiten.

Bei Enthärtungsmitteln oder Enthärtungsanlagen für den Hausgebrauch sollte man Vorsicht walten lassen; sie können der Gesundheit schaden. Ionenaustauscher halten Kalzium zurück, aber Natrium nicht!

Wasser in Gefahr

Beim Blick auf die Weltkugel möchte man meinen: „Wasser ist doch genug da". Doch der Eindruck täuscht (s. S. 162 u. 165)! Nur 0,2 % des weltweit vorhandenen Wassers eignet sich als Trinkwasser.

„Und dieses kostbare Nass gilt als bedroht, etwa durch exzessive industrielle und landwirtschaftliche Nutzung, die wachsende Weltbevölkerung, den Klimawandel und seine Folgen, die Privatisierung von Wasservorkommen und -aufbereitung und durch Spekulantentum. Voraussetzungen, die nicht gerade Hoffnung machen, 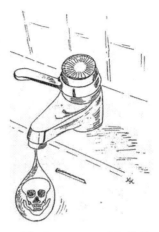 dass sich das Ziel der Vereinten Nationen vom 28. Juli 2010 noch verwirklichen lässt: der Zugang zu sauberem Wasser als Menschenrecht." (4) Denn in immer mehr Ländern wird Wasser privatisiert. So will die Europäische Union die Trinkwasserversorgung in die Hände von Konzernen geben; d.h. Wasser wird zu einem Spekulationsobjekt.

Wir sind es gewohnt, dass uns frisches und sauberes Wasser jederzeit ausreichend zur Verfügung steht. Wasser „ist als Nahrungsmittel und Rohstoff unentbehrlich und unersetzlich", heißt es im Wasserhaushaltsgesetz. Aus der Wichtigkeit des Elements Wasser für den Menschen ergibt sich zwangsläufig, dass an die Qualität des Trinkwassers höchste Anforderungen zu stellen sind. Aber so sauber wie ein Gebirgsbach ist unser Trinkwasser schon längst nicht mehr. Was wir im Glas haben, ist oft durch Abfallstoffe belastet.

Dennoch geht die Menschheit mit ihrem wichtigsten Lebensmittel um, als stände es ihr unbeschränkt zur Verfügung. Wenn wir bedenken, dass wir uns nur 0,2 Prozent der gesamten Wassermenge der Erde direkt nutzbar machen können und wenn wir wissen, dass der Mensch – vor allem in den hochentwickelten Industrienationen – dieses Süßwasser nur zu einem kleinen Teil als eigentliches Trinkwasser nutzt, dagegen aber 96 Prozent zum Baden, Duschen, Putzen, Geschirrspülen, Autowaschen, Reinigen, Rasensprengen und dergleichen mehr verwendet, dann können wir voraussehen, dass sich dies einmal bitter rächen kann. Wir gehen zu großzügig mit dem kostbaren Wasser um. Dabei kann jeder von uns zu Hause Wasser einsparen: zum Beispiel auf ein Vollbad verzichten und stattdessen duschen. Für ein Vollbad braucht man nämlich etwa 180 Liter, für einen Duschgang reichen 30 – 50 Liter. Ein jeder von uns in Deutschland verbrauchte vor Jahren täglich zwischen 80 und mehr als 150 Liter Wasser; in der Schweiz waren es 1985 lt. der Buwal-Statistik täglich 180 Liter Wasser!

Der Wasserverbrauch liegt bei uns pro Einwohner und Tag
- ✓ für Trinken und Kochen bei 3 – 6 Liter;
- ✓ für die Körperpflege verbrauchen wir 10 – 15 Liter;
- ✓ für Baden und Duschen 20 – 40 Liter;
- ✓ für Geschirrspülen 4 – 6 Liter;
- ✓ für Wäschewaschen 20 – 40 Liter;
- ✓ für Raumreinigung benötigen wir 3 – 10 Liter
- ✓ und für die WC-Benutzung 20 – 40 Liter.

Vielleicht denken Sie, dass dieser Verbrauch nicht so angsterregend aussieht. Wenn man aber den Verbrauch des Wassers bei einem Haushalt mit zwei Kindern berechnet, dann sieht die Sache schon anders aus. Untersuchungen haben ergeben, dass im Durchschnitt pro Monat von einer vierköpfigen Familie eine Wassermenge von ca 15.000 Litern verbraucht wird, wobei darin der Wasserverbrauch für Fensterputzen, Autowaschen, Rasensprengen und ähnliche Dinge noch nicht eingerechnet ist.

Und unser Wasserverbrauch steigt immer noch! Jeder von uns sollte überlegen, wie wichtig die Substanz Wasser für unser Leben ist! Wir sind es uns schuldig, sowohl mit der Qualität als auch mit der Menge des Wassers sehr sorgsam umzugehen!

Im Rahmen unserer Schöpfungsverantwortung müssen wir alle den Wert des Wassers für das leibliche Wohl wieder schätzen lernen und alle Möglichkeiten zur Erhaltung seiner Güte ausschöpfen. Wir treiben ein gefährliches Spiel! Jeder von uns sollte mit dem Grundstoff Wasser sorgsam umgehen. Durch weniger Verbrauch und geringere Belastungen sparen wir nicht nur Geld, sondern schützen und erhalten Leben und letztlich Gottes Schöpfung!

Wir können nicht verlangen, dass zunächst einmal die Industrie und die Großbetriebe mit dem Wassersparen und der Wasserreinigung beginnen müssen. Nein, der Schutz des Wassers beginnt schon in den eigenen vier Wänden. So sollten wir zum Beispiel tropfende Wasserhähne schleunigst abdichten. Bis zu sechs Liter Trinkwasser gehen allein an einem Tag durch eine defekte Dichtung an nur einem Wasserhahn verloren. Das sind mehr als 2000 Liter pro Jahr!

Wir können auch Bemühungen unterstützen, Menschen in Not sauberes Wasser zur Verfügung zu stellen. In manchen Teilen der Welt ist der Mangel an sauberem Wasser ein ernstes Problem. Dadurch verlieren erschreckend viele Menschen ihr Leben.

Vor Jahrzehnten erhielten wir reinstes Wasser aus natürlichen Quellen. Heute haben moderne Industrie und Landwirtschaft diese natürliche Versorgung mit Wasser verändert. Ströme und Flüsse sind verunreinigt durch industriellen Abfall und Agrochemikalien. Wie soll unser Trinkwasser seine Rolle als Entgifter unseres Körpers spielen, wenn wir es mit Chemikalien vergiften? Unser Körper braucht reines Wasser!

Glaube und Aberglaube um das Wasser

Brauchtum, Glaube und Aberglaube um die heilende und segensreiche Macht des Wassers sind so alt wie die Menschen selbst. In fast allen Religionen spielt Wasser eine wichtige Rolle. Vom Kult der „Naturvölker" bis zur modernen Medizin gilt das Wasser als Lebensspender und Lebenserhalter. Die Kenntnis der heilsamen Wirkungen des Wassers reicht weit bis ins Altertum zurück. „Das Wasser ist der Urstoff des Universums und von göttlichem Ursprung", sagte der griechische Philosoph Thales von Milet um 580 v.Chr.

Religiöse Vorstellungen sind mit dem Wasser verknüpft. Kulturgeschichtlich gilt Wasser als Symbol der Reinheit. Es soll den Menschen läutern und reinigen, so dass er frei von Sünden vor seinen Gott treten kann. Wer im alten Ägypten ein Heiligtum betreten wollte, musste zuvor seinen Körper mit Wasser gewaschen haben. Heute noch ist den indischen Hindus der Ganges heilig, weil ein Bad in ihm Seele und Körper heiligt. Deshalb streben sie auch danach, am Ganges zu sterben oder in die Fluten zu steigen, um den Tod zu suchen.

Die Wirkungen des Wassers wurden von den Römern und Griechen zu Göttern personifiziert. Das Christentum kennt die Taufe als religiöse Handlung, wobei der Täufling mit dem ganzen Körper untergetaucht wird, um im Wassergrab zu sterben und als neuer Mensch wieder aufzuerstehen. (8)

Heilende Kräfte des Wassers

Wasser ist innerlich wie äußerlich von großem Nutzen. Die Anwendung des Wassers als Heilmittel reicht weit bis ins Altertum zurück. Schon viele hundert Jahre vor Christi Geburt entdeckten die Griechen und Ägypter die heilende Kraft des Wassers. In den Schriften von Hippokrates, dem Vater der Heilkunst (etwa 450 v.Chr.) und dem Mediziner Galenus (etwa 200 n.Chr.) finden sich Berichte über kalte und warme Wasserbehandlungen. Schon Nofretete genoss vor 3500 Jahren das Bad in der eigenen Wanne.

Etwa 500 v.Chr. hat Pythagoras die Behandlung mit kalten Bädern, die Psychotherapie und den Vegetarismus aus Ägypten übernommen und im griechischen Kulturkreis verbreitet. Hippokrates lobte 150

Jahre später die Therapie mit kaltem Wasser, die er durch Aufnahme warmer und heißer Packungen, der Einführung von Dampfbädern u.a.m. erweitert hat. Unter Asklepiades (100 v. Chr.). dominierten die Kaltwasseranwendungen.

Zu uns gelangte die Badekultur durch die Römer. Sie hielten sich oft tagelang in ihren Bädern auf, die sie mit verschwenderischem Luxus ausstatteten. Die sogenannten Thermen bestanden aus einem Saal mit Bodenheizung zum Schwitzen, einem wohltemperierten Raum, einem Schwimmbecken für ein kaltes Bad, Ruhehallen, Massage- und Gymnastikräumen sowie Plätzen für Kuren durch Sonnenbestrahlung. Die Badeeinrichtungen dienten ihnen sowohl zur Gesundheitspflege als auch zur Krankenbehandlung. Leider gerieten die Sitten der Römer später ein wenig in Vergessenheit. Heute aber noch zeugen Ausgrabungen von dieser römischen Kultur.

Auch im Mittelalter bevorzugte man warme Bäder. Wo es heiße Quellen gab, entstanden die ersten Kurorte. Im 13. Jahrhundert ist von Heißluft- und Dampfbädern zu lesen, auch von Bädern mit Milch und Molke. Seit Beginn der Badegepflogenheiten haben viele tausend Menschen Heilung und Linderung ihrer Leiden in Bädern gesucht und gefunden.

Erst an der Schwelle der Neuzeit wurden die Beziehungen des Menschen zu den vier „Elementen" – Luft, Erde, Wasser, Feuer – wieder entdeckt. Artete auch in der Zeit der Renaissance das Badeleben vielfach in Sittenlosigkeit aus, so fanden doch zur gleichen Zeit viele Kranke Heilung an den Quellen. In der Zeit des Rokoko hatte man insbesondere in höfischen Kreisen nicht viel für den Gebrauch von Wasser und Seife übrig. Trotzdem entwickelte sich in jener Zeit der erste offizielle Badebetrieb. Der große Aufschwung für die Hydrotherapie, wie der Mediziner die Wasserbehandlung nennt, kam durch Vinzenz Prießnitz und Sebastian Kneipp.

Treffend schrieb Pfarrer Sebastian Kneipp: „Wer immer die Wirkungen des Wassers versteht und sie anzuwenden weiß, besitzt ein Heilmittel, welches von keinem anderen Mittel übertroffen werden kann. Das Wasser weckt, wenn es im Frühling und Sommer zur Erde niederfällt, überall neues Leben und Gedeihen, regt in der Pflanzenwelt alle Organe zum Leben, zu erhöhter Tätigkeit an. Es erfrischt und belebt auch die Körperteile, welche die Menschen täglich zu reinigen gewohnt sind. Sollte dies nicht ein Fingerzeig für den Menschen sein, dass das Wasser ebenso geeignet sein dürfte, die krankhaften Stoffe aus dem menschlichen Körper auszuleiten, auszuwaschen, den Körper in seiner Gesamtheit zu erfrischen, zu beleben und zu stärken, den gesunden wie den kranken?"

Hydrotherapie

Hydrotherapie ist der fachliche Sammelbegriff für alle äußeren therapeutischen Formen der Heilbehandlung durch Wasseranwendungen. Es gibt viele Arten, wie Wasser zum Beispiel zur Schmerzbehandlung und Krankheitsbekämpfung angewandt werden kann. Der Temperaturunterschied zwischen Körper und Wasser ist es, der die heilsamen Effekte bedingt.

Die moderne Hydrotherapie ist eine außerordentlich differenzierte Methode, wobei die einzelnen Anwendungen nach Intensität, Dauer und Kombination variiert werden können. Somit bietet die Hydrotherapie fast unerschöpfliche Möglichkeiten, bei akuten und chronischen Krankheitszuständen regulierend einzugreifen.

Am bekanntesten und besonders hilfreich sind die *Heilquellen*. Ihr Wasser ist mit zahlreichen Mineralien – wie Schwefel, Jod, Salz, Eisen – oder mit Kohlensäure angereichert. Durch Trinken, Gurgeln, Einatmen des Wassers in zerstäubter Form machen wir uns die Heilquellen zunutze. Ihre Wässer wirken sehr stark reizend auf die Haut und sie entlasten das Herz und die inneren Organe.

Eine wichtige Rolle spielt der Mineralgehalt des Wassers. Quellen mit hohem Salzgehalt sind für Badezwecke sehr erwünscht. Wer unter schmerzhafter Arthrose und rheumatischen Krankheiten leidet, findet bei Badekuren in mineralsalzreichem Wasser spürbare Linderung der Beschwerden.

Neben dem Wasser der Heilquellen kommt auch das *Meerwasser* zur Anwendung. Der Mediziner spricht von der *Thalassotherapie.* Meerwasser enthält bekanntlich viele Salze. Sie bestehen zu 85 Prozent aus Natriumchlorid. Daneben aber finden sich noch etwa 30 andere Salze und Spurenelemente wie Kalium und Magnesium. Außerdem enthält es Fluor. Wirksam werden bei der Thalassotherapie die salzhaltige Gischt des Meeres und der Einfluss des Spurenelementes Jod.

Die spürbare erfrischende Wirkung von Meerbädern ist Gesunden und Kranken bestens bekannt. Durch Meerwasser werden Zahnerkrankungen wie Karies und Parodontose günstig beeinflusst. Auch dem Reizklima der See wohnt Heilkraft inne. Es wirkt sich günstig bei chronischen Katarrhen, Hautkrankheiten, Allergien, Erschöpfungszuständen und Kreislaufschäden aus. Unser ganzer Organismus wird durch das Seeklima mobilisiert!

Die Heilwirkung des Wassers beruht vor allem auf seiner hervorragenden Leitfähigkeit. Die Reize, die dabei von der Temperatur – heiß oder kalt – ausgehen, werden auf die Haut und die Blutgefäße übertragen. Deshalb
- ✓ fördern Wasseranwendungen die Durchblutung,
- ✓ verbessern die Wärmeregulation,
- ✓ regen die Stoffwechseltätigkeit an,
- ✓ stärken das Immunsystem,
- ✓ beugen rheumatischen Beschwerden vor,
- ✓ mildern nervöse Störungen,
- ✓ erleichtern psychosomatische Leiden,
- ✓ entspannen und beleben den Körper.

Es ist zum Beispiel erstaunlich, was kaltes Wasser gegen todmüde Beine auszurichten vermag. Kühles Wasser hat sich auch bei Schlaflosigkeit bewährt: Man benetzt die Oberschenkel mit einem nassen Lappen, trocknet sie danach nicht ab und legt sich nass wieder ins warme Bett; genauso wirkt auch eine kühle Ganzwaschung.

Bei Nasenbluten hilft ein nasses Tuch, das man sich in den Nacken legt. Und wer sich schwindelig fühlt, fährt mit einem nassen, kalten Lappen über die Stirn.

Bei den verschiedenen Heilbehandlungen der Hydrotherapie wird Wasser, dem jeweiligen Krankheitsbild entsprechend, kalt, warm, wechselwarm, heiß oder dampfförmig eingesetzt. Vielfach werden Wasserbehandlungen angewandt, um den Kreislauf anzuregen und die eigenen Abwehrkräfte zu fördern. In der Medizin und Physiotherapie sind hydrotherapeutische Verfahren anerkannt und gängig, insbesondere bei Gelenk- und Muskelschmerzen. In der Naturheilkunde wird die Hydrotherapie zusammen mit anderen Maßnahmen kombiniert, um den ganzen Organismus zu behandeln und die Selbstheilungskräfte zu aktivieren.

Die Vorteile dieser natürlichen Methode liegen auf der Hand: keine Chemie und bei ordnungsgemäßer Anwendung auch keine Nebenwirkungen. Die Hydrotherapie nutzt nicht nur die physikalischen Eigenschaften dieses Elementes, sondern auch die spirituelle Beziehung des Menschen zum Wasser.

Kneipp-Anwendungen

Der große Aufschwung der Hydrotherapie kam – wie schon erwähnt - durch Vinzenz Prießnitz (1799-1851), der als „Wasserdoktor" berühmt wurde und durch Sebastian Kneipp (1821-1879), dem das Verdienst zukommt, die Kaltwasserbehandlung reformiert und die moderne Hydrotherapie gegründet zu haben.

Obwohl die Kneipp-Anwendungen ursprünglich reine Kaltwasser-Behandlungen waren, wurden von Kneipp selbst auch Warmwasser-Anwendungen mit aufgenommen, insbesondere später durch seine Schüler.

Wenn die Wasserbehandlung früher auch zur „Kurpfuscherei" zählte und man die Kneippschen Anwendungen als „Wasserplantscherei" bezeichnete, so ist sie heute ein wichtiges Heilmittel geworden.

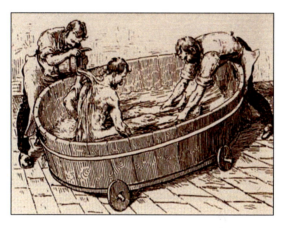

(Verlängertes Halbbad mit Begießen und Massage)

Häufigste Anwendungsformen sind Güsse, Bäder, Waschungen, Wickel. Zu den hydrotherapeutischen Anwendungen zählen:
- ✓ Waschungen: Oberkörper-, Unterkörper- oder Ganzwaschung;
- ✓ Güsse: Knie-, Schenkel-, Arm-, Ober-, Vollguss, Rückenblitz heiß;
- ✓ Bäder: Wechselfußbad, ansteigendes Fußbad, ansteigendes Armbad, Wechselarm-, Arm-,

Sitzbad (kaltes Sitzbad, das warme oder heiße Sitzbad, das Wechselsitzbad), Dreiviertelbad
✓ und als Sonderformen: die Überwärmungsbäder, Luftsprudelbäder sowie
✓ das Wassertreten;

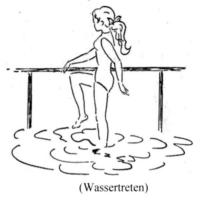

(Wassertreten)

✓ aber auch Wickel, Packungen und Auflagen - z.B. der Wadenwickel, Halswickel, Ganzwickel, Lehmwickel, Heusack, Quarkpackung
✓ sowie das Trockenbürsten.

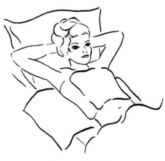

(Brustwickel)

Der interessierte Leser findet diese Anwendungen ausführlich beschrieben in dem Buch „Naturheilkunde systematisch". (6)

Teilbäder kamen seit alters her zur Anwendung. Dazu verwendete man spezielle Gefäße oder Bottiche. Im „Arznei Spiegel" des Frankfurter Arztes Dryander aus dem Jahre 1547 sind spezielle Tonnen und Bottiche für Sitzbäder abgebildet. In der einen Wanne liegt ein Kräutersack, dessen Abkochung aus Sparsamkeitsgründen mehrmals verwendet wurde. Deshalb ist diese Wanne direkt mit dem Ofen verbunden (s. nachfolgende Abbildung).

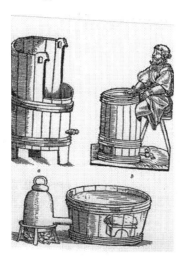

Wasserbehandlungen gehören zu einer naturverbundenen Lebensweise. Sie dienen der Prävention innerer Krankheiten, der Vorbeugung von Erkältungskrankheiten und bewirken eine Linderung chronischer Leiden und Schmerzen.

Die Wasseranwendungen nach Kneipp regen den Gesamtorganismus an. Es kommt
- ✓ zu einer Steigerung der körperlichen Leistungsfähigkeit,
- ✓ zur Verbesserung der Blutzirkulation,
- ✓ zur Kräftigung der Herztätigkeit,
- ✓ zur Anregung der Stoffwechselvorgänge,
- ✓ zur Verbesserung der Atemfunktion,
- ✓ zu einer Umstimmung des Psychovegetativums und
- ✓ zu einer allgemein Abhärtung.

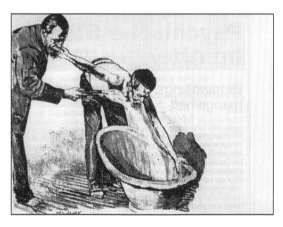

(Brustguss)

Spezielle Anwendungen

Kohlensäurebad: Man badet, wie der Name sagt, in aus Quellen sprudelndem kohlensäurehaltigem Wasser. Der Körper nimmt beträchtliche Mengen (bei Erwachsenen bis zu acht Gramm) CO_2-Gas über die Haut auf. Ihre Thermorezeptoren werden dadurch weniger empfindlich. Ein Kohlensäurebad wird daher besonders angenehm bei einer Temperatur von 30-31°C empfunden. Die Körperkerntemperatur und der gesamte Stoffwechselprozess werden gedämpft und die Herzfrequenz geht zurück. Gleichzeitig wird die Hautdurchblutung verbessert, weil die Viskosität des Blutes abnimmt und so besser die Kapillaren durchströmen kann. Ein Kohlensäurebad senkt sowohl den systolischen als auch den diastolischen Blutdruck.

Hydromassage: Der Badende liegt im warmen Bad mit einer Wassertemperatur von 35°C. Die sanfte Massagewirkung des Warmwassers hat einen Relaxations- und Heileffekt für die Muskeln und Gelenke; gut auch für den Blutkreislauf und das allgemeine Wohlbefinden (Entspannungsgefühl).

Unterwasserdruckstrahlmassage: Diese Behandlung nutzt die Wirkung eines warmen Bades und der Massage mit dem Ziel einer Muskelentspannung. Der Badende liegt in einer großen Wanne mit Warmwasser von 35-37°C. Der Therapeut massiert die Hauptmuskelgruppen mit einem starken Wasserstrahl.

Warmes Wasser aus der Tiefe

Wenn wir an die Umweltverschmutzungen denken, an riesige Ölteppiche auf dem Ozean, an vergiftete Flüsse und Seen, dann kommt es uns manchmal so vor, als gäbe es auf unserer Erde bald nichts Gesundes, nichts Sauberes mehr. Doch tief im Innern unseres blauen Planeten ist noch natürliche Reinheit vorhanden; da brodelt sie noch, die natürliche Heilkraft: das Thermalwasser.

Schon Griechen und Römer planschten vergnügt im Wasser der Thermalquellen. Seit ältesten Zeiten ist die Bademöglichkeit in natürlichen Gewässern von allen Völkern genutzt worden. So gab es in Griechenland seit Herodot künstliche Warm-, Dampf- und Heißluftbäder. „Balnea salus – im Bade ist Heil". Die wissenschaftliche Bezeichnung für die Bäderkunde macht den Bezug zu den Römern deutlich. Die Römer bauten riesige pompöse Thermen.

Den Begriff „Balneotherapie" kann man nicht einfach mit dem Wort „Bäderbehandlung" übersetzen. Balneotherapie lässt sich aus dem lateinischen Wort „balneo (=baden) ableiten. Auch die Bezeichnung der modernen „Bädertempel" SPA ist als Kürzelwort zum römischen Spruch „Sanus Per Aquam" (Heilung durch Wasser) entstanden.

Bei der Balneotherapie handelt es sich also um eine Behandlungsform mit Wasser aus Heilquellen, insbesondere mit höherem Gehalt von gelösten Stoffen, z.B. an Mineralien, Kohlensäure, Sole, Schwefel und auch radioaktiven Elementen. Dabei kommt das Wasser aus Heilquellen zum Einsatz. Die Anwendung des Mineralwassers erfolgt entweder am ganzen Körper oder an Körperteilen. Das Mineralwasser wirkt dabei durch Wärme, durch physikalische und chemische Einflüsse. Allein der Auftrieb durch das mineralisierte Wasser entlastet die Muskeln und Gelenke bereits ganz erheblich, so dass Bewegungen wieder durchgeführt werden können, die auf dem Trockenen aufgrund von Körpergewicht und Schmerzen fast unmöglich waren. Die Balneotherapie dient so der Mobilisierung.

Ein Thermalbad wirkt bei rheumatischen Beschwerden manchmal Wunder. Es verspricht Gesundheit, Milderung von Gelenkbeschwerden, Hilfe bei Herz-Kreislauf-Schwäche.

Die Heilwirkungen dieses warmen Wassers aus den Tiefen unserer Erde beruhen u.a. darauf, dass der menschliche Körper im Thermalwasser keine Körpertemperatur abstrahlen kann; es kommt zu einem Wärmestau im Organismus, der wiederum zu einer „Reizantwort" des Körpers führt. Das löst eine schnellere Blutzirkulation und eine Mehrdurchblutung der Haut, der Muskulatur und der Gelenke aus. Dank der gesteigerten Durchblutung gelangen mehr Sauerstoff und Nährstoffe in diese Bereiche und Schlackenstoffe, Produkte, die sich in den Geweben abgelagert haben, können besser abtransportiert werden. So wird der Gewebestoffwechsel verbessert und Heilungstendenzen werden gefördert.

Das Duschen

Zu Beginn des 16. Jahrhunderts kam eine neue Art des Badens auf, nämlich wie der Medicus Johann Mechingen 1513 empfahl: „das uff sich rinnen und fallen lassen des Wassers von ober herad" – eine in italienischen Heilbädern längst praktizierte Methode der Doccia, der Dusche. Das *Duschen* stieß bei vielen Ärzten auf Gegnerschaft: es bewirke Kopfschmerzen. Auch dürfe das Wasser nicht von zu hoch herabfallen.

1823 fielen die Tropf-Dusch-Regen und Sturzbäder in Zoppot (Sopot: Badeort an der polnischen Ostsee) von einem Turm herab. In vielen Heilbädern fand das

Duschen nach und nach Eingang – aber auch zu Hause wollte mancher Badefreudige sich von oben herab mit warmem Wasser berieseln lassen. Diesen Wunsch erfüllte Richard Goll aus Biberach (Württemberg) im Jahre 1871 mit der kugelförmigen Selbstdusche, die nach dem in einem alten Kloster gefundenen Modell hergestellt worden war.

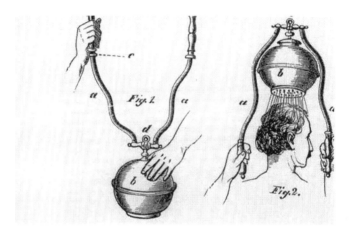

Interessant dürfte nachfolgende Abbildung sein. Hierzu wird geschrieben:
„Die früheste Darstellung eines Badebottichs zeichnete die Äbtissin Herrad von Landsberg im 12. Jahrhundert in ihrem <Hortus deliciarium>. Nach altchristlichem Brauch wird hier ein Täufling ganz ins Wasser eines Badezubers getaucht. Badebottiche dienten oft als Taufbecken. Noch im 15. Jahrhundert waren in Einigen am Thuner See Taufen in <hölzernen Standen> üblich. Erst 1446 wurde ein steinerner Taufstein aufgestellt".

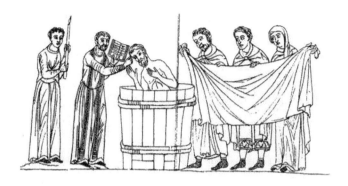

Medizinische Trinkkur

Diese Therapie beruht auf dem als Getränk benutzten Heilwasser. Sie erleichtert und regt die funktionelle Regeneration des Körpers an, der oft durch die Einflüsse des modernen Lebens verändert wird. Wirksam für Leber-, Verdauungssystem-, Darm- und Stoffwechselkrankheiten.

Schwimmen: Schwerelose Fortbewegung

Bewegung im Wasser ist anders als „zu Land". Denn Wasser ist wesentlich dichter als Luft und setzt jeder Bewegung größeren Widerstand entgegen. Diesen erhöhten Widerstand kann man nutzen, um Kreislauf, Kraft und Ausdauer zu verbessern und Fettgewebe abzubauen. Gleichzeitig entlastet der Auftrieb des Wassers bei jeder Bewegung Sehnen, Bänder, Gelenke und Wirbelsäule. Wer nur noch mit dem Kopf aus dem Wasser schaut, trägt gerade einmal ein Zehntel seines

Gewichts; nirgendwo sonst kommt man der Schwerelosigkeit so nahe. Heftige und ruckartige Bewegungen sind im Wasser kaum möglich. Deshalb treten muskuläre Verspannungen hier selten auf; das Verletzungsrisiko ist minimal.

Mit dem Beginn der warmen Jahreszeit geht vom Schwimmen eine besondere Faszination aus. Sie entsteht durch das schwerelose Vergnügen der Fortbewegung im Wasser. Schwimmen gehört zu den Grundlagenausdauersportarten und somit zu den gesündesten sportlichen Aktivitäten. Schwimmen macht Spaß, hält gesund, macht schlank und fit. Schwimmen entspannt und baut Stress ab bei Berücksichtigung einiger einfacher Grundregeln:
- Nicht in ausgekühltem oder überhitztem Zustand ins Wasser gehen, sondern den Körper erst aufwärmen, bzw. langsam abkühlen lassen.
- Vor dem Schwimmen nur eine Kleinigkeit essen und nicht direkt nach einer üppigen Mahlzeit schwimmen.

Schwimmen stärkt durch den Wasserwiderstand Hautgefäße und Bindegewebe, lockert Verspannungen und kräftigt die Muskulatur. Regelmäßiges Schwimmen stärkt den Herzmuskel und beugt somit Herz-Kreislauf-Erkrankungen vor. Schwimmen fördert neben der Lungenfunktion auch die Abwehrkräfte des Immunsystems.

Da beim Brustschwimmen häufig die Halswirbelsäule überstreckt wird (durch das Herausheben des Kopfes aus dem Wasser) besitzt vor allem Rückenschwimmen eine wichtige Bedeutung bei der Prävention und Therapie von Krankheiten des Bewegungsapparates. Das Wasser übernimmt die tragende Funktion des Skeletts und entlastet die Gelenke. Durch den Widerstand des Wassers kann sich die Muskulatur gleichmäßig kräftigen und frei von Stößen können die Bandscheiben in einer physiologischen Stellung der Wirbelsäule regenerieren.

Sonnenschein II.4

Kennen wir nicht alle das Gefühl, von der Sonne wohlig durchwärmt zu werden? In der warmen, sonnigen Jahreszeit fühlt man sich wohler, aktiver. Freizeit und Sonne gehören für uns irgendwie zusammen.

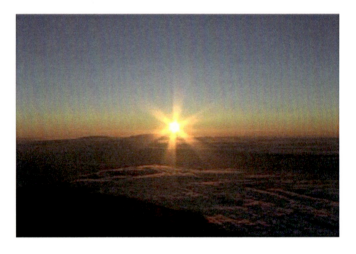

(Sonnenaufgang)

Neben dem Wasser ist als ältestes natürliches Heilmittel die Sonne bekannt. Schon die primitiven Völker wussten von der heilenden Wirkung der natürlichen Sonnenbestrahlung. Vielleicht verehrten deshalb zahlreiche Völker des Altertums die Sonne; die Sonne galt als ein Symbol des Lebens.

Die Ärzte der Antike nutzten die Lichtwirkung der Sonne zu Heilzwecken. Schon bei den Ägyptern wie Assyrern war das Sonnenbaden bekannt. Hippokrates erwähnt die Sonne als gutes Heilmittel. Ganz besondere Wertschätzung hat die Sonnenbestrahlung (die sogenannte Heliotherapie) bei den Griechen genossen. Sie nannten das „Sich-Sonnen" *Heliosis,* nach ihrem Sonnengott Helios. Der griechische Arzt Soranos von Ephesus (etwa 110 n.Chr.) verschrieb Sonnenbaden bei verschiedenen chronischen Erkrankungen. Er kombinierte Sonnenbaden mit verschiedenen Wasseranwendungen, wie Baden in Heilquellen oder im Meer. Der griechische Chirurg Antyllus (etwa 300 n.Chr.) beschrieb die Sonnenlichttherapie wie Herodot, ein griechischer Arzt aus dem 2. Jahrhundert unserer Zeitrechnung. Auch die Römer waren von der Heilkraft der Sonnenstrahlen überzeugt – im Sinne der heutigen Präventivmedizin. Römische Ärzte schufen Solarien (Sonnenbäder). Der römische Philosoph Cornelius Celsus empfahl geschwächten, korpulenten oder zu Ödem neigenden Menschen, sich in der Sonne aufzuhalten. Der arabische Arzt und Philosoph Ibn Sana oder Avicenna (980-1037 n.Chr.) empfahl Sonnenbäder bei Asthma und Ischiasbeschwerden, zur Auflösung von Blutungen, Schwellungen und Wassersucht. Außerdem beschrieb er in seinem „Kanon der Medizin" verschiedene Arten von Sandbädern am Strand in der Sonne.

Mit dem Verfall der antiken Kulturen geriet die Kenntnis der Heilwirkungen der Sonnenbestrahlung in

Vergessenheit. In Rom wie in Griechenland hing die Heliotherapie eng mit der Verehrung der Sonne zusammen. Die frühen Christen hatten einen langen, erbitterten Kampf gegen den heidnischen Sonnenkult geführt. Mit der Verbreitung des Christentums verschwand bedauerlicherweise das Wissen um die Heilkraft der Sonne. Und das frühe Mittelalter bedeutete schließlich das Ende der Heliotherapie in Europa – bis der unsichtbare Bereich des Sonnenlichtes entdeckt wurde.

Entwicklung der Heliotherapie

Bis ins 20. Jahrhundert wurden Beobachtungen angestellt und ausführliche Aufzeichnungen gemacht, die belegen, dass die Sonne einen positiven Faktor für die Gesundheit des Menschen darstellt.

Um 1770 fing man in Frankreich an, Unterschenkelgeschwüre mit Sonnenstrahlen zu behandeln. Nachdem 1801 der deutsche Physiker Ritter das infrarote und das ultraviolette Licht, also den unsichtbaren Bereich des Sonnenlichtes, entdeckte, begann die medizinische Forschung dieser Anteile der Lichtstrahlen. So gewann die Sonnenlichtbehandlung immer mehr an Bedeutung. Downes und Blunt haben 1877 die außergewöhnliche Fähigkeit des Sonnenlichtes entdeckt, Bakterien zu zerstören. Von dieser Zeit an wurde das Sonnenlicht enthusiastisch als das einzige damals bekannte und wirksame Mittel zur Bekämpfung von bakteriellen Infektionen untersucht. Als Begründer einer rationellen Lichttherapie ist Finsen anzusehen. Hammer aus Stuttgart erkannte 1891, dass durch den ultravioletten

Anteil des Spektrums Sonnenbrand hervorgerufen wird. Nils Finsen erhielt 1903 den Nobelpreis, weil er Hauttuberkulose erfolgreich mit ultraviolettem Licht behandelt hatte.

Zwei weitere Namen verdienen hier erwähnt zu werden: O. Bernhard und A. Rollier. Bernhard begann 1902 damit, schlecht heilende Wunden und tuberkulöse Herde an Haut und Knochen zu besonnen. In seinem Sanatorium in St. Moritz erzielte er damit ermutigende Erfolge. In den Jahren 1903 / 1904 entstand die von Rollier gegründete weltbekannte Heilstätte in Leysin (Schweiz). Ihr Spezialgebiet war die Behandlung der Drüsen-, Knochen- und Gelenktuberkulose durch Sonnenbestrahlung. Seine jahrzehntelangen Erfahrungen hat Dr. Rollier in seinem Buch „Die Heliotherapie" niedergelegt und damit der Nachwelt ein äußerst wertvolles Vermächtnis hinterlassen.

Als weitere Stationen der „Heliotherapie" sind u. a. zu erwähnen: Davos, wo Dorno seine Untersuchungen über das Strahlungsklima begann; Gießen, wo 1912 Jesionek die erste Lichtheilstätte in Deutschland gründete. Um 1921 war es Huldschinsky, der die Beziehung zwischen Licht und Heilung der Rachitis entdeckte.

Die Zahl der Luft- und Sonnenbäder nahm zu. Man schuf auch künstliche Energiequellen, wobei allerdings bei Verwendung von künstlichen Strahlen die Klimaeinwirkungen fehlen.

Lichttherapie

Licht ist ein wunderbares Geschenk des Schöpfers. Wenn Licht kommt, wird es hell, warm, behaglich. Der Mensch braucht Licht – das Wunderwerk des ersten Schöpfungstages – zum Leben. Neben Wasser ist Sonnenschein eines der ältesten natürlichen Heilmittel und von den alten Völkern geschätzt worden.

Die Lichttherapie wurde früher zur Bekämpfung der Tuberkulose und Rachitis eingesetzt. Das vordringliche Interesse der Mediziner an der heilenden Kraft des Sonnenlichtes aber begann zu schwinden, als Antibiotika entdeckt wurden. Heute kommt die Lichttherapie vorwiegend bei Hauterkrankungen wie Psoriasis, Akne und Neurodermitis zur Anwendung.

Vorteile einer UV-Exposition

Das ultraviolette Licht ist der biologisch wirksamste und damit gleichzeitig der wichtigste Teil des Sonnenspektrums. Das Sonnenspektrum reicht vom Infrarotbereich (den wir als Wärme empfinden), über den sichtbaren Bereich mit den Farben rot, orange, gelb, grün, blau, indigo, violett (insgesamt nur 1% des gesamten Spektrums) bis hin zum ultravioletten Licht – kurz UV-Licht.

Welche Wirkungen übt nun das UV-Licht aus? Das Eindringungsvermögen in die Haut ist begrenzt. Während die infraroten Strahlen bei Auftreffen auf die Haut in Wärme übergehen, lösen die UV-Strahlen eine biologische Wirkung aus. Es kommt zum Hauterythem

(Hautrötung), zur Pigmentierung, zu erheblichen Allgemeinerscheinungen! So hat zum Beispiel Seidl eine Steigerung der körperlichen Leistungsfähigkeit durch 6-8 UV-Bestrahlungen nachgewiesen, sofern es zur Erythembildung kam. Man führt dies auf eine Umstimmung des vegetativen Nervensystems zurück.

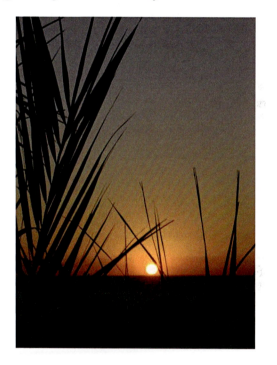

Das ultraviolette Licht wird unterschieden in drei Arten, in
- UVA (= langwelliger Bereich),
- UVB (= Strahlen mittlerer Wellenlänge) und
- UVC (kommen im Sonnenspektrum nicht mehr vor).

Das UVB (Dorno Strahlung) bewirkt die Bräunung der Haut. Das UVA hat die größte Tiefenwirkung und bräunt ohne Sonnenbrand. Es ist besonders reichlich im „Himmelslicht" vorhanden und ist somit für die Bräunung der Haut im „Schattenbad" maßgebend.

Aufgrund der Diskussion einer relevanten Beziehung zwischen UV-Exposition und der Entwicklung von Melanomen (bösartige Geschwüre der Haut) sind die Vorteile einer UV-Exposition zu stark in den Hintergrund des allgemeinen Interesses geraten. Aufgrund der immunologischen Wirkungen ultravioletter Strahlen sowie zahlreicher Literaturbefunde über antineoplastische Wirkungen für den Gesamtorganismus, ist eine einseitige Diskussion nur des Haut-Risikos nicht mehr gerechtfertigt. Denn es sterben mehr Menschen an mangelndem Sonnenlicht als an Melanomen. Studien aus Australien belegen die vermehrte Ausbreitung von Melanomen bedingt durch den Faktor Ernährung. Vergleichbare Populationen, die jeweils in Küstennähe lebten und sich viel am, im und auf dem Wasser aufhielten, unterschieden sich durch die Ernährungsgewohnheiten: Während eine Gruppe sehr viel und vor allem auch gegrilltes Fleisch zu sich nahm (Barbecue), war die Vergleichsgruppe eher vegetarisch ausgerichtet. Es zeigten sich signifikant mehr Melanome bei den Personen mit fleischhaltiger Ernährung als bei den Vegetariern, und dies trotz vergleichbarer Sonnenlichtexposition als vermeintlichem Hauptrisikofaktor.

Die Bedeutung des Vitamin D

Man weiß heute, dass Vitamin D eine Schlüsselrolle für unser Wohlbefinden einnimmt. Zum Glück bekommen wir es gratis im Sonnenlicht. Das Sonnenlicht ist unsere wichtigste Vitamin-D-Quelle! Mit Hilfe der Keratinozyten in der Epidermis wird bei Auftreffen von UVB-Strahlung auf die Haut Prävitamin D gebildet. Dieses wiederum wird in den Hautzellen in Vitamin D3 (Cholecalciferol) umgewandelt. Gleichzeitig hilft Sonnenlicht hier auch bereits in den Arterien abgelagertes Cholesterin wieder abzubauen. Dass der Körper Vitamin D benötigt, um zum Beispiel Kalzium in die Knochen einzubauen, ist bekannt. Immer mehr Studien zeigen, dass Vitamin D eine wichtige Rolle im Organismus darstellt. Es ist an unzähligen Prozessen im Körper beteiligt.

Wissenschaftliche Untersuchungen haben ergeben, dass regelmäßige Aufenthalte in der Sonne eine preiswerte und praktische Gesundheitsmaßnahme darstellen. Sonnenlicht – als wichtigste Vitamin-D-Quelle – verringert das eigene Krankheitsrisiko. (1, 2) Die Sonnenstrahlung ist also eine schlagkräftige Waffe gegen viele Krankheiten.

Jetzt, zu Beginn des 21. Jahrhunderts, wurde von der Wissenschaft das volle Ausmaß der durch Vitamin-D-Mangel bedingten Erkrankungen erkannt. Bereits seit Jahrzehnten ist erwiesen, dass Vitamin-D-Mangel zu Rachitis und Osteoporose führt und auch Herz-Kreislauferkrankungen (4), Typ-2-Diabetes, zahlreiche Krebsarten u.a.m. auslösen kann. (13) So stellten

Studien in den USA und Großbritannien einen Zusammenhang zwischen Vitamin-D-Serumwerten und Diabetesrisiko fest (7, 14) bzw. dass ein niedriger Vitamin-D-Status Aufschluss über das Risiko geben kann, später an Typ-2-Diabetes zu erkranken (9). Und wer über zu wenig Vitamin D verfügt, erleidet öfter Herzinfarkte und Gefäßkrankheiten.

Mittlerweile liegen zahlreiche wissenschaftliche Arbeiten vor, die über Zusammenhänge zwischen geringer UV-Einstrahlung, niedrigen Vitamin-D-Spiegeln und Krebs berichten, d.h. über das Ausmaß von Krebserkrankungen aufgrund unzureichender Sonneneinwirkung. Es besteht eine Korrelation zwischen hohen Mengen mit dem Sonnenlicht aufgenommener UVB-Strahlung und einem verringerten Risiko für Brust-, Darm, Eierstock- und Prostatakrebs sowie Non-Hodgkin-Lymphom (10, 3, 5, 11, 6). Sonnenstrahlung immunisiert also den Körper gegen Krebs bzw. haben Krebspatienten mit ausreichend viel Vitamin D eine bessere Heilungschance.

Weitere Studien zeigen, dass die überwiegende Mehrheit der an Multipler Sklerose erkrankten Patienten an Vitamin-D-Mangel leidet und zwar bereits in den Anfangsstadien der Erkrankung (8); neueste immunologische Erkenntnisse bei MS-Patienten weisen darauf hin, dass Vitamin D die autoimmune Wirkung von regulatorischen T-Lymphozyten, die bekanntermaßen eine wichtige Rolle bei der Entstehung von Multipler Skerose spielen, deutlich verringert ist. (12)

Bei den genannten Erkrankungen handelt es sich nur um einen Bruchteil der Krankheiten, an deren Prävention das Vitamin D beteiligt ist. So liegen handfeste Beweise vor, dass Vitamin D Osteoporose und Hüftfrakturen bei älteren Menschen sowie rheumatische Arthritis verhindert. Vitamin D ist für seinen knochenstärkenden Effekt in der Regulierung des Kalziumstoffwechsels bekannt.

Wie erreicht man optimale Vitamin-D-Werte? Unser Körper ist dafür eingerichtet, Vitamin D aus dem Sonnenlicht zu gewinnen. Unter den derzeitigen Kultur- und Ernährungsbedingungen wird Vitamin D zu über 80 % mit Hilfe des Sonnenlichts produziert. (1) Man spricht von einem Vitamin D-Mangel, wenn der Vitamin D-Spiegel im Blut unter 40 ng/ml (= 100 nMol/L) liegt. Dann lassen viele biologische Funktionen im Körper nach und es kommt zu Fehlfunktionen und schließlich zu bestimmten Erkrankungen.

Für den amerikanischen Ernährungswissenschaftler und Heliotherapeuten Dr. Zane Kime bestand kein Zweifel darüber, dass Vitamine und Mineralien in der Ernährung unsere Reaktion auf das Sonnenlicht beeinflussen, so wie auch der hohe Fettanteil in der westlichen Ernährung die unbedeckten, der Sonne ausgesetzten Hautpartien schädigend beeinflusst u.a.m. Weiterhin hat man herausgefunden, dass Sonnenlicht den Cholesterinspiegel des gesamten Körpers beeinflusst. Wenn die Haut dem Sonnenlicht ausgesetzt wird, verändert sich der Cholesterinstoffwechsel in einem solchen Ausmaß, dass das Cholesterin im Blut herabgesetzt und wie bereits erwähnt auch aus den Ablagerungen der Gefäßwände herausgelöst wird.

Wichtige Wirkungen des Sonnenlichtes sind:
- ✓ Senkung des Blutdrucks,
- ✓ Senkung von Blutzucker,
- ✓ Senkung des Cholesterins,
- ✓ Senkung von Asthmaanfällen,
- ✓ Senkung des Bakterienwachstums, d.h. die ultravioletten Strahlen der Sonne tragen dazu bei, den Körper und unseren Lebensraum zu reinigen,
- ✓ Absinken des Pulses,
- ✓ Normalisierung des Mineralstoffwechsels (Phosphat, Kalzium),
- ✓ Steigerung der Atemfrequenz,
- ✓ Steigerung der Abwehrfunktion des Immunsystems; man erkrankt seltener an Infekten wie etwa Erkältungen,
- ✓ Steigerung der Sauerstoffsättigung des Blutes,
- ✓ Steigerung des Sauerstoffaustauschs im Gewebe,
- ✓ Erhöhung der Blutneubildung,
- ✓ Belebung unseres Gemütsempfindens,
- ✓ Vorbeugung von altersbedingten Krankheiten wie Demenz,
- ✓ Umwandlung vom in der Haut befindlichen Ergosterin in Vitamin D,
- ✓ Zerfall zahlreicher Körperzellen infolge der Erythembildung, somit Reizwirkung für den Körper,
- ✓ Schutz für Ungeborene: Untersuchungen ergaben, dass Kinder, deren Mütter in der Schwan-

gerschaft reichlich Vitamin D aufnahmen, später festere Milchzähne und seltener Karies hatten.

Wie können wir den Tagesbedarf von fünf Mikrogramm Vitamin D decken? Erstens über die Nahrung: Die besten Lieferanten sind Fischsorten wie Hering und Lachs. Sie liefern reichlich Fettsäuren, die dem Körper helfen, dass fettlösliche Vitamin D aufzunehmen. Und zweitens über das Sonnenlicht: Unser Körper bildet Vitamin D selbst durch Kontakt mit UVB-Strahlen über eine chemische Reaktion in der Haut.

Zusammenfassend können wir wohl sagen: Das Sonnenlicht ist eines der wichtigsten Mittel, das zu Gesundheit führt, besonders wenn körperliche Bewegung in frischer Luft und eine vegetarisch orientierte Ernährung hinzukommen!

Wir sollten auch folgendes nicht vergessen: Ohne die Hilfe der Sonne könnten Tonnen von Wasser nicht verdunsten, nicht zum Himmel aufsteigen und sich zu Wolken formen oder als Regen und Schnee auf die durstige Erde fallen.

Es ist auch gesund, Vorhänge und Fenster zu öffnen, um Sonnenlicht in den Raum zu lassen. Dadurch werden gewisse Bakterien abgetötet.

Studien zufolge neigen Menschen ohne ausreichend Sonnenlicht häufig zu jahreszeitlich bedingten Depressionen. Dieses Problem tritt besonders in Gebieten auf, in denen die Tage im Winter kurz sind. Die Heilungsmethode ist einfach: Man muss sich in den Wintermonaten intensiver dem Licht aussetzen, selbst wenn es nur künstliches Licht ist.

Sonnenbaden

Neben der kurz aufgeführten Wirkung der UV-Strahlen soll im Folgenden noch das Sonnenbaden im Allgemeinen interessieren. Wie nämlich soll ich mich der Sonne aussetzen? Verhalte ich mich als „Sonnenanbeter" richtig?

„Sonnenbaden heißt, den Körper der Sonne aussetzen, wobei außer der direkten Sonnenstrahlung auch noch die Himmelsstrahlung mit einwirkt". Es ist ganz natürlich, dass wir unseren Körper soweit wie möglich entblößen, um in den Genuss des Sonnenlichtes zu kommen. So gelangt neben der Sonne auch die Luft an unsere Haut. Haben wir daneben die Möglichkeit des Badens, so nutzen wir dies, denn: „Sonne, Luft und Wasser sind drei Faktoren, die es am ersten ermöglichen, einen wirklich schönen Körper mit einer gesunden Haut zu erzielen".

Obwohl das Sonnenlicht sehr wichtig für unsere Gesundheit ist, kann es äußerst schädlich sein, wenn wir der Sonne zu intensiv ausgesetzt sind. Viele von uns begehen den Fehler, sich schon gleich zu Anfang eines Urlaubes in südlichen Gefilden oder zu Beginn des Sommers zu Hause längere Zeit der prallen Sonne auszusetzen. Vor diesem übertriebenen Sonnenbaden muss gewarnt werden. Ein Sonnenbrand kann ungewollt ein Wermutstropfen manch schöner Wochenenden oder der Auftakt einer Urlaubsreise sein. Schon im Hohelied 1, 6 heißt es: *„Die Sonne hat mich so verbrannt."*

Jeder ist gut beraten zu schauen, wie es Einheimische mit dem Aufenthalt in der Sonne halten. Wir kennen die „Siesta" aus den Mittelmeerregionen und Südamerika, eine Pause des öffentlichen Lebens in den Mittagsstunden. Aus diesen Ländern stammt auch der Spruch, dass mittags nur die Esel und die Touristen auf den Straßen anzutreffen sind. Wir können sagen: „Ohne Licht kein Leben!" - aber .....Maßhalten und richtige Dosierung des Sonnenbades sind entscheidend für den Gesundheitserfolg!

Sonnen- und Gletscherbrand mit ihrer Schmerzhaftigkeit sind wohl den meisten von uns bekannt. In diesem Zusammenhang sei darauf hingewiesen, dass am Meer und im Hochgebirge auch bei bedecktem Himmel die UV-Strahlung so stark sein kann, dass ein Sonnenbrand entsteht.

Auch wenn heute die Gefährlichkeit bestimmter UV-Strahlen bekannt ist, gilt noch immer die Sonnenbräune als Zeichen für Gesundheit. Die so begehrenswerte gesunde Hautbräune, das sichtbare Andenken an schöne Sonnentage, kann auch ohne „Sonnenanbeterei" erworben werden, indem wir unseren Körper langsam an die Sonne gewöhnen oder zunächst nur ein „Schattenbad" nehmen. Hierdurch bildet sich im Laufe von einigen Tagen ein Schutzpigment gegen die ultravioletten Strahlen.

Intensives Sonnenbaden birgt Gefahren

Der Sonnenbrand ist nicht die einzige Gefahr intensiven Sonnenbadens. Je mehr man sich der Sonne aussetzt, desto mehr steigt das Risiko, an einer der verschiedenen Hautkrebsarten zu erkranken. Das ist allgemein bekannt. Es kann sogar zur Aktivierung einer Tuberkulose kommen. Auch Leberschädigungen, Nierenstörungen u.a. können auftreten.

Zu lang dauernde Strahleneinwirkung auf den Kopf kann zu Schwellungen des Gehirns führen. Kopfschmerzen, Schwindel und Nackensteife sind Zeichen eines Sonnenstichs! Empfindliche Personen sollten ihren Kopf stets mit einer leichten Kopfbedeckung schützen. Schon bei Jona lesen wir: *„Die Sonne stach Jona auf den Kopf."* (Jona 4, 8)

In der klaren und staubfreien Luft am Meer und in großen Höhenlagen wird unsere Haut besonders stark den UV-Strahlen ausgesetzt. Es kommt – bei Unvorsichtigkeit – schnell zu einer starken Rötung (= Verbrennung ersten Grades). Setzt man sich mit dieser vorgeschädigten Haut weiter der Sonne ohne einen Schutz aus, kommt es zu Blasenbildung (= Verbrennung zweiten Grades).

Außer der Haut kann auch der ganze Organismus geschädigt werden. Denn bei „Verbrennung" zerfallen in der Haut Eiweißkörper, die in unserem Körper Fieber und Durchfälle hervorrufen.

Im Gebirge (besonders an Gletschern und im Schnee) ist auch darauf zu achten, dass es nicht zu einer bläschenförmigen Entzündung im Mundbereich und insbesondere der Lippen kommt (= Herpes). Um einen solchen Gletscherbrand zu verhüten, können wir uns einer Lichtschutzsalbe oder anerkannter Filteröle bedienen.

Einen schon aufgetretenen Sonnenbrand behandeln wir am besten mit Extrakten aus Kamille, Rosskastanie, Kühlung von außen (durch fließendes Wasser und/oder kalte Umschläge) und mit der ausreichenden Zufuhr von Flüssigkeit (Wasser und Tees) oder mit Salben gegen Verbrennungen. Bei Verbrennung zweiten Grades ist stets ein Arzt zu Rate zu ziehen.

Geraten wir beim Sonnenbad ins Schwitzen oder fühlt sich unser Körper heiß an, dann brechen wir am besten das Sonnenbad ab und begeben uns in den Schatten oder in kühle Räume, oder wir kühlen uns durch ein Bad oder eine Dusche wieder ab. Es darf auf keinen Fall eine Überwärmung im Körper entstehen. Denn hierdurch wird unser Kreislauf überlastet; es kann zu einem Kreislaufversagen kommen. Stundenlanges Liegen in praller Sonne und in gleicher Körperlage ist gesundheitsschädlich und kann zu einem Hitzschlag führen.

Das „Braten in der Sonne" auf einem Liegestuhl birgt die Gefahr in sich, dass der Rücken zu lange in der Schattenseite bleibt und dass wir bei zu großer Hitze dann am Rücken ins Schwitzen geraten. Weht eventuell noch ein kühler Wind durch die Stoffbespannung, so unterkühlen wir uns. Die Folge hiervon sind Muskelschmerzen und Nervenreizungen. Deshalb ist häufiger Lagewechsel in der Sonne angezeigt, um hierdurch die Haut gleichmäßig der Sonnenbestrahlung auszusetzen.

Das Bad im Schatten

Das „Bad im Schatten" bräunt ebenfalls unsere Haut, wenn auch nicht so schnell wie ein „Bad in der prallen Sonne". Wollen wir uns im Schatten bräunen lassen, so legen wir uns eventuell neben einen Baum, nicht unter die Baumkrone, neben eine Mauer, neben einen Strandkorb u.ä. Wir müssen im Schatten liegend den Himmel über uns erblicken können.

**„Ohne Licht kein Leben" ... aber
„In der Mittagssonne sind nur die Touristen
und die Esel auf der Straße!"**

In vielen Urlaubsländern kann man immer wieder beobachten, dass die Touristen in den heißesten Stunden des Tages am Strand liegen und sich dort regelrecht grillen lassen. Diese Urlauber sind sehr leicht zu erkennen, denn ihre Haut leuchtet schon nach kurzer Zeit in „feurigem Rot".

Es ist besser, diese Stunden zu meiden und die ersten Tage des Urlaubs im Schatten zu verbringen. Für viele von uns liegt es daher nahe, vor Antritt des Urlaubs die Haut unter der künstlichen Sonne der Solarien zu bräunen. Man ist der Meinung, hierdurch einen Sonnenschutz aufzubauen. Das ist jedoch ein Trugschluss. Denn die überwiegend auf UVA-Strahlung basierenden Sonnenliegen machen die Haut zwar braun, bewirken aber keinen wirksamen Sonnenschutz.

Individueller Lichtschutzfaktor

Der Aufenthalt in der Sonne sollte ein Vergnügen sein. So sollte sich jeder an seinem individuellen Hauttyp orientieren. Schließlich gehört jeder Mensch zu einem der vier Hauttypen der vom keltisch hellhäutigen bis zum mediterranen Typ reicht. Wer zu den hellhäutigen blonden oder gar rothaarigen Menschen gehört, sollte die Sonne meiden oder sich mit einem sehr hohen Lichtschutzfaktor schützen. Denn die Gefahr von Hautkrebs ist bei diesem Hauttyp besonders hoch. Der Schutz der Haut hat einen immer höheren Stellenwert. Unsere Haut hat ein langes Gedächtnis und nimmt jeden Sonnenbrand übel!

Man sollte allerdings folgendes nicht vergessen: Aufgrund der Häufung von Hautkrebserkrankungen seit Mitte des 20. Jahrhunderts wurden Warnungen vor Sonnenbädern ausgesprochen und Empfehlungen für Sonnenschutzmittel gegeben – und dies war wohl mehr auf die Lobbyarbeit der Pharmaindustrie zurückzuführen als auf medizinische Forschungen. Es wurde geraten, nie in die Sonne zu gehen, ohne zuvor jeden Zentimeter unbedeckter Haut mit Sonnenschutzmittel eingecremt zu haben. Diese Empfehlung aber ist bedenklich!

Wirksamer Sonnenschutz

Aufgrund der genannten Empfehlungen ist es in südlichen Breiten wie in Australien oder dem südlichen Afrika schon seit Jahren üblich, sich vor der Sonne zu schützen. Hierzu benutzt man Präparate mit hohem Lichtschutzfaktor. Der Lichtschutzfaktor besagt, wie lange man in der Sonne bleiben kann ohne dass die Haut Schaden nimmt.

Für ein gutes Sonnenschutzmittel sind folgende Kriterien ausschlaggebend: Das Mittel sollte einen hohen Licht- und Breitbandschutz besitzen. Außerdem muss es schweiß- und wasserfest sein. Was den Lichtschutzfaktor betrifft, so sollte dieser nicht unter 15 liegen: für Kinder eher noch höher, denn ihre Haut ist noch empfindlicher als die eines Erwachsenen. Für Bergsteiger oder Wassersportler sollte es ein richtiger „Sunblocker" mit Faktor 40 sein, denn Schnee und Wasser reflektieren die Sonnenstrahlen und vervielfachen die Wirkung der Sonne wie ein Spiegel. Exponierte Körperstellen wie die Ohren, die Nase und die Schultern sollten immer besonders sorgfältig eingecremt werden, denn hier tritt ein Sonnenbrand am schnellsten auf.

Der wohl wichtigste Sonnenschutz ist die Kleidung. Wie so oft im Bereich der gesunden Lebensweise sind entscheidend Maßhalten und Gleichgewicht im Umgang mit der Sonne!

Tipps für ein Sonnenbad

Wer einmal einen richtigen Sonnenbrand mit Fieber und Schüttelfrost gehabt hat, der wird die nachfolgenden Ratschläge bestimmt beherzigen. Die Verträglichkeit für Sonnenstrahlen muss jeder an sich selbst ausprobieren; dafür gibt es kein Rezept.

- In den ersten Tagen des Sonnenbadens sollte die Dauer der Sonneneinwirkung je nach Pigmentreichtum der Haut fünf bis zehn Minuten in der Bauch- und Rückenlage nicht überschreiten. Diese Zeit ist ausreichend, um das in der Haut vor Sonnenbrand schützende braune Pigment zu bilden.
- Will man sich in den ersten Tagen dennoch länger in der Sonne aufhalten, dann schütze man seine Haut am besten durch leichte Bekleidung.
- Wenn man so verfährt, kann man nach einigen Tagen das Sonnenbad auf eine Besonnungsdauer von einer halben Stunde und mehr steigern. Wir müssen dem Körper Zeit lassen, damit er die Reizwirkung zu seinem Nutzen verarbeiten kann.
- Viel trinken. Am besten zwei bis drei Liter pro Tag.
- Alkoholfreie Cocktails aus frischen Früchten und Gemüse schmecken nicht nur gut, sondern enthalten viele Vitamine, die die Haut auch von innen für die Sonneneinstrahlung stärken und die Bräunung unterstützen, z.B. durch Carotin, welches reichlich im Karottensaft enthalten ist.
- Vitamin E und Vitamin C sind Radialfänger (Antioxidantien), die als Zellschutz vor lichtbedingter Hautalterung schützen.
- Haben wir durch langsame Steigerung die ersten Tage ohne Sonnenbrand hinter uns gebracht, dann können wir unser Sonnenbad verlängern. Aber höchstens 2 Stunden am Tag in der direkten Sonne verbringen.

- ✓ In der Mittagszeit zwischen 11 und 15 Uhr die Sonne meiden, da die Strahlung dann am intensivsten ist und teilweise senkrecht auf die Haut trifft.
- ✓ Besser in den Schatten legen. Hier wirken immerhin noch 50 % der UV-Strahlen. Die Haut wird so zwar langsamer, jedoch schonender gebräunt. Und diese Bräune hält auch länger an.
- ✓ Wie schon gesagt, die Haut langsam an die Sonne gewöhnen. Beginnen mit kurzen Aufenthalten und – falls erforderlich – mit hohem Lichtschutzfaktor. Aber Achtung: Ist der Lichtschutzfaktor ausgereizt, kann die Bräunungszeit durch Nachcremen nicht verlängert werden!
- ✓ Zum Schwimmen eine wasserfeste Sonnencreme auftragen, denn in 50 cm Tiefe kommen immer noch 70 % der UV-Strahlen an. Achtung für „Wasserratten": Unter Wasser hält sich die Creme nur ca. 80 Minuten auf der Haut.
- ✓ Nasse Haut ist wesentlich sonnenempfindlicher als trockene Haut. Im Wasser quillt die Haut auf und der hauteigene UV-Filter Urocaninsäure wird ausgewaschen. Haut trocken tupfen – nicht trocken rubbeln, damit möglichst viel Sonnenschutz erhalten bleibt.
- ✓ Über die Stärke der Sonnenbestrahlung täuscht man sich leicht. Die kühle Brise am See oder am Meer unterdrückt das Warnzeichen „Hitze". Zusätzlich wird vom Wasser noch ein Teil der ultravioletten Strahlen zurückgeworfen. Also Vorsicht!

- ✓ Eine Gefahr besteht auch im „Braten" auf der Luftmatratze draußen auf dem Wasser. Sicher ist es schön, die Sonne wie auf einer Trauminsel zu genießen. Aber es ist gefährlich! Bei unbedachter Bewegung rutscht die Luftmatratze weg, und der überhitzte Körper fällt ins kalte Wasser. Dieser Kälteschock kann zu einer Ohnmacht führen. Ist dann keine Hilfe in der Nähe, so ist der Mensch verloren.
- ✓ Bedenken wir darum: Sonnenbaden, ja. Aber mit Vernunft!

So schön auch die heiße Jahreszeit ist und obgleich das Sonnenbaden für unseren Organismus und für unsere Gesundheit von Nutzen ist, müssen wir – wie wir gesehen haben – daran denken, dass ein Zuviel oder ein falsches Sonnenbaden auch Gefahren in sich birgt. Wenn wir uns langsam an die Sonneneinwirkung gewöhnen, mit dem „Sonnenanbeten" mäßig sind und unsere Haut schützen, dann werden wir auch im nächsten Sommer wieder eine gesunde Bräune und Lebensfreude aus unserem Urlaub mitbringen. Wir werden uns wieder froher, frischer, jünger und leistungsfähiger fühlen.

Die künstliche Sonne

In den letzten Jahrzehnten sind Geräte und künstliche Sonnen immer mehr in Mode gekommen und zur angeblich völlig gefahrlosen Bräunung zum Kauf oder zur stundenweisen Benutzung angeboten worden. Vor dem exzessiven Gebrauch solcher Geräte, also mehrmals wöchentlich über eine lange Zeit hinaus, ist aus ärztlicher Sicht dringend zu warnen und zwar wegen einer vorzeitigen Alterung der Haut und wegen der Möglichkeit, Krebsgeschwüre zu erzeugen – auch wenn die sonnengebräunte Haut heute Sportlichkeit und Gesundheit symbolisiert!

Nochmals: Maßhalten und richtige Dosierung des Sonnenbadens sind entscheidend für den Gesundheitserfolg! Nicht allein auf die Reizwirkung der Strahlung, sondern auf die Gewöhnung des Organismus an die Sonneneinwirkung kommt es an.

Mäßigkeit / Enthaltsamkeit II.5

Gott hat den Körper des Menschen geschaffen. Jede Funktion ist weise und wunderbar eingerichtet. Gott selbst hat zugesagt, diesen menschlichen Körper gesund zu erhalten, wenn der Mensch seine Weisungen befolgt und mit Gott zusammenwirkt. Wer maßvoll lebt, bleibt frei von jeder Versklavung des Körpers; und der Geist wird dadurch aufnahmebereit für die Kraft Gottes. In diesem umfassenden Sinn beziehen sich die Grundsätze einer verantwortlichen christlichen Lebensweise nicht nur auf die Enthaltung von alkoholischen Getränken und Rauschdrogen, sondern auch auf jeden unmäßigen Gebrauch von Dingen, die an sich nicht gesundheitsschädlich sind. Ferner gehört dazu das gesamte Verhalten des gläubigen Menschen, ganz gleich, ob es sich um Essen und Trinken, Arbeit und Studium, Erholung und Freizeit handelt. Es ist sozusagen der rote Faden, der sich durch alle gesundheitsfördernden Maßnahmen hindurchzieht.

Mangelnde Selbstbeherrschung

Ein altes Sprichwort sagt: „Arbeit, Mäßigkeit und Ruh – schließen dem Arzt die Türe zu!" Was bedeutet nun Mäßigkeit?

Der deutsche Begriff „Mäßigkeit" oder „Maßhalten" ist sprachverwandt mit „Maß". Dementsprechend müsste man sagen: Einer, der in bestimmten Situationen das rechte Maß bewahrt, sich beherrschen kann, ist mäßig. Man denkt hier meist an die Themen Alkohol und Tabak. Dabei liegt das Gewicht auf dem Gedanken, dass man sich bestimmter Dinge maßvoll bedient. Aber damit ist der Inhalt des Begriffs „Mäßigkeit" nicht voll ausgeschöpft. Synonymwörterbücher stellen Mäßigkeit sogar in eine Reihe mit Begriffen wie Enthaltsamkeit, Abstinenz, Askese. Diese Bedeutung geht weit über einen maßvollen Gebrauch bestimmter Dinge hinaus und meint völligen Verzicht.

Wenn von christlicher Mäßigkeit die Rede ist, dann ist durchweg der Verzicht auf alles, was dem Körper, der Seele und dem Geist des Menschen schaden könnte, gemeint. Es handelt sich also um eine gesundheitsgemäße Lebensführung. Gott geht es um die Gesundheit seiner Geschöpfe. Wer seine Ratschläge befolgt, hat es nicht zu bereuen. Man könnte an vielen Beispielen zeigen, wie glaubensstarke Männer und Frauen auch in ihrer Lebensführung vorbildlich waren.

Auch wir sollten ein Vorbild in Wort und Wandel sein. Das erstreckt sich bis auf den Bereich der Gesundheitspflege. Der Leib soll von uns gepflegt werden, weil er ein Tempel des Heiligen Geistes ist. Allerdings wäre es falsch, das Essen und Trinken zu einer Art Gottesdienst zu erheben und vorwiegend darin sein Heil zu suchen. „Gott möchte, dass jeder persönlich lernt, mit Takt und Geschick für Enthaltsamkeit und ein vernünftiges Leben zu wirken und seine Talente weise anzuwenden, um der Menschheit zu nützen." (6)

Nach Hufeland ist es wichtig, sich das Andenken eines Mannes zu bewahren, der die Kunst, sein Leben zu verlängern, auf dem Wege der Natur und der Mäßigkeit zu finden wusste: „Cornaro, der Italiener, war's, der durch die einfachste und strengste Diät und durch eine beispiellose Beharrlichkeit in derselben sich ein glückliches und hohes Alter verschaffte, das ihm reichlich Belohnung seiner Entsagung und der Nachwelt ein lehrreiches Beispiel gab." (4)

„Die vernünftige Lebensweise muss in unseren Familien bei Tisch beginnen... Die Aufgabe der Mutter ist bedeutsam und eine heilige Verpflichtung... Ihre Sorge richte sich nicht nur auf das Äußere, sondern sie beachte auch die Gesundheit und die guten Sitten ihrer Kinder. Manche Mütter, die auftretende Unmäßigkeit beklagen, blicken nicht tief genug, um die Ursachen dafür zu erkennen. Täglich bringen sie verschiedene Gerichte und scharf gewürzte Speisen auf den Tisch, die zu übermäßigem Essen verleiten... Bei vielen steht das Essen an erster Stelle. Wer seiner Esslust frönt, indem er zu häufig isst und unzuträgliche Speisen zu sich nimmt, schwächt seine Widerstandskraft auch anderen Leidenschaften gegenüber." (7, I, S.286)

In 2. Petrus 1, 5.6. (M) lesen wir: *„Eben darum müsst ihr aber auch mit Aufbietung allen Eifers in eurem Glauben die Tugend darreichen, in der Tugend die Erkenntnis, in der Erkenntnis die Selbstbeherrschung (oder: Enthaltsamkeit), in der Selbstbeherrschung die Standhaftigkeit."*

Dies ist ein wichtiger Schritt auf dem Wege der Nachfolge Jesu. Vielerorts herrschen Unmäßigkeit und Ausschweifung, die nicht ohne Folgen bleiben. Denn wer so lebt, dass er seine Lebenskraft untergräbt, seine Widerstandsfähigkeit schwächt und seinen Verstand trübt, sündigt gegen Gott.

„Um das Unbeherrschtsein an der Wurzel zu packen, müssen wir tiefer gehen als bis zur Ablehnung von Alkohol und Tabak. Müßiggang, Ziellosigkeit und schlechte Gesellschaft können die Ursache für Ausschweifungen sein. Alles was die Verdauung in Unordnung bringt, die Nerven übermäßig erregt oder den Organismus beeinträchtigt, indem das Gleichgewicht der geistigen und leiblichen Kräfte gestört wird, schwächt auch die Herrschaft des Geistes über den Körper und begünstigt die Unmäßigkeit. Wer sich an zu reichhaltige Kost gewöhnt, findet nach einiger Zeit, dass der Gaumen mit einfacher Nahrung nicht mehr zufrieden ist. Er verlangt nach immer stärker gewürzten Speisen. Wenn die Nerven angegriffen sind und der Organismus geschwächt ist, scheint auch dem Willen die Kraft zu fehlen, gegen die unnatürlichen Begierden anzukämpfen. Die Schleimhaut des Magens wird gereizt und entzündet; dadurch wird wiederum Durst hervorgerufen, der oft durch starke Getränke gelöscht wird. Gerade vor den Anfängen des Übels sollte man sich hüten." (8, S.188)

Selbst hinsichtlich guter Speisen wird vor einer Übersättigung gewarnt. In Sprüche 25, 16 heißt es: *„Findest du Honig, so iss davon nur, soviel du bedarfst, dass du nicht zu satt werdest und speiest ihn aus."*

Mäßigkeit spielt also in unserer Ernährung eine wichtige Rolle, wie Regelmäßigkeit in allen Dingen! Auch Gesundes soll maßvoll gebraucht werden.

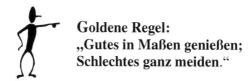 **Goldene Regel:**
„Gutes in Maßen genießen;
Schlechtes ganz meiden."

Von Kollath stammt der Ausspruch: „Nicht die Jahre, sondern die Lebens- und Ernährungsweise bestimmen das Alter; das Geburtsdatum ist unverbindlich!"

Unmäßigkeit

Das erste, was nach Hufeland „lebensverkürzend wirken kann, ist Unmäßigkeit. Das zu viele Essen und Trinken schadet auf dreifache Art dem Leben. Es strengt die Verdauungskräfte übermäßig an und schwächt sie dadurch. Es hindert die Verdauung, weil bei solchen Mengen nicht alles richtig verarbeitet werden kann... Zu viel essen heißt, so lange essen, bis man nicht mehr kann; und die Folgen sind Schwere und Fülle des Magens, Gähnen, Aufstoßen, Schläfrigkeit, Dumpfheit des Kopfes. Die alte Regel bleibt also immer noch wahr: Man höre auf zu essen, wenn man noch etwas essen könnte." (4) Anders ausgedrückt: „Der Mensch ist nicht da, um seine Esslust zu befriedigen. Für die körperlichen Bedürfnisse muss wohl gesorgt werden; aber deswegen ist es nicht notwendig, dass der Mensch von der Genusssucht beherrscht wird." (9, S.60)

Neigung zur Maßlosigkeit

Leider ist die Neigung zur Maßlosigkeit sehr verbreitet. Nach anstrengender körperlicher Arbeit hat man gewöhnlich größeren Hunger als nach einem Ruhetag. Wenn jemand seinen normalen Hunger stillt, wird niemand von Unmäßigkeit reden. Gesunde junge Menschen entwickeln oft einen erstaunlichen Appetit, und es wäre unrecht, machte ein Schwächling oder ein Magenkranker dem guten Esser wegen seines gesunden Hungers Vorwürfe. Hier liegt nicht das Wesen der Mäßigkeit.

Gottes Wort will uns vielmehr anweisen, niemals Knechte der Ess- und Trinksucht zu werden. Die Mutter beispielsweise, die dem Drängen und Betteln ihres Kindes ständig nachgibt und immer wieder Geld herausrückt, damit sich das Kind Speiseeis kaufen kann, ist auf dem besten Weg, ihr Kind nicht zu einem freien Menschen, sondern zu einem Sklaven zu erziehen. Hemmungslosigkeit und Unbeherrschtheit können in wenigen Jahren die traurige Ernte solcher Saat sein. Zur Mäßigkeit sollte von Haus aus erzogen werden. Ein freiwilliger Verzicht auf eine leckere Speise oder auf ein schmackhaftes Getränk festigt den Willen des Kindes wie des Erwachsenen. Wer über seine Neigung zur Genusssucht die Kontrolle behält, wird sich auch auf anderen Gebieten beherrschen können.

Von Heraklit stammt das Wort: „Nicht gut ist, dass alles sich erfüllt, was du wünschest; durch Krankheit erkennst du den Wert der Gesundheit, am Bösen den

Wert des Guten, durch Hunger die Sättigung, in der Anstrengung den Wert der Ruhe."

Die Gesundheit des Menschen hängt entscheidend von der Ernährung ab. Wir sollten weniger Kalorien aufnehmen, aber unsere Kost sollte die notwendigen Mengen an Vitaminen, Mineralien und Eiweiß enthalten.

Wir müssen uns also fragen: Ist das, was wir essen und die Menge, die wir zu uns nehmen, unserem Körper zuträglich? Mäßigkeit sollte beim Essen die Grundregel sein. Bedenken wir den Ausspruch des Chinesen Laotse, der gesagt hat: „Iss, wenn dich hungert, und trinke, wenn dich dürstet! Merke aber: Alles, was darüber hinausgeht, ist von Schaden!"

Wir leben aber häufig zu gut und zu fettreich und beschwören so die Gefahr der Herz- und Gefäßkrankheiten herauf. In Europa zählt die Fettsucht heute zu den häufigsten Leiden. Aber leider sprechen nur wenige über die Gefahren der Fressgier!

Selbstmord mit Messer und Gabel

Und übergewichtige Menschen leben gefährlich! Überflüssige Pfunde belasten Herz und Kreislauf. Nicht von ungefähr neigen viele zu Bluthochdruck. All das und noch manches andere hängt mit der Übergewichtigkeit zusammen. Sind unsere Essgewohnheiten etwa ein „Selbstmord mit Messer und Gabel"?

Es lohnt sich einmal Gedanken darüber zu machen, inwieweit unsere angegriffene Gesundheit mit dem

Bauchumfang zusammenhängt. Auch die Lebenserwartung übergewichtiger Menschen ist geringer als bei Normalgewichtigen.

Die bösen Folgen der Korpulenz sind Darmträgheit, Gallen- und Leberleiden, Zuckerkrankheit, Bluthochdruck u.a.m. Soll man da tatenlos zusehen? Man sollte es nicht so weit kommen lassen, dass der Hosen- oder Rockbund nur noch mit Anstrengung geschlossen werden kann. Korpulente leben gefährlicher! Wer über vierzig ist, sollte besonders auf „die schlanke Linie" achten!

Da erhebt sich die Frage: Wie viel darf man dann überhaupt essen? Ein alter Volksspruch sagt: „Morgens wie ein König, mittags wie ein Edelmann und abends wie ein Bettler."

Die Entstehung des Übergewichts ist auf verschiedene Ursachen zurückzuführen. Hauptgrund der Fettsucht ist wohl die „Gefräßigkeit". Man lebt nach dem Motto: „Lieber sich den Magen verrenken, als dem Wirt was schenken!" In den Apogryphen und dort im Buch Sirach, das um 172 v.Chr. verfasst wurde, heißt es: *„Überfülle dich nicht mit allerlei leckerer Speise und friss nicht zu gierig. Denn viel Fressen macht krank, und ein unersättlicher Fraß kriegt das Grimmen. Viele haben sich zu Tode gefressen; wer aber mäßig isst, der lebt desto länger."*

Zum Fettansatz kommt es weiterhin durch den ständig steigenden Fettverbrauch. Meist aber wird der Grundstein zum Übergewicht schon im Kindesalter gelegt. Das Kind richtet sich beim Essen nach den

Gepflogenheiten der Familie. Nicht die Fettsucht wird vererbt, sondern die Sitten und Gebräuche des Elternhauses und damit auch die „Küchentradition". Fresser werden nicht geboren, sondern erzogen.

Bei übergewichtigen Menschen beobachtet man einen Hang zur Trägheit. Solche Bequemlichkeit aber ist ein Feind der Gesundheit. Der von Johann Gottfried Seume (1763-1810) niedergeschriebene Ausspruch – „Vieles ginge besser, wenn man mehr ginge" – trifft auch heute noch zu. Körperliche Bewegung und regelmäßiges gymnastisches Training des Körpers wirken einem Übergewicht entgegen.

Persistierende Nabelschnur

Nicht wenige Eltern und Großeltern sind oft der falschen Auffassung, guter Gewichtsansatz entspräche einer guten Gesundheit. So werden Kinder mit „Leckerbissen" überfüttert. Und das Essen wird schließlich zur oralen Befriedigung. Die Amerikaner sprechen vom „Syndrom der persistierenden Nabelschnur", d.h. viele Eltern benutzen die Nahrung, um ein übertrieben enges Verhältnis zu ihrem Kind aufrechtzuerhalten.

Wer sein Kind „mästet", stempelt es zum Außenseiter und macht es krank. Fettsüchtige Kinder versagen häufig in der Schule, haben psychische Schäden, Plattfüße, X-Beine, Bandscheibenschäden u.a.m. Auf alle anderen Komplikationen kann hier nicht eingegangen werden. Aber noch folgendes: Die Lebenserwartung wird durch Fettsucht herabgemindert. Treffend hat es Dauthendey ausgedrückt: „Jeder

Mensch baut sich durch seine Lebensweise seine Todesweise auf!" Und ebenso eindeutig ist der Ausspruch: „Deine Leibesgrenze ist deine Lebensgrenze!" – oder umgekehrt ausgedrückt: „Wenn der Gurt wird enger, ist das Leben länger!"

Maßhalten in allen Dingen

„Maßhalten ist mehr als nicht zu rauchen, auf illegale Drogen, Alkohol, schwarzen Tee, Kaffee oder zuckerhaltige, alkoholfreie Getränke zu verzichten. Mäßigkeit ist mehr als Enthaltsamkeit, weil selbst gute Dinge zu Problemen führen, wenn sie übertrieben werden.

Wie sehen zum Beispiel deine Arbeitsgewohnheiten aus? Hast du angemessene Arbeitszeiten? Hast du Zeit für deine Familie, für Erholung, körperliche Fitness und den Dienst für andere? Hast du Zeit für Gott?

Wie viele Stunden schläfst du? Oder arbeitest du fast ununterbrochen? Oder schläfst du vielleicht zu viel? Denn zu viel Schlaf wirkt sich genau wie zu wenig Schlaf negativ auf die Gesundheit aus.

Wie steht es mit deiner Ernährung? Vielleicht isst du ja kein Schweinefleisch und nicht einmal Geflügel, aber du legst auf deinen Teller so viel auf, dass du dich nach dem Essen kaum vom Tisch erheben kannst.

Wir wissen, dass Sonnenlicht gut für uns ist. Doch zu viel Sonnenlicht kann Krebs verursachen. Auch Bewegung ist wichtig. Viele bewegen sich nicht genug. Doch auch zu viel Bewegung kann dem Körper schaden." (2)

Folgender Satz trifft den Kern wahren Maßhaltens: „Wahre Mäßigkeit lehrt uns, Schädliches zu meiden und wohlüberlegt nur das zu verwenden, was der Gesundheit förderlich ist." Deshalb betrachte alle Bereiche deines Lebens. Wie maßvoll lebst du? In welchen Bereichen ist Veränderung notwendig? Und wenn du vielleicht unter negativen Auswirkungen falscher Verhaltensweisen leidest, warum suchst du nicht Hilfe, um die notwendigen Veränderungen anzugehen? Was hindert dich daran, Veränderungen vorzunehmen, die dir gut tun können?

Ohne Drogen leben

Wenn auf der einen Seite in Printmedien auf das Suchtproblem und die Gefahren hingewiesen wird – wie: „Suchtdelikte sprunghaft angestiegen!" „Immer mehr Schüler und Lehrlinge nehmen Rauschgift!" „Rauschgift auch ein Schulproblem!" „Jeder dritte Jugendliche hat Rauschgiftkontakt!" „Drogen machten schon 60.000 zu Jungrentnern!" – wird auf der anderen Seite leider auf vielfältigem Wege mit raffinierten Methoden versucht,

1. vorwiegend dem Jugendlichen einzuhämmern, dass es modern ist zu „haschen" oder „high" zu sein;
2. durch viele Stimmen, das Suchtproblem zu verharmlosen, ja sogar eine freie Verkäuflichkeit von Haschisch zu fordern bzw. für eine Liberalisierung der einschlägigen Gesetze zu plädieren und

3. durch gewollte falsche Vorstellungen einiger Zeitgenossen die irrige Meinung zu vertreten, „man könne bei der Rauschmittelsucht ebenso wie auf sexuellem Gebiet die konventionellen Vorstellungen über Bord werfen. Man übersah dabei geflissentlich, dass Suchtmittel nicht tabu, sondern ausgesprochen gesundheitsschädlich sind."

Neben den gesundheitlichen werfen Rauschgifte auch soziale Probleme auf; die Schäden physischer, psychischer und sozialer Natur können nicht einfach durch ein Fortschrittsgehabe wegdiskutiert werden. Wenn flüchtige Phänomene unserer Zeit, wie Mini- oder Maxi-Mode, Hippie-Zeit, Punk-Bewegung, No-Future-Generation usw. vorbei und vergessen sind, dürften wohl nur geringe nachteilige Auswirkungen zurückbleiben. Klingt aber die Rauschmittelwelle ab, bleiben Tausende meist junger Menschen mit schweren Schäden psychischer und physischer Art auf der Strecke.

Vom Missbrauch zur Sucht

Wir müssen zunächst nach medizinischem Sprachgebrauch Missbrauch, Gewöhnung und Sucht unterscheiden.

Unter Missbrauch oder Abusus wird der übermäßige Gebrauch von bestimmten Stoffen, so u.a. von Medikamenten oder Drogen verstanden. Bekannt ist uns dieser Begriff beispielsweise vom Schlafmittelmissbrauch, vom Tabletten- oder Nikotinabusus her.

Missbrauch fängt harmlos, gewissermaßen spielerisch an und kann mit der Zeit zur Gewöhnung führen.

Unter Gewöhnung verstehen wir die Anpassung an einen bestimmten Stoff oder die Fähigkeit unseres Organismus, immer größere Mengen eines Medikamentes, eines Giftstoffes o. ä. zu vertragen. Gewöhnung kann in Sucht übergehen, muss es aber nicht.

Der Sachverständigenrat der WHO schuf schon 1964 für die Begriffe Sucht und Gewöhnung den Oberbegriff „Suchtstoffabhängigkeit" oder „Drogenabhängigkeit".

Sucht ist, ganz allgemein gesagt, das „triebhafte, durch Vernunftgründe nicht einzudämmende Begehren, sich Lust zu verschaffen (Unlust zu vertreiben); das Bestreben, das Lusterlebnis zu wiederholen, sobald es nachzulassen beginnt; die Neigung, diesem Lustgewinn einen hohen Rang einzuräumen, ihm andere Lebensziele unterzuordnen. Die krankhafte Sucht ist dadurch gekennzeichnet, dass der Süchtige durch sein Verhalten seine Gesundheit schädigt, in seiner Leistungsfähigkeit erheblich nachlässt oder sozial verwahrlost."

Wie Alkoholismus und Drogenmissbrauch ist auch das Rauchen eine Sucht. Über das Nikotin gibt es eine unübersehbare Fülle von Veröffentlichungen. Fachleute berichten, dass die Zigarette, würde sie heute erfunden, wahrscheinlich aktuell den gleichen Stellenwert wie Heroin innehaben würde. Nur der Geschichte und Tradition sei es zu verdanken, dass sich Nikotin gesellschaftlich etablieren und so lange behaupten konnte. Die Entwicklungen der letzten Jahre zeigen, dass hier allmählich lange bekanntes Wissen endlich durch Verbote zum Schutz der Verbraucher umgesetzt wurde. Über die Gefährlichkeit des Rauchens ist viel geforscht und publiziert worden, sodass es sich erübrigt, hier näher darauf einzugehen.

„Die Drogenkonsumenten sprechen von <Auflösung der Grenzen des Ego> (Ich). Kritisch werden wir sagen müssen: Der Haschisch-Raucher etc. strebt danach, jemand zu sein, der er nicht ist. Am besten erklärt man sich, was in diesem ganzen Bereich vor sich geht, mit zwei Worten: Es handelt sich um ein halluzinatorisches Erlebnis. Eine Halluzination ist bekanntlich eine Wahnvorstellung. Diese Rauschgiftkonsumenten sprechen deshalb auch richtig von einer <Fahrt>, von einer <Höhenreise>, auf der sich jemand befindet, wenn er diese Dinge raucht." (zit. bei 3)

Sucht ist ein menschliches Problem!

Wir können allein mit erhobenem Zeigefinger und mit überalterten Vorstellungen und Begriffen nichts gegen den Rauschmittelgebrauch tun. Wir haben uns nach dem <Warum> zu fragen!

Die Sucht bildet sich häufig bei den Menschen aus, die hoffen, eine Flucht aus der Realität des Lebens oder eine Flucht aus der Gesellschaft zu erleben. Das Aufgeben bisheriger Traditionen treibt den Menschen – und insbesondere den Jugendlichen – in die Isolierung. Alleinsein und Vereinsamung schließlich führt zu Angst. Und die Angst, die Unruhe, die Unsicherheit sind es, die den nicht in sich gefestigten, labilen Menschen zu den Suchtmitteln greifen lässt. Die Angst treibt den Menschen in eine Welt ohne Halt, und die Einnahme von Drogen führt zu weiteren inneren Spannungen.

Es kommt häufig zu einer starken Bindung in Gruppen und Banden unter Führung oft junger Krimineller. Zu beobachten sind <ritualisierte Aggressionen>, Lärmen und Schreien, hemmungsloses Kreischen bei Massenveranstaltungen oder sogar eine nicht zu bremsende Zerstörungswut. Es handelt sich um ekstatische Verhaltensweisen, die nach Kretschmer (zit. bei 3) „als Rückfall in frühe primitive Verhaltensweisen" bezeichnet werden.

„Die Massen brauchen offenbar ihr <Opium>", so schreibt Birdwood (zit. bei 1), „sei es nun die Zigarette, der Alkohol oder das Rauschgift – oder aber nur das Fernsehen und der Fußball". Und was ist hier der Grund? „Die Menschheit", so formuliert es T. S. Eliot (zit. bei 2), „kann nicht sehr viel Wirklichkeit ertragen". Und die Menschen scheinen heute sehr viel mehr <Opium> zu benötigen als in der Vergangenheit; man sucht Zuflucht bei Alkohol, Tabak, Beruhigungsmitteln und psychoaktiven Substanzen. Besonders gefährdet sind labile und sensible Jugendliche, schwache und Konflikt beladene Charaktere. Mit Hilfe von Haschisch fliehen sie aus der konventionellen Gesellschaft und gleiten in einen Zustand der Gleichgültigkeit.

Was können wir tun?

Die gefährdete Jugend bedarf der Hilfe! Wie der Nikotin-, Alkohol-, Sex- oder Lärmexzesse suchende Jugendliche, so ist auch der Rauschmittelkonsument auf der Suche nach dem Sinn unseres Daseins. Auf diese Frage haben wir als Erwachsene eine Antwort zu geben! Wir müssen ein Vorbild wie auf allen Erziehungsgebieten abgeben. Positive Werte sind zu fördern, wie wir sie im Musischen, im Sport und in der Religion finden. Diese Forderungen werden an uns alle gestellt!

Um den anfälligen Jugendlichen helfen zu können, ist eine Kenntnis der Rauschgifte für uns unerlässlich. Der rauschmittelsüchtigen Jugend muss z. B. bewusst werden, dass Haschisch für sie nur eine Schrittmacherfunktion hat; nach Haschisch werden Opiate, LSD, Amphetamine, Weckamine, Ecstasy usw. genommen. Wohin diese Entwicklung führt, sollte jedem deutlich werden.

Auch ohne die euphorisierende (scheinbares Wohlbefinden hervorrufende) Wirkung können gewisse Substanzen zu geeigneten und begehrten Suchtmitteln werden, denn keineswegs ist die Euphorie immer die erstrebte Zustandsänderung. Was der Süchtige vom Rausch erwartet und was er tatsächlich erlebt, ist individuell unterschiedlich.

Die größte Gefahr liegt im Genuss der Opium-Alkaloide, Morphium und Heroin. Unter Opium versteht man den eingetrockneten milchigen Saft der unreifen Früchte des Schlafmohns, der u. a. in der

Türkei, im Iran, in Indien und anderen ostasiatischen Ländern angebaut wird – eine braune Masse von bitterem Geschmack. Wichtigster Bestandteil des Opiumalkaloids ist das Morphin (Morphium). Es setzt die Schmerzempfindung herab, beseitigt aber auch unangenehme Gefühle und es entsteht eine Euphorie, die die Gier nach Morphium in sich birgt. Das Resultat der Morphiumsucht ist die chronische Morphinvergiftung mit Abmagerung, allgemeinem Kräfteverfall und psychischem Verfall.

Heroin ist ein Morphinester und als Suchtmittel gefährlicher als Morphium. Es ist wohl das gefährlichste Rauschmittel überhaupt. Infolge einer Atemlähmung kommt es bei einer Überdosierung rasch zum Tode.

Kokain ist ein Alkaloid aus den Blättern des südamerikanischen Kokastrauches. Kokain lähmt die Erregbarkeit sensibler Nervenendigungen und deren Leitfähigkeit. Außerdem kommt es zu einer Gefäßverengung. Im Vordergrund steht aber die Wirkung auf das Zentralnervensystem. Mit kleinen Dosen kommt es zu einer Enthemmung; größere Dosen bewirken eine Lähmung; zum Tod kommt es im tiefen Koma durch Lähmung des Atemzentrums.

Ähnlich wie der Morphinist verspürt der Kokainist zunächst eine Steigerung des Kraftgefühls und eine Euphorie; es treten aber auch unangenehme Nebenerscheinungen wie Übelkeit, Selbstanklagen, Verfolgungsideen u.a.m. auf.

Haschisch – Schrittmacher für die Sucht

In aller Munde ist heute das Wort „Hasch"(= Haschisch). Unter Haschisch verstehen wir das Harz, das aus den Hoch- und Deckblättern der weiblichen Blütenstaude des indischen Hanfs, Cannabis sativa, gewonnen wird. Marihuana demgegenüber sind getrocknete Blätter und Blüten dieser zweigeschlechtlichen Pflanze (die männliche liefert die Hanffaser und die weibliche das Rauschgift), die zur Blütezeit geerntet und getrocknet werden. Das in Europa verwendete Haschisch und Marihuana stammt fast ausschließlich aus dem Orient, zum Teil aus Nordafrika.

Große Mengen Cannabis (Haschisch und Marihuana) werden immer wieder beschlagnahmt. Ein deutliches Zeichen nicht nur für ein vermehrtes Angebot, sondern auch für einen gesteigerten Absatz an Rauschmitteln. Es kann sich bei der beschlagnahmten Menge an Suchtmitteln nur um die Spitze des Eisbergs handeln, die aber beängstigend größer wird.

Haschisch wird in der Regel in Europa geraucht, in Tabak gemischt, in Pfeifen oder in Zigaretten. Die Wirkung beginnt im Allgemeinen nach wenigen Minuten und erreicht ihr Maximum nach 30 bis 60 Minuten und klingt innerhalb von 2 bis 5 Stunden ab.

Es kommt anfangs zu einem Gefühl der Entspannung, zum Abrücken von Alltagsproblemen, zu einer angenehmen Apathie, milden Euphorie, zu Kichern, Lachen und alberner Lustigkeit. Es kann auch zu einer ängstlichen Unruhe oder aggressiven Gereiztheit kommen. Gelegentlich werden auch panikartige Angstzustände und Wahnerlebnisse beobachtet. Im Haschischrausch ist das Denken phantasievoll, beglückend. Sinneswahrnehmungen sind intensiver, Farben leuchten stärker, Musik wird intensiv erlebt. Das Zeiterlebnis ist verlangsamt. Es kommt auch zu illusionären Verkennungen und halluzinatorischen Trugwahrnehmungen. Man erlebt den Körper verändert; so erscheinen beispielsweise der eigene Körper vergrößert oder Personen in der Umgebung als Riesen.

Körperlich kommt es zu Schwindel, Kopfschmerzen, Brechreiz im Hals, Husten, Blutdruckabfall, Hungergefühl, zu Durst, Mundtrockenheit, weiten Pupillen, Augenbindehautentzündungen u.a.m.

Die Befürworter von Haschisch „rühmen die Stimulierung der Sinne und meinen, einen nützlichen Katalysator für optische und akustische Erlebnisse gefunden zu haben. Unter Hasch hätten sie zum Beispiel die Strukturen bestimmter klassischer und moderner Musikstücke zum ersten Mal begriffen. Cannabis sei wie ein Führer in psychische Bereiche, die dann ohne die Droge wieder betreten werden können." (zit. bei 3) Es wird behauptet, dass Schäden auch bei chronischem Gebrauch im Gegensatz zu Alkohol nicht auftreten würden. Es wird überhaupt bezweifelt, ob Haschisch ein Rauschgift sei. Eine Haschischsucht wird geleugnet!

Was sagt der objektive Beobachter? Eine Bewusstseinserweiterung trifft nicht zu. Die Senkung der Reizschwelle unter Haschisch führt vielmehr zu einer Einengung des Bewusstseins – sprich „Röhrenbewusstsein". So ist allenfalls erlaubt, von einer Bewusstseinsveränderung zu sprechen.

Ist dieses Haschischrauchen nun harmlos, wie so gerne behauptet wird, oder ist es gefährlich? Es ist unverantwortlich, die Gefahren des Haschischgenusses mit der Behauptung zu bagatellisieren, dass die körperliche Gesundheit nicht beeinträchtigt werde. Allein die Tatsache, dass in den zurückliegenden Jahren zunehmend häufiger Jugendliche wegen psychiatrischer Komplikationen in psychiatrischen Kliniken aufgenommen werden mussten, zwingt zu einer Warnung vor einer Verharmlosung des Haschischproblems.

Jede Diskussion wird von „Haschischfreunden" auf die Frage zugespitzt, ob Haschisch schädlicher als Alkohol sei. Beides sind Suchtmittel! Der Konsum von Alkohol hat die Steuerung in der Regel in der Hand. Besonders der Weintrinker schätzt die anregende und euphorisierende Wirkung des Alkohols und nicht den Rausch. Keineswegs soll hier dem Alkohol das Wort geredet werden. Millionen von Alkoholgeschädigten in der Bundesrepublik sollten uns eine Mahnung sein! Der Alkoholismus ist nun mal die Volksseuche Nr. 1 geworden. Es entbehrt jedoch jeder Logik, die Legalisierung eines mit Risiken und Schädigungsmöglichkeiten belasteten Genussmittels nur deswegen zu befürworten, weil ein anderes schädliches Genussmittel – eben der Alkohol – erlaubt ist.

Viele Mediziner haben sich in den Dienst der Drogenabwehr gestellt. Es wurde inzwischen der wissenschaftliche Beweis erbracht, dass „Haschisch Gift ist, das den Körper zerstört". Der Neurologe Dr. Ebel sagte schon vor vielen Jahren: „Ein Kiffer, der in der Woche etwa drei bis vier Joints (Hasch-Zigaretten) geraucht hat und dies über einen Zeitraum von einem Monat, dessen Gehirn zeigt bereits Veränderungen an, wie sie sonst nur nach Gehirnerkrankungen oder Gehirnverletzungen zu registrieren sind." (zit. bei 3)

Es ist inzwischen auch festgestellt worden, dass schon ein kurzfristiger Genuss von Halluzinationsdrogen zu Chromosomenschäden führt. Wer also Rauschgift nimmt, geht unweigerlich das Risiko ein, Kinder mit Erbschäden zu zeugen. Süchtige Mütter bringen rauschgiftsüchtige Säuglinge zur Welt. Die Nachkommenschaft wird bewusst geschädigt!

Die These der Harmlosigkeit ist widerlegt! Durch Genuss von Rauschgiften greifen wir in die normale, gesunde Körperkonstitution des menschlichen Organismus ein. Bagatellisieren ist unverantwortlich! Haschisch ist außerdem – wie oben schon kurz erwähnt - ein gefährlicher Schrittmacher und Wegbereiter für andere härtere Stoffe wie Weckamine, LSD, Opium, Heroin und Morphium.

Unsere Aufgabe heißt deshalb – schützen, was noch zu schützen ist!

Aufkommen neuer Rauschgifte

Da die Drogenwelt niemals die Wirklichkeit ist, werden die Erwartungen enttäuscht. So ist man bereit, nach weiteren Stoffen zu suchen, neue Drogen zu produzieren, bis man schließlich an Substanzen gerät, die stärker sind als man selbst. Durch diese Drogen wird der Mensch ausgehöhlt. Man verfährt nach dem Slogan – Haschisch verspricht Paradiese, aber erst LSD, Opium und Heroin halten das Versprechen! Und leider ist es oft dann so, dass die Reise, die mit Hasch begann und mit LSD usw. fortgesetzt wird, schließlich in einer Nervenheilanstalt oder sogar mit dem Tod endet.

LSD (Lysergsäurediäthylamid) gehört an sich nicht zu den klassischen Suchtmitteln, da es bei Absetzen keine direkten Entziehungserscheinungen macht, aber dennoch zu schweren Veränderungen der psychischen Struktur führt. Die Wirkungen von LSD sind wie von Meskalin u.a.m. den Medizinern schon lange bekannt, spielten aber in der ärztlichen Praxis kaum eine Rolle, und die Mittel kamen deshalb auch nicht in den Handel. LSD wurde beispielsweise in den 50er Jahren in den USA zur Behandlung von Alkoholikern verwandt; der medizinische Gebrauch ist vollständig zurückgegangen. Da die Herstellung aber ziemlich einfach ist, hat sich der nichtmedizinische Gebrauch stark durchgesetzt. LSD kann heute nur auf illegalem Wege an den Konsumenten gebracht werden.

Die Dosierung des LSD ist schwierig. Schon Dosen von 10 bis 25 millionstel Gramm zeigen eine entsprechende Wirkung. Es kommt zu einem merkwürdigen, an eine Psychose erinnernden Zustand, zu einem „seelischen Durcheinander". LSD erzeugt, wie sein Erfinder – der Schweizer Chemiker Hofmann – bereits 1943 beschrieben hat, einen der Trunksucht ähnlichen Zustand mit lebhafter Phantasie und einer merkwürdigen Distanz zum eigenen Dasein mit Vorstellungen, übernatürliche Kräfte zu besitzen. Der Berauschte führt unter dem Einfluss von Halluzinationen oft selbstzerstörerische Handlungen aus, wie Sprung aus dem Fenster und sonstige Suicidhandlungen. Außerdem kommt es zu aggressiven Aktionen, zu Gewaltverbrechen, schweren Verkehrsunfällen. Nach LSD-Genuss wurden sowohl Chromosomen-, also Gen-Schädigungen, als auch teratogene, d.h. Missbildung verursachende Wirkungen beobachtet.

Weitere Rauschmittel sind dazu gekommen wie STP oder DOM (etwas schwächer als LSD, aber stärker als Meskalin) und natürlich die schon erwähnten starken Gifte Heroin, Opium und das aus ihm gewonnene Morphium. Wegen der Unberechenbarkeit dieser Stoffe kann man mit Recht von „Wahnsinnsdrogen" sprechen! Bei Gebrauch derselben kommt es sehr oft zu qualvollen Angsterlebnissen (horror trips), die schließlich zu Geistesstörungen führen können.

Immer neue chemische Stoffe werden heute überwiegend von Jugendlichen genommen, die einmal dem Rausch verfallen sind. Nur wenige bleiben bei einer Droge; Cannabis-Raucher wurden LSD-Tripper oder Amphetamin-Schlucker usw. Die Drogensüchtigen greifen immer häufiger zu völlig neuen Ersatzstoffen und Giftkombinationen. Bevor man als Arzt etwas über diese Stoffe erfährt, werden schon wieder neue, noch nicht bekannte Substanzen ausprobiert.

Aus frei verkäuflichen Medikamenten werden immer neue synthetische Drogen produziert. Eine hohe

Zuwachsrate ist beim Missbrauch der Droge <Crystal Meth> (Methylamphetamin) festzustellen. Politiker fordern ein schärferes Vorgehen gegen neue synthetische Drogen. (5) Schließlich ist Meth-Amphetamin „längst keine Partydroge mehr". Bei dieser Droge handelt es sich um eine extrem gesundheitsschädigende Substanz und weist „ein hohes psychisches und physisches Abhängigkeitspotential auf… Akute Intoxikationen können zu kardialen Arrhythmien, Herzinfarkt, Atemdepression, Krampfanfällen, Bewusstseinstrübungen bis hin zum Koma führen. Bei mittel- bis langfristigem Konsum treten induzierte Psychosen, aggressives Verhalten und Auszehrung auf." (5) Immer mehr Jugendliche suchen inzwischen medizinische Hilfe.

Schon länger ist auch das Einatmen von Äther oder Chloroform zur Erzielung eines Rauschzustandes bekannt. Auch werden Medikamente und Chemikalien benutzt, deren Missbrauch bisher selten war, wie Schnüffeln an benzol- und toluolhaltigen Substanzen, Schnüffeln an Pattex, Nagellack und anderen organischen Lösungsmitteln. Diese Suchtform ist wegen der schädigenden Auswirkung auf Leber und blutbildende Organe besonders gefährlich. Auch der Genuss von Asthmazigaretten und Antiasthmatika zur Erzeugung eines rauschähnlichen Zustandes ist bekannt. Und auch Backpulver und Pflanzendrogen müssen für einen Trip herhalten. Durch den Wald der Tricks schauen kaum noch Experten durch.

Sucht und Kriminalität

Echte Suchtkranke geraten relativ schnell mit dem Gesetz in Konflikt. Sie laufen meist Gefahr, bei Verstößen z.B. gegen das Opiumgesetz in Tateinheit mit Betrug, Urkundenfälschung und Körperverletzung angeklagt zu werden. Der Geldmangel, der Kontakt mit den oft professionellen Drogenhändlern und der Verlust aller Wertmaßstäbe mit Abkehr von der Realität öffnen den Weg zur Kriminalität.

Rauschmittel-Großhändler, die gewinnsüchtigen Hintermänner, sind strafrechtlich Mördern gleichzustellen, denn das Ergebnis ihrer verbotenen Geschäfte ist oftmals Mord – so hart urteilte der Ausschuss für Sozial- und Gesundheitsfragen des Europäischen Parlaments in seinem Bericht über Rauschmittelbekämpfung.

Hilfe oder Strafe

Eine unerlässliche Voraussetzung für die Bekämpfung der Süchtigkeit ist u.a. die Verschärfung der Strafbedingungen für den illegalen Handel mit Rauschmitteln, weil nur so mit einer langsamen Abnahme des Rauschmittelangebots zu rechnen ist. Die gelegentlich erhobene Forderung, Haschisch als Genussmittel zuzulassen, ist unsinnig und wirklichkeitsfremd.

Uns ist zur Genüge bekannt, wohin eine Freigabe bei Alkoholikern führt. Das Problem des Alkoholismus ist für uns leider unlösbar und sowohl medizinisch als auch menschlich gravierend. Man sollte diesem Problem kein zweites zur Seite stellen!

Mit Strafe ist der Rauschmittelkonsum nicht einzudämmen. Man muss davon ausgehen, dass es sich bei den Süchtigen um Kranke handelt, die von der ewigen und qualvollen Sorge beherrscht werden: Wie bekomme ich das Gift? Es müssen besondere Maßnahmen ergriffen werden, die auf die Behandlung des Suchtsyndroms als solches ausgerichtet sind. Jedem Süchtigen wird mit der Zeit bewusst, dass die weitere Einnahme von Drogen schädlich ist. Trotzdem greift er weiter zu Suchtmitteln, wobei ihm meist nicht bewusst ist, warum er süchtig ist. Der Drogenkonsum wird zur Krankheit, die wie jede andere behandelt werden muss. Derjenige aber, der dem Süchtigen helfen will, erscheint diesem als Gegner, weil er ihm sein Existenzmittel – die Droge – entziehen will.

Neben der Hilfe für Süchtige steht an erster Stelle die Prophylaxe. Eine gründliche, frühzeitige, breit gestreute und sachliche Aufklärung von allen Seiten ist eine vordringliche Aufgabe.

Man hat erkannt, dass die Lösung des Suchtproblems nicht ausschließlich auf medizinischem Gebiet erfolgen kann, wenn auch der Mediziner einen unentbehrlichen Beitrag in der Vorbeugung zu leisten vermag. So sollte zunächst jeder Arzt sich bewusst sein, welche Auswirkungen Medikamenteneinnahmen mit sedativer, hypnotischer, schmerzlindernder und stimulierender Wirkung haben können. Bei der Verordnung solcher Medikamente sollte man sich als Arzt immer fragen: Sind sie notwendig und wenn ja, wie lange?

Wir sollten unsere Aufmerksamkeit weniger auf die Suchtmittel selbst richten, sondern vielmehr auf die Menschen, die sie nehmen und auf die Gesellschaft, in der sie leben. Es hat keinen Sinn, zu behaupten, dass allein das Suchtmittel die Schuld an einer Sucht trägt. Die Anfälligkeit dafür wird schon lange im voraus durch viele individuelle und gesellschaftliche Faktoren bestimmt.

Wir müssen den Suchtmittelmissbrauch vor allem als ein Alarmzeichen ansehen. Mit Recht sagt Birdwood, dass die Zigarettenraucher und Alkoholtrinker den jugendlichen Süchtigen nicht unähnlich sind! (zit. bei 3)

Die rauschmittelgefährdete Jugend sollte schon eine Aufgeschlossenheit bei den Eltern finden. Ein bedeutender disponierender Faktor ist aber die Gleichgültigkeit der Eltern. Die Eltern sollten den Gesundheitszustand ihrer Kinder beobachten. Ein besonderes Bedürfnis ist die elterliche Pflichterfüllung und das Schenken von Liebe, die rauschmittelsüchtige Jugendliche meist zu Hause vermisst haben.

Die Hauptstütze der Behandlung ist die Entwöhnungstherapie in Selbsthilfegruppen, gewöhnlich von früheren Süchtigen mitgeleitet. Nach der Eingliederung in eine therapeutische Gemeinschaft soll langsam eine Wiedereingliederung in die Umweltgemeinschaft erfolgen. Dies ist meist am problematischsten. Eine weitere Nachbetreuung ist hier erforderlich bei gleichzeitigem Aufbau der Persönlichkeit!

Die beste langfristige Methode aber ist und bleibt die Vorbeugung und zwar sowohl durch energisches Vorgehen gegen die Lieferanten als auch intensive Erziehungsprogramme. Dem Süchtigen muss der Ernst der Situation deutlich vor Augen geführt werden; diese besteht vor allem in der unglückseligen Passivität, mit der der Jugendliche oft jedes Interesse an seinem eigenen Lebensweg verliert. Gerade weil beim Süchtigen die Prognose so schlecht ist, muss dort der Riegel vorgeschoben werden, wo die Gefährdung der jungen Menschen beginnt!

Die unterschätzte „stille Sucht"

In Deutschland – so schätzt man – sind 1,9 Millionen Menschen medikamentenabhängig. Die meisten Abhängigkeiten sind mit Psychopharmaka verknüpft. Diese „stille Sucht" wird kaum öffentlich wahrgenommen. Viele Anwendungen von Medikamenten werden über Jahre zu einer Normalität.

„Von 50.000 Arzneimitteln auf dem Markt haben ca. fünf Prozent Suchtpotenzial." (1) Die Suchtgefahren besonders durch psychoaktive Medikamente werden deutlich unterschätzt. Es kann „nicht angehen, gesellschaftliche Defizite durch Arzneimittelgaben reparieren zu wollen. Dies wird besonders bei älteren Menschen deutlich, die immer mehr Psychopharmaka erhalten. Mit lebenswertem Älterwerden hat das nichts zu tun. Alte Menschen dürfen nicht medikamentös aussortiert werden." (1)

Frauen gehen häufiger als Männer ein Risiko ein, medikamentenabhängig zu werden. Häufig spielt hierbei die Sorge der Frauen um ihre Familie und Kinder eine Rolle.

Eine besondere Sorgfalt muss bei einer Arzneimitteltherapie bei Kindern an den Tag gelegt werden. Ein besonderes Augenmerk sollte man bei Verschreibungen von Ritalin anwenden. Ritalin ist ein Arzneimittel mit stimulierender Wirkung, das häufig bei Aufmerksamkeitsdefiziten und Hyperaktivitätsstörungen Anwendung findet. Dieses Medikament unterliegt betäubungsmittelrechtlichen Vorschriften und unterliegt als Betäubungsmittel einer gesonderten Verschreibungspflicht. „Kinder müssen Kinder sein dürfen und auch krank sein dürfen. Doch der Zwang des <funktionieren müssen> ist bei ihnen bereits genau so gegenwärtig wie bei Erwachsenen." (1)

„Nicht nur Kranke schlucken Pillen", stellte Prof. Glaeske auf dem 7. Nordrhein-westfälischen Kooperationstag <Sucht und Drogen> in Köln im März 2013 fest. „Die Medizin wird missverstanden als Anbieter von Möglichkeiten, das weckt Begehrlichkeiten. Arzneimittel sind jedoch für Kranke zugelassen, nicht für Gesunde." (1)

Auch nicht verschreibungspflichtige Arzneimittel können zu einem Problem werden. Denken wir hierbei nur einmal an die frei erhältlichen Schmerzmittel. Sie sind nicht etwa rezeptfrei, weil sie risikolos sind! Eine Abhängigkeit von Medikamenten kann sehr leicht zu <unerwünschten Nebenwirkungen> führen.

Frische Luft   II.6

Die Tatsache, dass das Wetter einen Einfluss auf das Allgemeinbefinden, auf Gesundheit und auf den Krankheitsverlauf ausübt, wird heute nicht mehr bezweifelt. Die Erfahrung aus einem langen, über viele Jahrhunderte hinwegreichenden Zeitraum besagt, dass zwischen dem „Wetter" und dem Wohlbefinden des Menschen irgendwelche Zusammenhänge bestehen. Die Ärzte wissen ein Lied von den Klagen zu singen, mit denen zu bestimmten Zeiten eine große Zahl ihrer Patienten Hilfe suchend in die Sprechstunde kommt. Diese meist kurzfristigen Störungen des menschlichen Befindens werden mit Wettervorgängen in Verbindung gebracht. Allerdings reichen diese Befindensstörungen von vielen lokalisierbaren Allgemeinbeschwerden bis zu ernsten Manifestationen auf der ganzen Skala der Krankheitserscheinungen. Ursache solcher Störungen sind kurzfristige Wetterveränderungen. Das Wetter ist es also, dass alle Menschen unentrinnbar gleichzeitig trifft und eine große Breitenwirkung entfaltet. So sind biosphärische Einflüsse für bestimmte Krankheitsbilder spezifisch.

Bekanntlich haben aber auch klimatische Einflüsse bestimmter Orte oder Gegenden einen günstigen Einfluss auf den Organismus.

Die Klimatherapie

Als besonders heilsam gelten heute das Klima am Meer mit Sonne und Wind und das Mittel- und Hochgebirgsklima. Die Luft im Hochgebirge und an der See ist weitgehend frei von Staub und Allergenen. Außerdem verfügt das Meeresklima durch Reflektionen vom Meer über eine kräftige Sonnenstrahlung mit reichlichem UV-Anteil sowie einem hohen Gehalt der Luft an salzhaltigen Brandungsaerosolen. Das Hochgebirgsklima verfügt über eine intensive Lichtstrahlung und eine niedrigere Lufttemperatur.

Die Klimatherapie wird vor allem dazu benutzt, um bei Gesunden die natürliche Widerstandskraft und Leistungsfähigkeit zu erhalten bzw. nach einer Krankheit dieselben wiederzuerlangen. Sie hat das Ziel, mit Wärme, Luftfeuchtigkeit und Sonnenlicht den Organismus gezielt zu beeinflussen. Eine Klimatherapie muss wegen ihrer eventuellen Reizfaktoren besonders sorgfältig geplant werden. So ist zum Beispiel Ultraviolettbestrahlung in Höhen über 1000 Meter besonders intensiv und unter Umständen gefährlich. Der geringe Sauerstoffdruck in hohen Berglagen kann für Herz- und Kreislaufkranke sowie für Emphysematiker belastend sein. Solche Menschen sollten unter 500 Meter bleiben! Und diejenigen, die an einer Schilddrüsenüberfunktion leiden, sollten das Meeresklima meiden!

Das Leben beginnt mit dem ersten Atemzug.

Wichtig für unser Wohlbefinden, ja für unser Leben, ist also die Luft! Bei seiner Schöpfung hatte Gott einen großartigen Meisterplan. „Die Schöpfungsgeschichte zeigt, dass Gott für die meisten seiner Geschöpfe das trockene Land als Lebensraum vorgesehen hatte. Er wusste daher auch, dass diese Geschöpfe Sauerstoff zum Überleben brauchten. Diese Bedingung erfüllte Gott am zweiten Tag seiner Schöpfung, indem er die Wasser trennte und die Atmosphäre schuf. Der Raum zwischen den Wassern oben und unten bot den Lebensraum für den Rest der Schöpfung, die bald folgen sollte." (1)

„Die Tiere, die die Erde bewohnen sollten, hatten eins gemeinsam: Sie brauchten Sauerstoff zum Überleben. Luft besteht – wie wir noch sehen werden – aus verschiedenen Gasen. Der Anteil des Sauerstoffs macht etwa 20 Prozent aus (unsere gesamte Atmosphäre wiegt etwa fünftausend Billionen Tonnen!). Andere Gase der Luft sind Stickstoff, Argon, Helium, Wasserstoff und geringe Spurengase. Der Sauerstoffgehalt der Luft ist ideal an den Sauerstoffbedarf der Geschöpfe angepasst, die Gott gemacht hat. Dies ist ein weiteres Zeugnis für die Sorgfalt und Präzision, mit der Gott bei unserer Erschaffung vorging." (1)

Für den Menschen ist frische Luft am besten geeignet, um Sauerstoff durch die Lungen in das Blut zu übertragen. Etwa 2,5 Liter Sauerstoff haben wir ungefähr in unserem Blut, in den Lungen und im Körpergewebe. Dies ist genug, um annähernd vier Minuten auskommen zu können!

Bei jedem Menschen, der geboren wird, ist der erste „Japser nach Luft" der Anfang der Atmung, der

Beginn des Lebens. „Das Leben beginnt mit dem ersten Atemzug und hört mit dem letzten auf; die Qualität des Lebens dazwischen wird von den restlichen Atemzügen bestimmt." Wir atmen automatisch und regelmäßig – Tag und Nacht, Jahr um Jahr!

Zusammensetzung unserer Luft

Die Luft, die wir einatmen, ist unsichtbar, aber dennoch eine Realität; sie ist ein Gemisch von Gasen und setzt sich allgemein wie folgt zusammen:
- ➢ etwa 80 % Stickstoff
- ➢ etwa 20 % Sauerstoff
- ➢ Wasser
- ➢ und Spuren von Kohlendioxyd und anderen Spurenelementen

Warum besteht unsere Luft aus diesem Gemisch? Obwohl Sauerstoff lebensnotwendig ist, kann der Mensch nicht lange von reinem Sauerstoff leben, weil dieser seine Lungen reizt. Bei ungenügender Sauerstoffversorgung allerdings werden die Nerven angespannt, die Verdauung verzögert, Giftstoffe im Körper zurück gehalten, Blut nicht genügend gereinigt, Magen und Leber erschlaffen in ihrer Funktion und die Gehirnfunktion wird getrübt.

Gesunde Luft ist außerdem ausreichend ionisiert, d.h. die Sauerstoffmoleküle der Luft liegen in negativ geladener Form vor. Wichtig ist, dass zur Herstellung dieser sogenannten negativen Ionen unser Sonnenlicht unverzichtbar ist. Das heißt, Sonnenlicht hilft nicht nur bei dem Konzentrationsausgleich zwischen Sauerstoff und Kohlendioxyd.

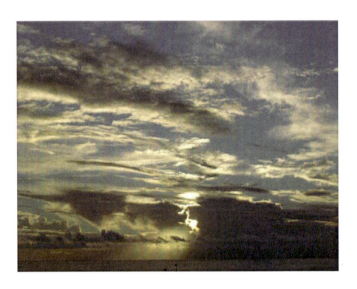

Solche negativen Ionen kommen vermehrt vor:
- ✓ in der Natur – vor allem im Bereich von Blättern, bei immergrünen Bäumen und
- ✓ in mit Luft vermischtem Wasser, z.B. am Meer, an Wasserfällen und in der Gewitterluft.

Die negativ geladenen Ionen in frischer Luft haben folgende Auswirkungen:
- Steigerung des allgemeinen Wohlbefindens
- Steigerung der Beruhigung und Entspannung
- Steigerung der Lernfähigkeit
- Senkung der Überlebensrate von Bakterien und Viren. Die Bakterien tötende Wirkung ist eine besonders wichtige Eigenschaft des Sonnenlichts. Die meisten Bakterien sind, wenn sie dem Sonnenlicht ausgesetzt werden,

durch die Ultraviolettstrahlen innerhalb von 2 Stunden getötet!
- Senkung der Körpertemperatur
- Senkung der Herzfrequenz und des Pulses

Wodurch können diese wichtigen negativ geladenen Ionen zerstört werden?
➢ Durch die Zirkulation gleicher, also verbrauchter Luft, wie wir es z.B. durch die Klimaanlagen kennen,
➢ durch fehlendes Lüften in geschlossenen Räumen,
➢ durch feuchte Wände und Mauern, gegebenenfalls verstärkt durch Schimmelbildung,
➢ durch offenes Feuer,
➢ durch Tabakrauch,
➢ durch Smog und andere Luftschadstoffe.

Wer in geschlossenen Räumen tätig ist, wundert sich früher oder später über das immer häufigere Erlahmen seiner Spannkraft, die rasche Ermüdung und nachlassende Arbeitslust. Er sucht die Ursache auf allen möglichen Gebieten und vergisst, dass diese Erscheinungen nicht selten in der unzureichenden Versorgung seines Körpers mit Sauerstoff begründet sind. Einerseits fehlt frische Luft infolge Mangel an Bewegung im Freien, andererseits haben wir verlernt, richtig zu atmen.

Durch die im Alltag immer mehr zur Gewohnheit werdende Flachatmung und den damit verbundenen Mangel an Sauerstoff häufen sich im Körper Schlacken und Gifte, welche die Nervenkraft, Leistungs-fähigkeit und Ausdauer mindern und darüber hinaus den Ausgangspunkt für ernsthafte Erkrankungen (insbesondere Heuschnupfen und andere Allergien sowie Bronchialasthma) bilden. Das lässt sich verhindern, wenn wir uns zu bewusster Atmung erziehen. Nehmen wir deshalb jede Gelegenheit wahr, um frische Luft einzuatmen.

Bei einem Neugeborenen und später auch beim Säugling und beim Kleinkind kann man noch beobachten, wie sich bei jedem Atemzug nicht nur der Brustkorb, sondern auch der Bauch hebt und senkt. Hier wird das gesamte Lungenvolumen ausgeschöpft und der kleine Organismus enthält eine ausreichende frische Sauerstoffzufuhr. Da die Menschen, je älter sie werden, immer weniger körperlich aktiv sind, verschwindet diese uns eigentlich angeborene gesunde Atemweise. Stellen wir uns einmal wieder bewusst vor ein offenes Fenster, legen die flachen Hände auf unseren Bauch und versuchen wir beim Einatmen gegen die Hände zu atmen. Vielleicht muss der ein oder andere seinen Gürtel erst mal ein Loch weiter stellen, bevor ihm dies überhaupt möglich ist, aber nur so nutzen wir wieder das gesamte Lungenvolumen, wenn wir unsere Atmung wieder physiologisch gestalten.

Sauerstoff ist Lebensstoff

Sauerstoff ist also Lebensstoff! Erst der Sauerstoff ermöglicht uns, die Energie für das Funktionieren des Körpers und für all unsere Leistungen aufzubringen. Nach diesem Sauerstoff muss man förmlich

„schnappen"; wir verschaffen ihn uns mit dem Atmen der Luft. Die meisten von uns wissen, dass wir einige Wochen ohne Nahrung auskommen, einige Tage ohne Wasser, doch nur wenige Minuten ohne Sauerstoff. Wenige Minuten Sauerstoffentzug bedeuten für Herz und Hirn schwere Schäden, wenn nicht den Tod.

Klare, reine Luft ist für uns lebensnotwendig. Sauerstoff ist unser Jungbrunnen! „Atmen ist wichtiger als Essen", hat einmal Dr. van Aaken gesagt. Alles Leben ist von der Luft, vom Sauerstoff abhängig. Zu Recht konnte Hiob sagen: *„Von Gottes Geist bin ich geschaffen worden; sein Atem war's, der mich ins Leben rief."* (Hiob 33, 4 GNB)

Unser Körper braucht den Sauerstoff – als Energiequelle Nr. 1! Ohne Sauerstoff könnte der Enzym-Ofen die Speisen nicht verbrennen, um die nötige Energie für Leben und Arbeit zu gewinnen.

Die kleinsten Bausteine unseres Körpers sind die Zellen. In diesen Zellen findet sich so etwas wie ein Kraftwerk und zwar in jeder Zelle. Wissenschaftler nennen diese „Mitochondrien" (=Fadenkörner), weil sie eine strangförmige Struktur im Lichtmikroskop aufweisen. Sie sind innen faltig. Und in den Falten sitzen die kleinen Zerlege-Arbeiter, die Enzyme.

Alles Leben ist von der Luft, ist vom Sauerstoff abhängig. Allerdings könnte der Mensch nicht von reinem Sauerstoff leben, weil dieser die Lungen reizt. Deshalb atmen wir das vorgenannte Luftgemisch ein. Was der Mensch also unbedingt zum Leben haben muss und was Gott uns in unendlicher Fülle bereitgestellt hat, ist – Luft zum Atmen! Und man darf sich glücklich schätzen, wenn man auf dem Lande wohnt, wo die Luft noch einigermaßen sauber, erfrischend und wohltuend ist.

Wie schon gesagt, nimmt unsere Atmung, die Sauerstoffversorgung unseres Körpers, eine zentrale Schlüsselstellung zur Aufrechterhaltung unserer vitalen Lebensfunktionen ein. Ist diese eingeschränkt oder in ihrer Qualität vermindert, z.B. durch Luftverschmutzung, so ist eine der Quellen unserer Lebensenergie beeinträchtigt.

Unsere Atmung

Wie wir an allen Einrichtungen und Funktionen unseres Körpers die Allgewalt und Schöpferkraft unseres Gottes erkennen können, so ist es auch bei den raffiniertesten Einrichtungen der Lunge, die den Gasaustausch gewährleisten.

Atmung ist ein automatischer Vorgang; er wird durch das Atemzentrum im Gehirn gesteuert. Unsere Atmung besteht in Ein- und Ausatmen. Wir atmen unsere Luft durch die Nase in die Luftröhre ein. Schon die Schleimhäute der Nase reinigen die Luft von Staub, Fremdstoffen und unter Umständen auch Krankheitserregern. Die Luft wird außerdem in der Nase angewärmt und angefeuchtet. Über die Luftröhre gelangt die Luft dann weiter in die Bronchien, die rechts und links in die beiden Lungenflügel abzweigen. In den Lungen verzweigt sich jede dieser Bronchien wie die Wurzeln eines Baumes, bis die Kanälchen so eng werden, dass sie mit den bloßen Augen nicht mehr erkennbar sind. Denn diese sogenannten Bronchiolen enden in traubenähnlichen Gebilden (Alveolen). Diese eigentlichen „Atemkammern" der Lunge, die Lungenbläschen, werden jedes netzartig von einem dichten Blutgefäßknäuel, den Blutkapillaren, umsponnen. Hier vollzieht sich der eigentliche Auftrag der Lunge. Durch die hauchdünne, nur vierhundertstel Millimeter starke, für das Gas durchlässige Wand der Bläschen und Äderchen hindurch erfolgt nach physikalischen Gesetzen ein wechselseitiges Hindurchtreten der Gase.

Der wichtigste Muskel für unsere Atmung ist das Zwerchfell. Es trennt gewölbeartig den Brustraum vom Bauchraum. Beim Einatmen schiebt sich das Zwerchfell in den Bauchraum hinein. Deshalb wird die Zwerchfellatmung auch als Bauchatmung bezeichnet. Durch diese Atmung gelangt sehr viel Luft in die Lunge; sie gilt deshalb auch als die gesündeste Atemtechnik. Im Gegensatz hierzu steht die sogenannte Brust- oder Schulteratmung. Hier hebt sich lediglich der Brustkorb mit Hilfe der Rippenmuskulatur. Bei dieser Atmung wird viel weniger Sauerstoff aufgenommen, wodurch das Herz stärker beansprucht wird. Um nämlich ausreichend Sauerstoff in den Körper zu pumpen, muss das Herz häufiger schlagen.

Wenn man bedenkt, dass ein erwachsener Mensch in 24 Stunden etwa 500 bis 700 Liter Sauerstoff benötigt, so erscheint es fast unglaublich, dass dieses alles von den winzigen Lungenbläschen aufgenommen werden soll und kann. Dieses „Problem" wurde bei der Organgestaltung durch eine wahrhaft riesenhafte Oberflächenvermehrung „gelöst". Rund 350 Millionen Lungenbläschen birgt das luftgefüllte und dadurch

„schwammig" anmutende Lungengewebe. Durch diese Aufteilung wird eine gesamte innere Atemfläche von rund 100 Quadratmetern geschaffen. Im Vergleich hierzu beträgt die Hautoberfläche eines Menschen – abhängig von Größe und Gewicht – nur ein bis zwei Quadratmeter und aufgrund seiner vielfältigen Fältelungen hat der gesamte Magen-Darmtrakt eine Oberfläche von etwa 10.000 Quadratmetern, wobei allerdings zu sagen ist, dass noch niemand diese genau gemessen hat. Hier im Darm sitzt ja auch das Immunsystem und deshalb ist es so wichtig, was wir essen, da der Darm die größte Kontaktfläche zur Aussenwelt darstellt.

Es ist erstaunlich, dass die Luft sogar in körperlicher Ruhigstellung bei nur etwa 16 Atemzügen pro Minute mit einer Geschwindigkeit von 80 Stundenkilometern durch die Luftwege rast. Wenn man hustet oder niest sind es sogar 1.200 Stundenkilometer, also mehr als die Schallgeschwindigkeit. Hätten Sie das geglaubt?

Wenn wir Luft einatmen, dringen die Sauerstoffmoleküle durch die dünne Membranwand der Lungenbläschen und gehen in das Blut über. Hier in den Lungenbläschen vollzieht sich also die Bindung des lebenswichtigen Sauerstoffs an das Blut und gleichzeitig die Abgabe der vom Blut aus dem Körper herantransportierten Kohlensäure, die wir ausatmen.

Normalerweise betragen die Sauerstoffwerte beim gesunden, jungen Menschen 90 bis 100 Torr (Torr ist die Maßeinheit für diesen Sauerstoffdruck). Je älter der Mensch wird, desto tiefer sinken die Werte ab, auf 70 und weniger Torr. Und durch eine zusätzliche Infektion, Operation, seelische Belastung sinkt die Torrzahl, also der Sauerstoffgehalt im Organismus weiter rapide ab und „so passiert es oft", wie Professor Dr. M. von Ardenne schrieb, „dass ältere Menschen schon an einer Grippe sterben". Das Absinken des Sauerstoffgehaltes mit zunehmendem Lebensalter braucht keineswegs als schicksalhaft hingenommen zu werden. Abgesunkene Sauerstoffwerte können wieder angehoben werden, häufig auf jugendliche Werte. Dies bedeutet eine Zunahme der Kreislaufreserven. Eine Anhebung des Sauerstoffgehaltes im Blut bedeutet, dass somit die Organe und Gewebe ausreichend mit Sauerstoff versorgt und die natürlichen Abwehrkräfte im Körper angeregt werden.

Schon lange wird eine vermehrte Zufuhr des Lebenselixiers Sauerstoff zu Behandlungen von Krankheiten benutzt. So soll ein Ozon-Sauerstoff-Gemisch Wunden heilen, die anderen Behandlungen widerstanden haben. Sauerstoffmangel in den Körpergeweben wird mit einem Zusatz von Sauerstoff zur Atemluft oder mit reinem Sauerstoff angegangen.

Was behindert unsere Atmung?

Es sind nicht nur exogene (von außen bedingte) Faktoren, welche uns das Atmen erschweren und manchen Atemzug zur Last werden lassen. Wir selbst können die endogenen Faktoren sehr wohl selbst zu einem nicht unerheblichen Anteil mit beeinflussen, um wieder richtig durchatmen zu können. So haben wir bereits im Kapitel „Ernährung" darauf hingewiesen, das eine zu fettreiche Ernährung unsere Gefäße schädigt, da hier eine Ablagerung von Cholesterin die Gefäßwände hart und spröde werden lässt, mit der Gefahr von Herzinfarkt und Schlaganfall. Ebenso kann in den feinen Alveolen ein optimaler Sauerstoffaustausch nicht mehr stattfinden.

Nikotin mit allen negativen Auswirkungen ist den meisten durch die Medien bereits hinreichend bekannt. Ergänzend sei erwähnt, dass durch Rauchen das feine Flimmerepithel in den Atemwegen unwiederbringlich zerstört wird. Diese Flimmerhärchen haben normalerweise die Eigenschaft, in einem gesunden Organismus eingedrungene Fremdkörper wieder Richtung Mund zu befördern, wo sie dann in aller Regel auch erfolgreich abgehustet werden können. Ein Raucherhusten klingt deswegen so grausig und ist häufig unproduktiv, weil diese Flimmerhärchen durch Rauchen oft über weite Strecken der Atemwege zerstört sind und ein Weitertransport auch von kleinsten Fremdkörpern nur noch sehr schwer oder überhaupt nicht mehr möglich ist. Auch Alkohol wirkt atemreduzierend und beeinträchtigt die Durchblutung ganz allgemein.

Zu wenig Flüssigkeit verlangsamt neben vielen anderen Körperfunktionen auch den Gasaustausch in der Lunge mit den genannten negativen Folgen. Ebenso sind Übergewicht, beengende Kleidung und eine schlechte Körperhaltung, sowie überwiegend sitzende Tätigkeiten häufig weitere Gründe für Probleme mit der Lunge und der Atmung.

Atemtherapie

Unsere Atmungsorgane haben, wie wir wissen, eine lebenswichtige Aufgabe zu erfüllen. Wir verfügen über eine Atmungsautomatik, d.h. wir atmen, ohne daran zu denken, auch bei Bewusstlosigkeit.

Viele Menschen allerdings atmen falsch. Ihre Atmung ist zu flach, zu schnell, zu hektisch, zu oberflächlich. Eine richtige Atmung, eine ausreichende Sauerstoffzufuhr aber ist lebenswichtig. Folgen einer falschen Atmung können sein: häufiges Gähnen, Müdigkeit, Konzentrationsschwäche, Kopfschmerzen, Kurzatmigkeit bis zur Atemnot, Engegefühl im Brustraum, Bluthochdruck u.a.m. Ein weiterer Selbsttest für eine optimierte Atmung ist folgender: Versuchen wir einmal während des Einatmens und des Ausatmens mitzuzählen. Der Zeitraum des Ausatmens sollte mindestens zwei-, besser noch dreimal so lang wie der Zeitraum des Einatmens sein. Hier kann jeder für sich mehrmals am Tag eine Übungseinheit einlegen. Geschieht dies regelmäßig und bei frischer Luftzufuhr, werden sich schon nach ein paar Wochen Verbesserungen der Lungenleistung einstellen.

Mittels der Atemtherapie nun soll bewusst durch Betonung der Bauch- und Zwerchfellatmung die Atmung erlebt werden – mit dem Endziel einer Verbesserung der Atemfunktion und damit des Gasaustausches in der Lunge. Kontrolliertes Atmen wird u.a. zur unterstützenden Therapie von Atemwegserkrankungen eingesetzt. So führt z.B. bei chronischer Bronchitis, Lungenemphysem und Asthma die Atemtherapie oft zu einer wesentlichen Milderung der Atemnot. Richtiges Atmen ist eine „Sauerstofftherapie" für den ganzen Körper! Neben der weiter vorne bereits erklärten einfachen Übung zur Selbstkontrolle für eine richtige Atmung, bringt es großen Nutzen, immer wieder das Zwerchfell zu trainieren. Die Möglichkeiten hierfür sind so einfach wie logisch. Zum einen hilft Ausdauersport nachweislich das gesamte Herz-Kreislaufsystem in Schwung zu bringen – die Lunge lebt auf! Außerdem kann die Lunge aktiviert werden durch Singen und Musizieren mit Blasinstrumenten. Manch einem mag dies peinlich erscheinen, jedoch helfen diese Tätigkeiten nachweislich das Lungenvolumen zu verbessern. Zu einer klassischen Gesangsausbildung gehört neben der Stimmbildung auch die Optimierung der Gesamtstatik und einer optimierten Stellung des Körpers im Raum. Und ein weiterer Trainingsfaktor für unsere Lunge ist das Lachen. So absurd es klingen mag, lachen trainiert ebenfalls unser Zwerchfell. Dass lachen der Psyche ebenfalls zuträglich ist, sollte allgemein bekannt sein. Und wer nicht nur über andere, sondern auch über sich selbst lachen kann, hat viel für seine seelische Ausgeglichenheit getan. Wer schon einmal ausgiebig gelacht hat, kennt den Muskelkater des Zwerchfells nur zu gut. Leider wird dieser Muskel viel zu wenig trainiert.

Die Luft über unseren Köpfen

Saubere, frische Luft ist also ein wichtiges Element, um gesund zu bleiben. Unreine und verschmutzte Luft ist die Ursache vieler akuter und chronischer

Erkrankungen, die oft anderen Ursachen zugeschrieben werden. Unser Körperorgan braucht möglichst frische und reine Luft. Glücklicherweise ist den meisten Menschen frische Luft zugänglich und das umsonst.

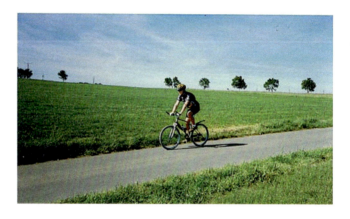

„Luft hat auch viele schützende Eigenschaften. Global gesehen, schützen Luft und Wasserdampf die Erde und ihre Bewohner vor der Sonnenstrahlung und vor der kalten Leere des Weltalls. Die Luft nimmt das Wasser und viele Chemikalien wieder in den Kreislauf auf, um das Klima zu mäßigen. In dieser Hülle der Atmosphäre findet sich das Leben in unterschiedlichsten Höhen und Temperaturen. Einige Lebensformen brauchen viel Licht und Wasser, andere nur wenig Licht und nur sehr wenig Wärme zum Überleben. Manche Tiere brauchen viel Sauerstoff, andere kaum etwas.

Erinnern wir uns, dass Gott Adam und Eva in einen Garten gesetzt hat. Es war eine Umgebung von Pflanzen aller Arten. Sie wurden von einem Fluss bewässert, der durch den Garten floss und den Quellfluss der großen Flüsse vorsintflutlicher Erde bildete.

Fazit ist daher: „Frische Luft ist für unsere Gesundheit entscheidend. Wir sollten alles in unserer Macht stehende tun, um möglichst reine und frische Luft atmen zu können." (1)

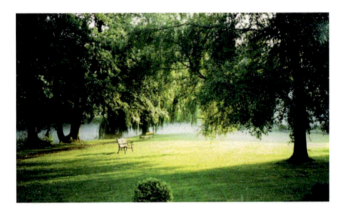

„Gute, reine Luft findet sich in der Natur; besonders in der Nähe immergrüner Bäume, in der Nähe von Grünpflanzen im Gebirge und in Wäldern, bei bewegten Gewässern (z.B. Ozeanen, Seen, Wasserfällen) und besonders nachdem es geregnet hat. Man schätzt, dass die Algen der Ozeane fast neunzig Prozent des Sauerstoffs unserer Atmosphäre bereitstellen; der Rest an Sauerstoff wird von Pflanzen produziert. Auch zu Hause können Pflanzen helfen, die Luft zu reinigen und Kohlendioxid zu entsorgen.

Es ist daher wichtig, das wir alles tun, um reine Luft einzuatmen. Dazu zählt auch die Bewegung an der frischen Luft im Gegensatz zum Aufenthalt in Gebäuden. Dies ist besonders am Morgen zu empfehlen, zumindest soweit das möglich ist. Für Menschen, die in Gebäuden arbeiten, ist es wichtig, in regelmäßigen Abständen draußen frische Luft zu schnappen (sofern möglich). Schon nach einigen Minuten draußen fühlt man sich häufig erfrischt und belebt. Nachts sollte man mit offenem Fenster schlafen, sodass der Nutzen frischer Luft auch während des Schlafes gegeben ist. Ein kleiner Spalt reicht häufig schon aus." (1) Frische Luft ist ein kostbares Gut!

Ruhe II.7

Jedes Lebewesen braucht eine Zeit der Ruhe. Schlaf und Ruhe sind notwendige Pausen im Lebensrhythmus unseres Körpers. Ruhe heißt entspannen, abschalten. Wir alle brauchen täglich und wöchentlich Ruhe, um körperlich, mental, geistig und sozial bei bester Gesundheit zu bleiben.

Schon während der Schöpfungswoche ergaben Abend und Morgen immer einen Tag. Im ersten Buch Mose lesen wir, dass Gott die physische Welt in 6 Tagen schuf und dass er am siebten Tag ruhte. Er sonderte diese letzten 24 Stunden am Ende der Schöpfungswoche als besondere Zeit der Ruhe ab. An diesem Tag soll auch der Mensch ruhen und er kann sich der Liebe Gottes erfreuen. Er soll sich regenerieren für die neue Woche. Von Anfang an – so war es Gottes Plan – sollten die Menschen arbeiten und ruhen. Während der Zeit der Ruhe sollte sich der Körper regenerieren und erholen. Gott hat es in seiner Schöpfungsordnung so eingerichtet, dass durch den Wechsel von Tag und Nacht eine klare Trennung zwischen Arbeit und Ruhe erfolgt. Inzwischen sind wir als gefallene Wesen tausende Jahre vom Baum des Lebens entfernt. Und besonders heute müssen wir uns daran erinnern, dass unserem Körper Grenzen gesetzt sind und Ruhe daher lebensnotwendig ist. Wir brauchen täglich eine Zeit der Ruhe.

Auch das Wochenende braucht der Mensch, um wieder „aufzutanken", um die verbrauchten Kräfte wieder aufzufüllen. Der siebte Tag soll ein Ruhetag sein. Der Schöpfer hat die Wocheneinteilung geschaffen. Gott kannte die Anlagen und Möglichkeiten des Menschen und ordnete deshalb im vierten Gebot den „Tag der Ruhe" an.

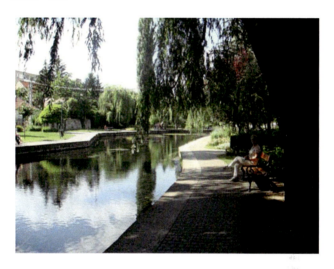

Den Originalwortlaut der Zehn Gebote hat Gott eigenhändig niedergeschrieben wie wir dies in 2. Mose 31, 18 und 32, 15-16 lesen: *„Als der Herr mit Mose zu Ende geredet hatte auf dem Berge Sinai, gab er ihm die beiden Tafeln des Gesetzes; die waren aus Stein und beschrieben von dem Finger Gottes ... Mose wandte sich und stieg vom Berge und hatte die zwei Tafeln des Gesetzes in seiner Hand; die waren beschrieben auf beiden Seiten. Und Gott hatte sie selbst gemacht und selbst die Schrift eingegraben."*

Gottes Gebote sind bis heute von jedermann nachlesbar in 2. Mose 20, 1-17.

„Keine Zeit" haben

Das vierte Gebot – *„Vergiss nicht den Tag der Ruhe; er ist ein besonderer Tag, der dem Herrn gehört. Sechs Tage in der Woche hast du Zeit, um deine Arbeit zu tun. Der siebte Tag aber soll ein Ruhetag sein. An diesem Tag sollst du nicht arbeiten..."* (s. 2. Mose 20, 8-11 GNB) – beinhaltet den Wechsel von Arbeit und Ruhe in unserem Leben. Dieser Rhythmus wirkt sich positiv auf unser Wohlbefinden und auf unsere Gesundheit aus. Doch nicht nur im Laufe einer Woche sollen sich Arbeit und Ruhe abwechseln, sondern auch jeder Tag bietet uns Zeit für herausfordernde Arbeit aber auch Momente der Ruhe, des Innehaltens. An jedem Tag sollten wir sowohl Zeit für die notwendige Arbeit haben als auch Zeit für eine entspannende Ruhepause finden.

Leider aber hören wir im Alltag und in der Hektik unserer Zeit, wo ein Termin den nächsten jagt, so oft: „Ich habe keine Zeit!" Wofür hat man keine Zeit? Keine Zeit für die erforderliche tägliche Ruhe. Und auch keine Zeit für Dinge, die unser Leben erfreuen. Suchen wir wieder die Ruhe in unserem täglichen Leben! War es vor einigen Jahren noch ein Problem, sich in seiner Freizeit sinnvoll zu beschäftigen, so besteht heute die Kunst darin, sich zu „entschleunigen" – nach all der Beschleunigung wird es Zeit, ein Nichtstun als sinnvolle Entschleunigung zu akzeptieren!

Der tägliche Schlaf

Abends müde ins Bett fallen und morgens ausgeruht aufwachen. Das klingt für viele Menschen wie ein ganz normaler Zustand. Für zahlreiche Menschen aber ist dies ein Traum, denn sie leiden an Schlaflosigkeit. So mancher von uns findet nicht mehr die notwendige Ruhe, um schlafen zu können. Sorgen und Belastungen verfolgen einen bis ins Bett. Es fehlt die Gelassenheit, die Geschehnisse des Tages verarbeiten zu können. Beim Zu-Bett-Gehen war man noch müde, doch in der Horizontalen jagt ein Gedanke den anderen und an einen erholsamen Schlaf ist nicht mehr zu denken.

Nicht-Schlafen-Können beinhaltet alarmierende Folgen. Störungen des Nachtschlafs können weitreichende Konsequenzen haben. „Der menschliche Körper braucht täglich seine Ruhe. Studien über Schlafentzug erwiesen zahlreiche negative Auswirkungen: ein erhöhtes Diabetesrisiko, Fettleibigkeit, schlechte schulische Leistungen, Verkehrsunfälle, Verletzungen und Todesopfer – sogar psychotisches Verhalten (bereits ca. ein Viertel der betroffenen Personen sind dem Alter der Teenager und Jugendlichen zuzuordnen). Deshalb ist zum Beispiel die Arbeitszeit von Piloten und Fluglotsen streng nach Arbeits- und Ruhezeit geregelt. Vor Erfindung des elektrischen Lichtes haben die Menschen in der Regel bei Dunkelheit geschlafen und bei Tageslicht gearbeitet. In unserer heutigen modernen Welt müssen wir uns vor der Versuchung schützen, mehr zu arbeiten als gesund ist. Ein weiteres immenses Gesundheitsrisiko ist die allzu schnelle (Verordnung und) Einnahme von angeblich schlaffördernden Medikamenten. Neben anderen Risiken besteht hier ein nicht unerhebliches Suchtpotential. Dabei sind Lösungen häufig sehr viel banaler herbeizuführen, wenn einige grundlegende Dinge stärker im Bewusstsein verankert wären.

Die wissenschaftliche Entdeckung des Tagesrhythmus, in dem der Körper einen vierundzwanzigstündigen Zyklus durchläuft und zu bestimmten Tageszeiten bestimmte Hormone freisetzt, wird durch folgende Aussage gestützt: <Der Schlaf vor Mitternacht ist viel mehr wert, als der Schlaf nach Mitternacht. Zwei Stunden Schlaf vor Mitternacht sind mehr wert als vier Stunden nach vierundzwanzig Uhr>.

Besonders nachts wird das Wachstumshormon HGH (Human Growth Hormon) vermehrt ausgeschüttet. Dieses Hormon beeinflusst sowohl Haut-, Haar- und Knochenwachstum als auch eine allgemeine Zellerneuerung. Zusätzlich wird durch dieses Hormon der Fettstoffwechsel reguliert (bei gesunder Ernährung kann man vielleicht also doch im Schlaf abnehmen?) und die Wundheilung beeinflusst. Dies bedeutet allerdings im Umkehrschluss auch eine Risikoerhöhung für Erkältungskrankheiten bei permanentem Schlafmangel.

Studien aus Schlaflaboren zeigen, dass wir verschiedene Arten des Schlafes brauchen. Das Schlafbedürfnis eines Erwachsenen liegt bei sechs bis neun Stunden. Genügend Schlaf haben wir, wenn man tagsüber weder schläfrig noch träge ist und sich wohl fühlt." (2) Hier sollte ein jeder auf sich selbst acht geben und sich nicht an Extremen wie Napoleon (4 Stunden Schlaf) oder Albert Einstein (14 Stunden Schlaf) orientieren, zumal ein jeder von uns unterschiedliche Bedürfnisse hat und solche historischen Angaben im Nachhinein auch nur schlecht überprüfbar sind.

Der Schlaf bildet das natürliche Gegenstück zum Wachsein. Wenn wir uns permanent um unseren Schlaf betrügen, werden wir mit der Zeit körperlich und emotional Schaden nehmen. Der Mensch braucht ausreichend Schlaf; denn zu wenig bedeutet Raubbau am Körper und rächt sich bitter im Laufe der Jahre. Wie jung, gesund und stark wir auch sein mögen, wir brauchen Ruhe. Es ist verkehrt zu meinen, man könne mehr erreichen, wenn man auf manche Stunde Schlaf verzichtet. Früher oder später wird ein maßloser Lebensstil auf uns zurückfallen. Menschen, die siebzehn bis neunzehn Stunden wach sind, bewegen sich in einem Zustand, der mit dem eines Betrunkenen vergleichbar ist!

„Wir wissen um die Notwendigkeit der Ruhe. Oft signalisiert unser Körper, dass wir Ruhe brauchen, und oft sind diese Signale auch klar und deutlich. Wenn wir darauf hören würden, bekämen wir genug Ruhe. Doch leider sind wir im Trubel des Lebens gefangen und hören nicht auf unseren Körper. Wie viele mussten schließlich durch Krankheit zur Ruhe gezwungen werden. Früher oder später kommen wir zur Ruhe – auf die eine oder andere Weise. Die Frage ist: Warum sollte man dafür nicht den besten Weg wählen?" (2)

„Ich liege und schlafe ganz mit Frieden; denn du allein, Herr, hilfst mir, dass ich sicher wohne", heißt es in Psalm 4, 9. Können wir das noch uneingeschränkt sagen? Oder ist Schlaflosigkeit zu einem Problem geworden? Viele Menschen, junge und alte, gesunde wie kranke, können nachts keine Ruhe finden.

Der Schlaf ein Geschenk

Von Christian Morgenstern stammt der Spruch:
  „Dies eine lass mir, dunkler Geist der Nacht,
  dies Eine lass mir: Schlummer bis zum Ende,
  wenn müd ich mich von Tag und Menschen wende,
  traumloser Schlummer, der vergessen macht...
  so lass mich schlafen, dunkler Geist der Nacht!"

Was ist das Wesen des Schlafes? Wer ist der „dunkle Geist der Nacht"? Er ist auf keinen Fall der „Bruder des Todes", wie man häufig hört. Er ist im Gegenteil der „Vater der Lebenskraft", der Spender von Kraft, Arbeitslust, Frohsinn und Erquickung.

Der Schlaf ist ein Geschenk Gottes! Dadurch wird der Organismus von der Außenwelt abgeschirmt; der Körper erholt sich und sammelt neue Energien. Der Schlaf ist ein wesentlicher Teil unseres Lebens. Hufeland sagte: „Die Zeit des Schlafes ist nichts als eine Pause des intensiven Lebens." (1) Wichtig für einen gesunden Schlaf ist ein Gefühl der Sicherheit, d.h. zu wissen, dass es eine Macht gibt, die sich bis zum nächsten Morgen um uns kümmert!

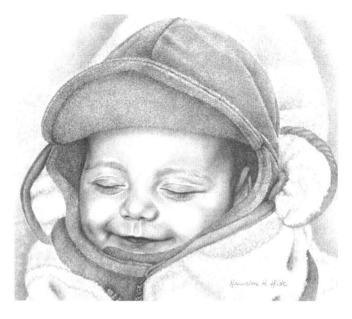

(Kinder schlafen noch unbekümmert.)

Schlaf kann für die Erhaltung des Lebens wichtiger sein als Nahrung; wird doch durch den Schlaf der gesamte Organismus umgestellt. Der Zustand des Schlafes ist für die normale Tätigkeit des Organismus ein lebensnotwendiger Erholungsprozess. Deshalb fühlt man sich am Morgen nach einer erquickenden Nachtruhe wie „neugeboren". „Jedes Erwachen ist eine neue Geburt", schrieb Sigmund Freud.

Wie so manches im menschlichen Leben zählt auch der Schlaf zu den Rätseln unseres Daseins. Obgleich das Wesen des Schlafes noch im Dunkeln liegt, so sind doch eine Reihe neuer Erkenntnisse, beispielsweise über den Schlafmechanismus, gesammelt worden.

„Der Mensch schläft nicht, weil er ermüdet ist, sondern damit er nicht ermüdet"; diese Aussage stammt von Claparedes. Folgt man nicht dem natürlichen Schlafbedürfnis, so schädigt man seine Gesundheit. Carl Ludwig Schleich schrieb: „Verschlafe die Hälfte deines Lebens, dann wirst du die andere Hälfte doppelt leben."

Schon David schrieb: *„Ich liege und schlafe und erwache; denn der Herr hält mich"* (Psalm 3,6). <Der Herr hält mich> bedeutet: Er schützt mich. Der Schlaf ist hier ein Ausdruck des Vertrauens. Der Wechsel zwischen Schlafen und Wachen, zwischen Wiederherstellung und Energieverbrauch ist Ausdruck einer ererbten, endogenen – also von innen kommenden – Rhythmik, die mit der tageszeitlichen Schwankung von Dunkelheit und Licht verknüpft ist. Flugreisende stellen oft fest, wie schwer es ist, sich einer geänderten Umweltperiodik anzupassen. Nach längeren Flugreisen dauert es meist 8 bis 10 Tage, bis sich alle Körperfunktionen der neuen Ortszeit angepasst haben.

Der Schlaf vor Mitternacht

Wie allgemein bekannt, ist der Schlaf vor Mitternacht der beste. Nicht umsonst heißt es, man solle mit den Hühnern zu Bett gehen und beim ersten Hahnenschrei aufstehen. Nach einem guten Schlaf wird man morgens sagen können: *"Ich bin aufgewacht und sah auf und hatte so sanft geschlafen"* (Jeremia 31, 26). Frühes Schlafen und zeitiges Aufstehen geben einen besseren Tiefschlaf. Auch spielen ein unbelastetes Gewissen und Gottvertrauen eine wichtige Rolle bei gutem Schlaf. Und außerdem hilft das Gebet zu einem erholsamen Schlaf!

Die physiologische Dauer des Schlafes wechselt mit dem Alter. Während das Kleinkind am Ende des ersten Lebensjahres täglich etwa 18 Stunden Schlaf benötigt, sinkt die Schlafdauer im Spielalter auf 12 bis 15 Stunden ab; im Schulalter kommt das Kind mit 9 bis 11 Stunden aus; zwischen dem 15. und 50. Lebensjahr liegt die Schlafdauer konstant zwischen 7 bis 8 Stunden täglich; gegen das 60. Lebensjahr sinkt sie auf 6 bis 7 Stunden und in höherem Alter noch weiter ab.

„Eine Stunde Schlaf vor Mitternacht wirkt wie zwei Stunden danach!"

Die Schlaftiefe

Die Schlaftiefe, d.h. die „Schlafkurve", ist individuell verschieden. Je ungestörter und tiefer der Schlaf, desto erquickender ist er. Im Allgemeinen ist der Schlaf etwa eine Stunde nach dem Einschlafen am tiefsten, dann wird die Schlafkurve flacher.

An dem Verlauf der Schlafkurve unterscheiden wir zwei Schlaftypen:
- ➤ erstens den „Kurzschläfer" bzw. Tagarbeiter, bei dem rasch nach dem Einschlafen die größte Schlaftiefe erreicht wird, wie es bei körperlich Arbeitenden der Fall ist;
- ➤ zweitens den „Langschläfer" bzw. Nachtarbeiter, der langsamer ein geringes Maximum erreicht, an das oft in den frühen Morgenstunden ein Minimum folgt, so dass Schwierigkeiten des Durchschlafens auftreten, wie es bei geistig Arbeitenden vorkommt.

Der Schlaf-Wach-Rhythmus hängt von den Lebensgewohnheiten, der Freizeitgestaltung und auch vom Gebrauch von Genuss- und Anregungsmitteln ab. Die Schlafkurve eines Rauchers zeigt zum Beispiel gegen Morgen eine stark ausgeprägte Schlaftiefe. Der Wecker schreckt daher aus dem Tiefschlaf auf, der Mensch ist morgens missgestimmt und erreicht seine Leistungsspitze erst nach längerer Anlaufzeit.

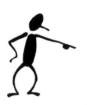

Ist folgendes bekannt?
Unser gesamter Organismus ist so beschaffen, dass es immer ein Wechselspiel zwischen **Anspannung und Entspannung**, zwischen **Aktivität und Ruhe** gibt!

Ohne Schlaf kann kein Mensch auskommen. Er gehört zu unserer Natur und ist im Hinblick auf das Leben ein

Stück göttlicher Schöpfungsordnung. So wie Gott einen festen Rhythmus für unser Wirken geschaffen hat – sechs Tage Arbeit, danach ein Ruhetag, so hat er auch den Wechsel zwischen Tag und Nacht bestimmt. (1. Mose 1, 3-5)

Selbst unser Herz, der „Power-Muskel" unseres Körpers, ist diesem Prinzip unterworfen. Meinte man noch bis vor einigen Jahren, dass das Herz ständig in Aktion sei, so liegt hier mittlerweile eine Fehlannahme zugrunde: Eine Herz-Systole (Kontraktion – Zusammenziehen des Herzmuskels zum Ausströmen des Blutes in die Peripherie) dauert 1/10 Sekunde. Während der restlichen 9/10 der Sekunde - in der sogenannten Diastole (passive Füllungsphase der Herzkammern mit neuem Blut) - kann sich der Herzmuskel ausruhen! Unser Schöpfer hat dies so eingerichtet, dass die Diastole völlig passiv geschehen kann; lediglich für die 10% der Systole muss unser Herz aktive Leistung erbringen! Eine Effizienz, die sich so manch ein Ingenieur für seine Maschinen nur in Träumen wünschen kann.

Der Tag ist die Zeit der Arbeit, die Nacht die der Ruhe, der Entspannung.

Schlafstörungen

Schlafstörungen sind zu einem weit verbreiteten Problem in den Industrienationen geworden, wobei Frauen hiervon häufiger als Männer betroffen sind. Findet ein Mensch nachts keinen Schlaf, so ist er am anderen Morgen „unausgeschlafen", d.h. müde, reizbar, unzufrieden. Der neue Tag erscheint ihm „grau", selbst wenn die Sonne am Himmel steht.

Man muss sich fragen: Warum finden viele keinen Schlaf? Warum leiden viele von uns unter einer Schlaflosigkeit? Warum gibt es immer wieder schlaflose Nächte?

Bei der Schlaflosigkeit haben wir es mit einer Zeiterscheinung zu tun, wobei die Entstehungsursachen durchaus verschieden sind.

Berufliche Überforderung, Leistungsstreben, Ehrgeiz und Geltungsbedürfnis können auslösende Momente der Schlafstörung sein. In den Apokryphen und dort im Buch Sirach 31, 1 heißt es: *„Wachen nach Reichtum verzehrt den Leib, und darum sorgen lässt nicht schlafen"*. Dem anderen rauben seelische Konflikte, Angst oder ein schlechtes Gewissen den Schlaf. Die Sprichworte „Ein gut Gewissen ist das beste Ruhekissen" oder „Wer nicht mehr lebt nach Gottes Willen, ersetzt sein Nachtgebet durch Pillen" sind alte Volksweisheiten.

Zu Feinden des Schlafes zählen außerdem Alkohol, Nikotin, Kaffee, Tee sowie Völlerei und geschlechtliche Ausschweifungen. Oft sind es auch einfachere Ursachen, wie der Lärm des Straßenverkehrs oder die Reizüberflutung durch Radio und Fernsehen, die unsere *„Augen nicht schlafen lassen"*. (Psalm 132, 4) Auch Ängste oder Sorgen verscheuchen trotz Müdigkeit den Schlaf und halten uns wach. Tagsüber wird man vielfach abgelenkt, aber sobald es Abend wird und Stille den Menschen umgibt, ist man mit seinem

Ich allein. Ein begangenes Unrecht, eine Schuld Gott gegenüber werden dann oft zu einer Last und rauben den Schlaf. Wir lesen in Makkabäer 6, 10 aus den Apogryphen: *„Ich kann keinen Schlaf mehr haben vor großem Kummer und Herzeleid, das ich habe."*

Heute gibt es sehr viele Gründe für einen schlechten oder fehlenden Schlaf. Die häufigste Ursache der Schlaflosigkeit ist in der Hetze der heutigen Zeit zu suchen; sie ist eine typische Zivilisationskrankheit geworden. Durch die Anforderungen des modernen Lebens, durch die zunehmende Industrialisierung, ja durch die ganze „Hektik" unseres heutigen Lebens ist die Schlaflosigkeit um ein Vielfaches angewachsen. Die für ein harmonisches, ausgeglichenes Leben so notwendige „schöpferische Ruhepause", das „In-sich-hinein-Horchen", das Sich-im-Schweigen-Üben, die entspannende Muße fehlt in der Betriebsamkeit und Unrast unserer Zeit.

Angesichts der geschilderten Situation nehmen die Klagen über die störende Schlaflosigkeit nicht ab. So geben die einen Patienten an, dass sie abends nicht einschlafen können, dass sie sich von der einen Seite auf die andere wälzen; die andern wieder sagen, dass sie schon kurz nach Mitternacht aufwachen, dann nachts stundenlang wach liegen und häufig gegen Morgen erst wieder in einen tiefen Schlaf fallen. Auf Nachfrage berichten viele dieser Personen, dass sie dann auch sehr viel grübeln, Gedanken sich nicht aus dem Kopf verbannen ließen und man spiral-förmig diesen Gedanken nachsinnt. Wie oft hört man die

Aussage: „Ich habe die ganze Nacht kein Auge zugetan."

Ein unruhiger Schlaf kann bei Übermüdung und bei ungünstigen Schlafbedingungen – wie schlechte Schlaflage, mangelnde Verdunkelung, Wärme oder Kälte oder sonstige Milieufaktoren – auftreten. Als wichtiger Störfaktor des Schlafes aber ist seit jeher der Schmerz zu nennen.

Manch einer kann wegen einer Krankheit und wegen seiner Schmerzen nicht schlafen. Die Nacht wird regelrecht zur Qual! Schließlich muss bei Schlafstörungen des älteren Menschen als Ursache der Schlaflosigkeit immer an Herz- und Gefäßkrankheiten gedacht werden. Hypertoniker und Zerebralsklerotiker (also Menschen mit hohem Blutdruck und Gefäßverkalkungen /auch im Gehirn) sind häufig schlafgestört.

Man unterscheidet grundsätzlich bei Schlafstörungen zwischen primären und sekundären Störungen. Man spricht von *primären Schlafstörungen*, wenn organische oder psychiatrische Krankheitsursachen ausgeschlossen wurden. In diesem Fall sind Stress, innere Unruhe oder ungünstige Schlafbedingungen mögliche Gründe.

Von *sekundären Schlafstörungen* hingegen spricht man, wenn entweder eine seelische Erkrankung zugrunde liegt, wie zum Beispiel eine Depression oder eine körperliche Ursache besteht, wie neurologische Erkrankungen, außerdem wenn die Einnahme bestimmter Medikamente oder eine Schmerzerkrankung vorliegt.

Die wohl bekannteste Gruppe der Schlafstörungen sind sogenannte *„Insomnien"*. Hiermit sind Beschwerden gemeint, die durch einen nicht erholsamen Schlaf entstehen. Das heißt, der Betroffene schläft entweder nicht ausreichend genug oder er fühlt sich trotz seiner üblichen Schlafdauer nicht ausgeruht. Dies kann eine Folge von Einschlaf- oder Durchschlafstörungen sein. Eine Insomnie kann aber auch auftreten, wenn der Betroffene nicht tief genug schläft. Eine Ursache hierfür kann zum Beispiel eine sogenannte Schlafapnoe sein mit nächtlichen Atemaussetzern oder es kann ein Restless-Legs-Syndrom vorliegen, worunter man eine neurologische Erkrankung mit Gefühlsstörungen (Kribbeln an der Außenseite der Beine) und Bewegungsdrang in den Beinen und Füßen versteht, die oftmals mit unwillkürlichen Bewegungen einhergeht.

Eine dritte Variante ist die sogenannte „Hypersomnie" (krankhaft gesteigertes Schlafbedürfnis). Sie beeinträchtigt die soziale und berufliche Leistungsfähigkeit erheblich. Einher geht sie mit Unruhegefühlen, Reizbarkeit, Angst, Depressivität, Erschöpfung und Tagesschläfrigkeit. Die Ursache kann aber anstatt einer gestörten Nachtruhe auch eine andere sein wie beispielsweise die Folge eines Hirntraumas oder die Folge von Medikamenten- oder Drogeneinnahme. Auch die Schlafapnoe zieht häufig eine Hypersomnie nach sich.

Weitere Formen von Schlafstörungen sind die sogenannten „zirkadianen Schlaf-Wach-Rhythmusstörungen". Sie treten auf, wenn ein Mensch gegen die eigene innere Uhr leben muss oder diese aus dem Takt gerät. Der Betroffene kann nicht einschlafen, obwohl er es müsste und wird von einem Schlafbedürfnis übermannt, wenn er aktiv sein sollte. Diese Form von Schlafstörungen betrifft zum Beispiel Schichtarbeiter. Auch der Jetlag (eine Störung des biologischen Rhythmus aufgrund der mit weiten Flugreisen verbundenen Zeitunterschiede) ist eine vorübergehende Form von zirkadianen Schlaf-Wach-Rhythmusstörungen.

Übrigens haben wir Menschen ein unterschiedliches Schlafbedürfnis. Auch wacht jeder Mensch während der Nacht ein paar Mal auf und der Schlaf im Alter ist ganz natürlich weniger tief.

Auswirkungen einer Schlaflosigkeit

Neben der Vielfältigkeit der Ursachen sind auch die Auswirkungen der Schlaflosigkeit unterschiedlich. So beschleunigt chronischer Schlafmangel den Alterungsprozess; es kommt zu allgemeiner Nervosität, zu vegetativen Störungen, zu Stimmungsschwankungen und Erregungszuständen. Schlafmangel wirkt sich negativ auf den gesamten Organismus aus; besonders Herz und Kreislauf werden stark belastet. Deshalb sollte jeder auf genügend Ruhe achten!

US-Forscher haben im Fachblatt „Science Translational Medicine" berichtet, dass derjenige, der zu wenig schläft und keine festen Ruhezeiten einhält, einer größeren Gefahr von Übergewicht ausgesetzt ist und dass wenig Schlaf das Diabetesrisiko verschärft.

Wer sein Tagewerk unter Gottes Segen vollbringt, wird auch in der Nacht unter Gottes Schutz stehen. Es heißt in Psalm 104, 22.23: *"Wenn aber die Sonne aufgeht ... So geht dann der Mensch aus an seine Arbeit und an sein Werk bis an den Abend."* Nach des Tages Arbeit soll der Körper nach dem Willen Gottes ruhen. *"Wer arbeitet, dem ist der Schlaf süß ..."*, lesen wir in Prediger 5,11 oder in Sprüche 3, 24 heißt es: *"Legst du dich, so wirst du dich nicht fürchten, und liegst du, so wirst du süß schlafen."*

Überlegen Sie sorgfältig, wo Sie in ihrem Leben einer eventuell bestehenden Schlaflosigkeit entgegenwirken können. Viel mehr Faktoren, als man denkt, können sehr einfach selbst beeinflusst werden. Übrigens schlafen viele Menschen, die behaupten, sie machen kein Auge in der Nacht zu, viel mehr, als ihnen bewusst ist. Derjenige, der behauptet, die ganze Nacht wach gelegen zu haben, kann oft lange geschlafen haben, ohne es zu merken.

Was kann man gegen Schlaflosigkeit tun?

So einfach es klingen mag, so effizient wirkt es – sonst würden wir es hier nicht erwähnen: Verbannen sie sämtliche Uhren aus ihrem Schlafzimmer oder stellen sie diese Uhren zumindest so auf, dass sie die Uhrzeit nicht sehen können. Wenn diese Uhr auch ihr Wecker ist, wird er zur voreingestellten Zeit klingeln – auch ohne dass sie die Zeit sehen müssen. Sollten sie aber nachts einmal wach werden und für einige Zeit wach bleiben, wird der Blick auf die Uhr nur suggerieren, wie viel Zeit des Schlafes uns schon wieder vermeintlich verlorengegangen ist. Dieses daraus entstehende Kopfkino abzustellen ist fast unmöglich.

Vor dem Schlafengehen sollten wir auch keine ausgiebigen Mahlzeiten mehr genossen haben.

Stress und Hektik begleiten uns oft den ganzen Tag. Das Abschalten fällt uns nur sehr schwer. Wir können verschiedene Rituale einstudieren, um uns abends „herunterzufahren". Entspannende Musik ist eine dieser Möglichkeiten. Einige Körperübungen oder noch etwas Sport können weitere Anregungen sein.

Die physikalische Therapie wird heute bei vielen Störungen unseres Organsystems mit Erfolg eingesetzt. Zu den Indikationsgebieten der physikalischen Medizin zählt auch die Schlaflosigkeit.

Zu dem Repertoire der therapeutischen Möglichkeiten zählen u. a. die Maßnahmen, die von der Haut aus auf ein oder mehrere segmentgerechte innere Organe einwirken sollen, wie es z.B. bei den hydrotherapeutischen Maßnahmen nach Kneipp der Fall ist. Diesen Weg können wir zur Behebung von Schlafstörungen einschlagen.

Zunächst müssen wir die Allgemeinwirkung durch das vegetative Nervensystem ins Auge fassen; außerdem kommen bei entsprechender Grundkrankheit gezielte, lokale Maßnahmen in Betracht. Es handelt sich hierbei im wesentlichen um die Anwendung von kühlen oder wechselwarmen hydrotherapeutischen Maßnahmen, wie Güsse, Bäder, Packungen, um spezielle Maßnahmen wie Nacken- und Kopfmassagen sowie um elektrotherapeutische Methoden und bewegungstherapeutische Maßnahmen u.a.m.

Zu den Kneippschen Verfahren zur Behandlung von Schlafstörungen zählen Wassertreten (gut durchzuführen in etwa 30 cm hohem Wasser in der Badewanne), warme Fußbäder, eventuell auch temperaturansteigende Armbäder (nach Hauffe), kalte Beingüsse; zu empfehlen sind auch kühle Ganz- oder Teilpackungen, namentlich die Wadenwickel. All diese Maßnahmen sind „ableitende" Verfahren; die Blutfülle wird nämlich in die unteren Körperregionen abgeleitet und Herz und Kopf werden somit entlastet.

Zu den Schlaf fördernden Maßnahmen zählen auch warme Bäder mit beruhigenden Extraktzusätzen, wie Baldrian, Hopfen und Lavendel; zur Nervenkräftigung werden Rosmarinbäder empfohlen. Baldrian, Hopfen und Lavendel können auch in Form von Tees eine schlaffördernde Wirkung aufweisen. Ebenso wie der noch weitgehend unbekannte Tee aus Tannennadeln.

Gute therapeutische Resultate sieht man auch mit dem Stangerbad. Als lokale Maßnahme gilt in erster Linie die Bürsten- und manuelle Massage des Kopfes im Haarbereich. Besonders Erfolg versprechend ist die Nacken-Schulter-Massage. Auch hierbei handelt es sich um ein „ableitendes" Verfahren, wobei mit flach aufliegenden Händen Massagestriche vom Haaransatz an den Halsseiten entlang zu den Schultern geführt werden.

Nicht außer Acht zu lassen sind bewegungstherapeutische Verfahren. So fördern ein Spaziergang in frischer Luft vor dem Schlafengehen und die Inhalation von Sauerstoff den Schlaf. Der schlafgestörte Mensch muss auch in seiner ganzen Lebensweise eine fundamentale Änderung schaffen. So muss er überprüfen, ob schwere Kost oder Genussmittel ein Hindernis seines Schlafes sind.

Melatonin ist ein Schlafhormon und wird durch Licht beeinflusst. Eine in Bethesda, USA, durchgeführte Studie am Nationalen Institut für Gesundheit zeigte die Notwendigkeit von dunklen Räumen für einen erholsamen Schlaf. Während der Nacht stören nachweislich aktive Lichtquellen im Schlafzimmer den Tag-Nacht-Rhythmus.

Äußerst sensible Menschen reagieren auch auf elektromagnetische Wellen, so dass Fernseher, Radiowecker und Mobiltelefone im Schlafzimmer im allgemeinen und in Kopfnähe im besonderen nichts verloren haben. Auch Gerüche können stören, so sind Pflanzen häufig unangenehm im Schlafzimmer. Bogenhanf, Alpenveilchen und Aloe Vera besitzen die Eigenschaft, auch nachts schlechte Luft in Sauerstoff umzuwandeln und werden so in gewissem Umfang empfohlen. Die meisten anderen Pflanzen können dies nur tagsüber leisten und verbrauchen nachts ebenfalls Sauerstoff. Deshalb sollten sie nicht im Schlafzimmer stehen.

Als wichtiges Instrument für einen gesunden, erholsamen Schlaf gilt das richtige Bett im ruhigen, gut gelüfteten, nicht überheizten Schlafzimmer: Das Bett soll nicht zu weich, die Decke nicht zu schwer und zu warm sein. Das Nachtgewand muss der Jahreszeit entsprechen, und die Füße sollen warm sein. Wenn von diesen Faktoren nur einer wesentlich gestört ist, kann der Mensch nicht entspannen. Dies bedeutet meist direkt oder indirekt Verspannungen, welche häufig zu Schmerzen und damit gleichzusetzen zu Schlafstörungen führen können.

Bei der Auswahl der geeigneten Unterlage ist es mit der Matratze allein nicht getan – auch das Lattenrost und die Größe und Form des Kopfkissens spielen eine wichtige Rolle. Gute Bettengeschäfte werden hier kompetent beraten. Wir sollten uns jedoch in unseren Schlafgewohnheiten nicht komplett umerziehen lassen, nur damit ein Verkäufer sein Produkt für uns passend geredet hat - vielmehr sollte das gesuchte Produkt unseren Bedürfnissen und Anforderungen entsprechen. Ein entscheidender Hinweis sei an dieser Stelle Ihnen, lieber Leser, aber gegeben: Eine neue Matratze sollten sie sich morgens oder vormittags, also in einem relativ ausgeruhten Zustand aussuchen. Gegen Abend sind wir so müde, dass der Körper auf den meisten Matratzen seine ersehnte Entspannung findet - kurzzeitig. Aber für eine ganze Nacht kann die Unterlage völlig falsch sein. Der ausgeruhte Körper gibt uns viel schneller eine Rückmeldung über eine unzureichende Schlafunterlage!

Frische Luft - auch und gerade in Schlafzimmern - sollte zwar eine Selbstverständlichkeit sein, ist für viele jedoch schwer zu erlangen, gerade wenn man in Stadtgebieten oder vielbefahrenen Straßen lebt. Gutes Lüften vor dem Zubettgehen sollte zumindest möglich sein und die Zimmertemperatur sollte nicht über 18° Celsius liegen. Manch einer reagiert gut auf den Duft von Alpenkräutern, die in der Nähe des Kopfkissens aufgestellt ihre Wirkung entfalten. Aufgeschnittene Zwiebeln sind vom Geruch her nicht jedermanns Sache – selbst wenn sie weit vom Kopfkissen entfernt aufgestellt werden. Jedoch helfen sie nachweislich die Luft zu reinigen und Bakterien zu neutralisieren. In Erkältungszeiten sind sie - über Nacht eingeatmet - schon in vielen Fällen zur „Wunderdroge" geworden.

Ruhe und Entspannung im Urlaub und in der Freizeit

Die Zeit der Ruhe und Erholung im Urlaub soll für uns Entspannung und Auffrischung der verbrauchten Kräfte sein. Natürlich will das Entspannen gelernt sein. Man findet nicht zu sich selbst mit einer Illustrierten oder einem Kofferradio in der Hand; auch nicht, wenn man auf der Urlaubsreise Tausende von Kilometern zurücklegt. Lassen wir uns also nicht von der Unrast treiben, sondern teilen wir unsere Zeit planvoll und weise ein. Betriebsamkeit und Maßlosigkeit sollten unser Leben nicht beherrschen.

Wir brauchen Erholungspausen und Zeit zur Besinnung. Richtige Erholung und Ruhe tut dem Geist und dem Körper gut. Wenn Sie müde werden, dann ruhen Sie sich aus, entspannen Sie sich! Entspannen heißt regenerieren! Besonders Entspannung in frischer Luft und in der Natur ist von großem Nutzen.

Dies gilt auch für unsere Freizeit! Lösen wir uns vom Alltag. Nehmen wir Abstand von der Hast, die uns umgibt. Tragen wir nicht die Alltagsprobleme mit in unsere Freizeit. Von Immanuel Kant stammt der Ausspruch: „Der Himmel hat den Menschen gegen die Mühseligkeiten des Lebens drei Dinge gegeben: Die Hoffnung, das Lachen und den Schlaf."

Aber wie sieht es oft in der Praxis aus? Die emotionalen Faktoren – wie Frustration, Hast, Angst, Sorge – sind es, die uns erschöpfen und unsere Leistung beeinträchtigen Der Mensch ist pausenlos tätig. Er hat Angst vor der Stille, vor dem Alleinsein. Man flüchtet sich in die Arbeit, sucht darin sogar eine Art Betäubung. Und die bereits erregten Nerven werden durch Kriminalromane, Fernsehfilme oder laute Musik noch mehr beansprucht. Dabei wäre es besser, etwas Erbauliches zu lesen.

Wir sollten damit anfangen, an einem Wochenende einmal nichts anderes zu tun, als uns unseres Daseins zu freuen, auf die unscheinbar kleinen Dinge in unserer Umgebung zu achten oder unseren Mitmenschen eine liebevolle Überraschung zu bereiten. Freilich ist das eine Kunst, die man üben muss. Wenn wir aber damit erst einmal angefangen haben, werden wir uns innerlich und äußerlich entspannen.

Seien Sie locker! Arbeiten Sie soviel wie möglich in bequemer Haltung. Entspannen Sie Ihre Muskulatur!

Denn Spannungen im Körper verursachen Schulterschmerzen und nervöse Erschöpfung. Sprechen Sie über Ihre Probleme und Sorgen mit anderen! Behalten Sie diese nicht für sich, sondern teilen Sie sich mit! Denn Sorgen verursachen große Nervenanspannungen. Allein durch das Sprechen mit einer bekannten Person befreit man sich von inneren Spannungen. Überlegen Sie aber genau, wem sie sich anvertrauen!

Warum wird auf körperliche Ruhe, auf Entspannung soviel Wert gelegt? Weil man heute weiß, dass man sich durch Entspannung von der inneren Spannung befreien und Sorgen und Ängste vertreiben kann.

Und danken wir Gott jeden Morgen, wenn wir aufwachen, dass wir gesund aufstehen, gehen, sehen, hören und essen können! Glauben Sie, dass Gott Ihre Gebete hört? Jeder kann es erfahren!

Vertrauen II.8

Viele Menschen halten immer wieder gerne Rückschau. Und als Arzt denkt man dabei an manchen „interessanten" Patienten, der beraten und behandelt wurde. Wie viele mögen es gewesen sein? Wie viele ernsthafte Erkrankungen waren darunter? Dieser und jener „Fall" kehrt in die Erinnerung zurück. Den meisten Patienten konnte man helfen. Aber hier und dort war vielleicht jede menschliche Hilfe vergeblich. Kommt einem bei dem „Nicht-mehr-helfen-können" die ärztliche Tätigkeit nicht mangelhaft vor? Trotz allem technischen Fortschritt ist es gut, sich der „Endlichkeit" aller Bemühungen und unseres Tuns und Handelns bewusst zu sein. Und nur derjenige, der für sich selbst die entscheidenden Fragen des Lebens beantwortet hat, kann seinem Gegenüber Begleiter und Helfer in den Krisenzeiten des Lebens sein.

Bei allem Fachwissen darf der gläubige Arzt seine Abhängigkeit und die Vergänglichkeit des Menschen nicht außer Acht lassen. Das gilt für alles ärztliche Tun und Denken wie für das Verhältnis zu den Patienten. So fragt man sich: War es mir möglich, den einen oder anderen Patienten auch auf das „lebendige Abhängigkeitsverhältnis zu Gott" hinzuweisen? Wo die medizinische Kunst ihre Grenzen erreicht hat, wo keine Operation, Medikation oder sonst wie geartete Therapie noch Heilung herbeiführen kann, sollte spätestens das Wissen um den Einen und Allmächtigen, den

Herrscher über Leben und Tod uns und den uns Anvertrauten Trost geben.

Verbindung zu Gott

Gerade in der Welt des modernen Jahrhunderts sollten wir eine Verbindung zu dem „großen Arzt" haben. Glaube ist sowohl für den Heiler als auch für den zu Heilenden nötig. Die Verbindung zu unserem großen Arzt und Helfer darf in unserer heutigen Zeit nicht verloren gehen. Auch heute gilt der Ausspruch des Paracelsus: „Der Arzt ist ein Knecht der Natur, und Gott ist der Herr der Natur. Die Kunst des rechten Arztes kommt von Gott. Der Kranke wird ihm zugeschickt und er dem Kranken."

Religion und Gesundheit

Mit 3. Johannes 2 – *„Mein Lieber, ich wünsche, dass es dir in allen Dingen gut gehe und du gesund seist, so wie es deiner Seele gut geht."* – sprechen wir mehr als einen einfachen Wunsch aus. Es werden hier die engen Beziehungen zwischen Religion und Gesundheit offenbar. Die Gesundheit des Leibes ist nach dem angeführten Schriftwort zusammen mit dem Wohlergehen der Seele über alles andere wünschenswert. Es werden
- ➢ die Gesundheit des Leibes, die körperliche Gesundheit und
- ➢ die geistliche Verfassung der Seele

auf eine Ebene gestellt.

Es gilt also, unsere Aufgabe zu erkennen. Sie und ich, wir müssen befähigt werden, ein Leben in Gesundheit zu führen.

Ist Ihnen bewusst, dass Sie in einer Zeit leben, in der die Gefahr der Passivität immer größer wird? Es geht also darum, dass wir aktiv werden. Wir haben unseren Organismus körperlich, seelisch und geistig „in Ordnung" zu bringen, ihn gesund zu erhalten.

Denn „ohne Gesundheit kann man seine Verpflichtungen gegen sich selbst, gegen seine Mitmenschen oder gegen seinen Schöpfer weder genau verstehen noch vollkommen erfüllen. Deshalb sollte die Gesundheit ebenso sorgfältig behütet werden wie der Charakter. Die Grundlage aller erzieherischen Bestrebungen sollte sein, seinen Körper zu kennen und zu wissen, was zu dessen Gesundheit dient." – Diese Aussage, vor über 100 Jahren niedergeschrieben, hat heute noch Gültigkeit.

Der Bau unseres Körpers macht uns zum Ebenbilde Gottes. (1. Mose 1, 27) Wissenschaft und einfache Beobachtungen beweisen, dass die Erscheinungen des leiblichen und geistigen Lebens von der Intaktheit des Körpers abhängen. Wir verstehen deshalb wohl, warum Gott uns bestimmte Gesundheitsregeln gegeben hat.

Sowohl im Alten als auch im Neuen Testament finden wir Ratschläge, wie durch ein rechtschaffenes Leben die Gesundheit gefördert wird – so z.B. in Sprüche 3, 7.8 (GNB): *„Halte dich nicht selbst für klug und* *erfahren, sondern nimm den Herrn ernst und bleib allem Unrecht fern! Das ist eine Medizin, die dich gesund erhält und deinen Körper erfrischt."* – und in 1. Petrus 3, 10-12 (GNB): „*Ihr wisst ja: <Wer nach dem wahren Leben verlangt und glückliche Tage erleben will, der nehme seine Zunge in Acht, dass er nichts Schlechtes und Hinterhältiges sagt. Er kehre sich vom Bösen ab und tue das Gute. Er mühe sich mit ganzer Kraft darum, mit allen Menschen in Frieden zu leben. Denn der Herr hat ein offenes Auge für die, die das Rechte tun, und ein offenes Ohr für ihre Bitten. Aber er wendet sich gegen alle, die Böses tun>."*

Bereits vor über 100 Jahren wurden von einer lebenserfahrenen und tiefgläubigen Frau folgende Aussagen getroffen: „Frömmigkeit steht nicht im Widerspruch mit den Gesundheitsgesetzen, sondern ist in Harmonie mit ihnen. Die Furcht Gottes ist die Grundlage alles Wohlergehens" – und „Liebe zu Gott ist Voraussetzung für Leben und Gesundheit. Glaube an Gott ist zur Gesundheit erforderlich. Um vollkommene Gesundheit zu haben, müssen unsere Herzen von Liebe, Hoffnung und Freude zu Gott erfüllt sein."

Abhängigkeitsverhältnis zu Gott

Als Christen glauben wir, dass für den Heilung suchenden Menschen das oben genannte „lebendige Abhängigkeitsverhältnis zu Gott" wichtig ist. Glaube ist für den Heiler wie für den zu Heilenden nötig, um eine Atmosphäre des Vertrauens zu schaffen. Der Glaube an Gott und das Vertrauen in seine Güte können die Gesundheit positiv beeinflussen. Wenn wir im Glauben leben, dann heißt das: „Im Vertrauen das weiterzugehen, was man über Gottes Liebe weiß und bereits mit ihm erlebt hat; Gott beim Wort nehmen, weil er uns seine Güte und Liebe offenbart hat - egal wie schwierig unsere Situation sein mag und egal wie viel wir sehen oder verstehen."

Ist es in unserem Jahrhundert überhaupt noch nötig, eine Verbindung zu dem „großen Arzt" zu haben? Oder ist das ein Zeichen der Rückständigkeit? Weder die Verbindung zu unserem „großen Arzt und Helfer" noch das „persönliche Patient-Arzt-Verhältnis" darf verloren gehen. Der gläubige Arzt darf sich „zum Mitarbeiter des schöpferischen Gottes zählen".

Für eine Heilung ist es mitunter nötig, dass sich auch der innere Mensch einer Wandlung unterzieht durch Opfer und Gebet. Will der Arzt erfolgreich sein, so muss der Kranke nach biblischer Auffassung zunächst Frieden mit Gott gemacht haben.

Sowohl der junge als auch der ältere Patient sucht meist angstvoll Rat und Hilfe bei seinem Arzt. Angst ist in unserem Leben allgegenwärtig. Angst ist eine natürliche und notwendige Emotion, mit Gefahr umzugehen und zu überleben. Angst ist ein höchst stressiges Gefühl und kann von unserem Körper einen mächtigen Tribut fordern. Diese Gefühlsregung ist notwendig. Sie ist in ihrer Wirkung nicht nur auf unseren Verstand begrenzt, sondern kann sich auch sehr schädlich auf unsere Gesundheit auswirken. Wie heißt es schon in Sprüche 17, 22 (GNB): *„Fröhlichkeit ist gut für die Gesundheit."*

Ein fröhliches Herz

„Lachen und eine positive Einstellung nützen der körperlichen Gesundheit. Durch Lachen erweitert sich die Lunge und das Herz-Kreislauf-System wird angeregt. Dadurch kann mehr Sauerstoff in die Blutbahn gelangen. Die gesamte Muskulatur des Brustkorbes inclusiv des Zwerchfelles wird trainiert. Lachen wirkt auch entspannend. Langfristig kann es eine leichte Senkung des Blutdrucks hervorrufen. Durch Lachen wird die Produktion chemischer Endorphine angeregt, die den Geist beruhigen und entspannen, Schmerzen lindern, die Stimmung heben und auch die Aktivität des Immunsystems steigern. Optimismus und ein fröhliches Herz sind also völlig angemessen, weil sie sich auf das Wissen gründen, dass Gott die Kontrolle über unser Leben hat.

Es ist jedoch nicht möglich und auch nicht praktikabel, immer zu lachen und immer glücklich zu sein. Wir können aber eine positive Einstellung suchen.

Wenn unser Verstand gefestigt ist und wir auf Gott vertrauen, dann ernten wir definitiv Gutes. Studien haben gezeigt, dass unsere Widerstandskraft gegenüber Infektionen davon beeinflusst wird, ob wir andere Menschen positiv und wohlwollend betrachten. Wenn wir unsere Beziehung mit Christus pflegen, nutzt das unserer körperlichen Gesundheit. Dann können wir nämlich die emotionale und geistliche Haltung finden, die auch der körperlichen Heilung helfen kann." (1)

Vertrauensverhältnis zum Arzt

Auch wenn sich der Patient nicht immer den Arzt seines Vertrauens aussuchen kann, so spielt gerade das Vertrauensverhältnis in der Praxis oder in der Klinik eine Hauptrolle in der Beziehung Arzt-Patient. Um dieses so wichtige Vertrauensverhältnis schon bei der ersten Begegnung, sei es in der Sprechstunde oder am Krankenbett zu schaffen, muss der Arzt menschliches Einfühlungsvermögen haben. Denn Vertrauen kann nur entstehen, wenn Vertrauen ausgestrahlt wird.

Wie wichtig das gegenseitige Vertrauen für den Kranken wie für den Arzt ist, hat einmal A. Krecke wie folgt beschrieben: „Wenn es auch wahr ist, dass der Ruf eines Arztes manchmal von Kleinigkeiten abhängt, in der Hauptsache wird er doch getragen von gegenseitigem Vertrauen, das begründet liegt in dem überragenden Können des Arztes und gestützt wird durch die Herzenseigenschaften eines wahrhaft guten und aufopferungsfähigen Menschen."

So gibt sich der kranke Mensch vertrauend in die Hand seines Arztes. Er glaubt fest, dass bei ihm jede Möglichkeit der Hilfe gegeben ist, auch dann noch, wenn „dessen" Kunst schon am Ende ist.

Der Kranke will sich körperlich und seelisch geborgen fühlen. Menschenliebe und Verständnis gehören zum Dienst am Mitmenschen. „Heilende Begegnung mit dem ganzen Menschen" ist Sinn des medizinischen Handelns. Der römische Dichter Petronius drückte das folgendermaßen aus: „Medicus nihil aliud est quam animi consolatio. – Der Arzt ist nichts anderes als die Tröstung der Seele."

Eine amerikanische Schriftstellerin hat die Aufgaben und die Verantwortung des Arztes mit folgenden Sätzen deutlich beschrieben: „Die Tätigkeit des christlichen Arztes erschöpft sich nicht mit der Heilung der körperlichen Krankheiten. Seine Bemühungen sollten vielmehr auch auf die Leiden des Gemütes, die Rettung der Seele erstrecken. Wer menschliches Leben in seiner Hand hält, sollte gebildet, geläutert und geheiligt sein. Dann wird der Herr durch seines Namens Ehre kraftvoll durch ihn wirken."

Bewahren wir unser Gottvertrauen

Die Bibel gibt uns viele Hinweise, wie wir „gesünder" werden können, seelisch wie körperlich. Paulus z.B. betont immer wieder, wie wichtig es für einen Christen ist, auch die Lebensweise und die Ernährung in das Glaubensleben einzubeziehen.

In 1. Korinther 10, 31 heißt es: *„... wenn ihr esst oder trinkt oder sonst etwas tut, so tut es alles zu Gottes Ehre!"* Zu Gottes Ehre essen und trinken - d.h. im Einklang mit den göttlichen Ernährungsratschlägen leben. Unter Umständen ist dafür die Veränderung des ganzen bisherigen Lebensstils notwendig!

Wege zur wahren Genesung oder Linderung von Krankheiten sind:
- ➢ Echte Naturheilverfahren
- ➢ Naturwissenschaftliche Medizin
- ➢ Christlicher Glaube

- Gebet
- Fürbitte
- Krankengebet und Salbung nach Jakobus 5

Geistliche Gesundheit erhalten wir durch Gebet und durch Glauben. Vertrauen in Gott wird nie enttäuscht. Mögen wir dieses Gottvertrauen immer bewahren!

„Der Glaube an Gott ist das allerbeste Heilmittel für alle Sorgen", sagte einmal William James, Philosophieprofessor in Harvard. Der Glaube an Gott sowie das Vertrauen in seine Liebe und Güte können vieles ändern. Wer um die Realität von Gottes Liebe und Fürsorge weiß, kann wesentlich leichter Ruhe und Entspannung finden. Weltweite Studien belegen, dass der Glaube der Gesundheit deutlichen Nutzen bringt.

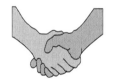

„Liebe zu Gott ist Voraussetzung für Leben und Gesundheit. *Glaube an Gott* ist zur Gesundheit erforderlich." (E.G.W.)

Glaube an Gott gibt Hoffnung und Mut. Dieser Glaube vertreibt Ängste, Furcht und Sorgen. Der Glaube an Gott gibt meinem Leben Sinn und ein Ziel! Ich lebe glücklicher und gesünder.

Laut einer Studie der Vereinten Nationen ist eine positive Gottesbeziehung der größte Faktor für eine gute Gesundheit. Außerdem verstärkt sie die anderen

Gesundheitsfaktoren (Ernährung, Bewegung, Erholung usw.) um mehr als das Dreifache. Die Studie wurde unter der Leitung von Prof. Grossarth-Maticek an 35.000 Personen in einem Zeitraum von über 30 Jahren durchgeführt. (7) Beten und ein fester Glaube vertreibt innere Spannungen. Ohne Glauben hat das Leben keinen Sinn!

„Wer an Gott glaubt, lebt in der Regel länger, hat weniger Depressionen und kann emotional besser mit traumatischen Ereignissen umgehen. Und während wir sicher nicht ausschließen können, dass die übernatürliche und wunderbare Kraft Gottes Heilung in unser Leben bringt, muss sie dennoch nicht zwangsläufig immer involviert sein. Stattdessen können der Frieden, die Gewissheit und die Hoffnung, die der Glaube und das Vertrauen in Gott schenken, zweifellos zu einer geistigen Einstellung führen, die unsere ganze Gesundheit beeinflusst. Ein fröhliches Herz kann wie Medizin wirken; es kann sogar besser sein, weil es – anders als Medikamente – keine negativen Nebenwirkungen hat". Der Glaube an Gott spielt also eine sehr wichtige Rolle in unserem Leben.

Wer an Gott glaubt, lebt länger und gesünder! „Das ist das Ergebnis einer Untersuchung der Christian Medical Fellowship (CMF/Christliche Mediziner-Gemeinschaft) mit Sitz in London ... Die Lebenserwartung von Gläubigen liegt 7 bis 14 Jahre über der von Ungläubigen... Am deutlichsten treten die gesundheitlichen Vorteile des Glaubens bei der Psyche zutage, etwa in Form eines größeren Wohlbefindens, mehr Lebenszufriedenheit... Die Gesundheitsvorteile sind nach Angaben der Medizinergemeinschaft zu einem großen Teil darauf zurückzuführen, dass Fromme meist einen weniger riskanten Lebensstil pflegen, also nicht so viel Alkohol trinken, weniger rauchen und seltener die Sexualpartner wechseln. Der Glaube könne auch die Genesung beschleunigen und den Verlauf einer unheilbaren Krankheit wie Aids positiv beeinflussen." (3)

Nach einer weiteren Studie können „religiöse Überzeugungen helfen, sich besser von einem Schädel-Hirn-Trauma zu erholen. Wie das Deutsche Ärzteblatt (Köln) berichtet, haben dies Forscher der Wayne State University (Detroit/US-Bundesstaat Michigan) herausgefunden.... Die meisten Patienten, die ein mit ihrer Religion zusammenhängendes, persönliches Wohlbefinden äußerten, erfuhren eine bessere mentale als auch physische Rehabilitation. Nach Angaben der Autoren der Studie sind religiöse Gefühle und Überzeugungen demnach ein signifikanter Faktor für den Erfolg einer langfristigen Rehabilitation nach einem Schädel-Hirn-Trauma. Darunter versteht man eine Verletzung des äußeren Schädels in Verbindung mit einer Hirnschädigung." (4)

Der christliche Glaube hat nicht nur eine positive Auswirkung auf die Gesundheit, sondern auch auf die Volkswirtschaft. Dies sagte „der Volkswirtschaftler Prof. Karl Farmer (Graz) auf einem Treffen des Forums Christlicher Wirtschaftswissenschaftler in Gießen. <Tiefe Gläubigkeit führt statistisch betrachtet zu einer Verlängerung der Lebenserwartung um sieben Jahre. Anders ausgedrückt: Gottlosigkeit verkürzt die Lebenserwartung genauso, wie wenn jemand über 40 Jahre jeden Tag eine Packung Zigaretten raucht>.

Wissenschaftliche Studien belegen, dass der Glaube nicht nur zu einer besseren körperlichen und seelischen Gesundheit und damit zu Einsparungen im Gesundheitswesen beitrage. Er fördere auch Ehrlichkeit und den Schutz des Eigentums und verringere damit Korruption, Schwarzarbeit und Steuerhinterziehung. Außerdem stärke der Glaube Eltern in den Bemühungen um eine gute Bildung und Zukunftsgestaltung ihrer Kinder." (6)

Das Meinungsforschungsinstitut Gallup (Princeton/ Bundesstaat New Jersey) hat bezüglich des Zusammenhangs zwischen Religiosität und Gesundheit herausgefunden, dass „sehr religiöse US-Amerikaner körperlich und seelisch am gesündesten sind…. Die Forscher vermuten, dass die Einbindung in eine religiöse Gruppe, Meditationen sowie der vom Glauben geprägte Umgang mit Leid und Verlust Stress verringert und Glücksgefühle produziert. Es könnte nach ihren Angaben allerdings auch sein, dass sich gesunde Menschen stärker für Religion interessieren. Der Studie zufolge sind sehr religiöse Juden am gesündesten." (5)

Gott heilt auch heute!

Faszinierend schauen wir auf die Wunder, die uns im Neuen Testament berichtet werden, die Jesus vollbracht hat. Glaube ich, dass er auch heute noch heilen kann? Denn alle Heilungen sind selbstverständlich Gott zuzuschreiben. Wir haben es nicht in der Hand, mit unserem Willen eine Krankheit zu besiegen. Gott ist es, der über Leben und Tod bestimmt. Wo

Menschen von einer schweren Krankheit genesen, ist nicht der Mensch zu preisen sondern Gott!

Fragen wir uns einmal: Was haben die kleinen und großen Wunder Gottes auf unserem Lebensweg, was hat Gottes Fürsorge an uns bewirkt? Oder erleben wir heute keine Wunder mehr?

Wunder zeigt uns die Allmacht Gottes. Wunder hängen davon ab, ob wir uns Gott anvertrauen und ob wir seinen Willen tun. Wenn wir unser Leben Jesus anvertrauen, dann erleben wir das Wunder, dass Jesus uns Halt und Hoffnung gibt in dieser Welt, dass er uns vergibt und dass er immer für uns da ist.

Wie viele Menschen sahen zu Jesu Lebzeiten dessen Wunder. Sie waren beeindruckt. Und sie vertrauten ihm. Auch wir dürfen uns an Jesus halten. Er kann mich bewahren. Ich brauche an meiner Krankheit, an meinen Schmerzen nicht zu zerbrechen, auch nicht an Menschen, die mir das Leben schwer machen.

Waren wir schon einmal verzweifelt? Konnte dich niemand trösten? Fühltest du dich allein gelassen? – so wie Jesus, der Kranke heilen, Tote auferwecken konnte, der aber am Kreuz nach seinem Vater geschrieen und anscheinend keine Antwort erhalten hat. Auch wenn wir keine Kraft mehr haben, unser Glaube schwach wird, sollen und dürfen wir uns in die Arme Gottes fallen lassen. Auch wenn wir seine Hand nicht spüren, geht er doch mit uns und er trägt uns durch die Dunkelheit!

Gott ist niemals außer „Rufweite", außer „Reichweite". Gott hilft auf „seine" Weise und zu „seiner" Zeit. Manchmal auch ganz anders, als wir denken, als wir möchten. Vertrauen wir Gott, auch wenn wir nicht alles verstehen!

Gott hat unseren Weg im Auge. Wir sind keinem willkürlichen Schicksal ausgeliefert. Gott kümmert sich um uns, wenngleich wir im Universum winzig sind. Dem, der alles schuf und der alles erhält, sind wir nicht zu gering. Auch wenn Stürme an unserem Lebenshaus rütteln, Sorgen und Angst sich breit machen, Gott lässt uns nicht allein. Gott bietet uns seine Hilfe an. Wie schön, wenn man wie David sagen kann: *„Herr, mein Gott, als ich schrie zu dir, da machtest du mich gesund."* (Psalm 30, 3) Sicherlich ist die Heilung auf den Notschrei nicht augenblicklich erfolgt. Aus unserem eigenen Leben wissen wir, was oft für qualvolle Wartezeiten zwischen unserem Schreien und dem Dank für Heilung liegen können.

Ohne Vertrauen, ohne den Glauben an Gott, ohne die Hoffnung auf seine Hilfe wäre unser Leben nicht zu ertragen. Wir dürfen uns immer an Gott wenden. Beten schafft Verbindung mit Gott! Gebet hilft Mutlosigkeit und Ängste überwinden.

Unser Leben liegt allein in Gottes Hand! Deshalb dürfen wir auch vertrauensvoll jede menschliche Hilfe aus der Hand Gottes nehmen. Wir dürfen getrost einen Arzt aufsuchen und, wenn nötig, uns auf den Operationstisch legen. Gottes unsichtbare Hand kann Menschenhände führen!

Fragen wir uns: Sind unsere Augen für Gottes Wirken offen? Erkennen wir die kleinen Wunder, die unter uns geschehen? Jesus will uns auch heute sehend machen, um ihn besser zu erkennen.

Haben wir nicht viele Wunder in unserem Leben erfahren? Wie gut zu wissen, wenn es wieder um eine neue Bewährungsprobe in unserem Leben geht, wenn wir mit unseren Kräften am Ende sind, dass Jesus bei uns ist. Auf ihn ist Verlass! Er kümmert sich um uns. Ist unser Leben nicht mit dem Fahren eines Autos vergleichbar? Schauen wir nicht häufig in den Rückspiegel, um den Straßenverkehr zu bewältigen? Genauso sollen wir in den Rückspiegel unseres Lebens schauen, um die Gegenwart besser zu bewältigen. Der bereits erwähnten amerikanischen Schriftstellerin wird folgendes Zitat zugeschrieben: „Wir haben für die Zukunft nichts zu befürchten – es sei denn, wir vergessen, wie Gott uns in der Vergangenheit geführt hat."

Bitten wir Jesus um offene Augen und Ohren. Wir können Gott vertrauen, wenn wir seinem Wort gehorchen. Jesus Christus schenkt auch heute Hoffnung und Heilung an Leib und Seele. Er ist Gottes Antwort auf unsere Nöte.

Lesen wir einmal die Geschichte eines Centurio, eines römischen Hauptmanns. (Lukas 7, 1-10; Matthäus 8, 5-13) Der Glaube dieses Römers war vorbildlich. Er suchte Hilfe bei Jesus und er vertraute seinem Wort. Glauben heißt, staunend vor der Allmacht Jesu stehen und zuversichtlich mit seinem Wort rechnen. Glauben heißt, Gott voll zu vertrauen. Auch wir sollen unseren Blick stets im Vertrauen auf Jesus richten. Zum Glauben gehört auch, ehrlich bitten zu können: *"...nicht mein, sondern dein Wille geschehe!"* (2)

Wer sich auf Jesus verlässt, der ist nicht verlassen. Gott schenkt Rettung. Nicht die Erfahrung des Wunders bewirkt den Glauben, sondern der Glaube erfährt Wunder! Das können auch wir heute erleben. Wir sollen unbeirrt auf Gottes Güte vertrauen. Wir sollen kein erstrebenswertes Ziel aufgeben. Wir brauchen oft einen langen Atem, wenn es um Leid, Krankheit und Heilung geht. Jesus ermutigt uns, niemals aufzugeben, auch wenn wir den Eindruck haben: Gott hat mich vergessen. Dranbleiben wird belohnt! Allerdings wird nicht jede Erwartung von Gott erfüllt, so wie wir es uns ausmalen. Doch allezeit ist Verlass auf die Güte Gottes.

Amerikanische Studien haben festgestellt – wie schon zuvor erwähnt, dass Fromme gesünder und länger leben. Es gibt zunehmend Beweise, die eine positive Beziehung zwischen Religion und Gesundheit deutlich machen. Menschen, die regelmäßig Gottesdienste besuchen, die einen religiös geprägten Lebensstil führen, leben länger, haben weniger Krankheiten und haben wahrscheinlich auch weniger geistige Gesundheitsprobleme.

Jesus rief auch seine Jünger zum persönlichen Vertrauen zu ihm auf. Wenn der Glaube nur die Größe eines kleinen Senfkorns hat, reicht es aus, um etwas zu bewirken. Denn dieses kleine Samenkorn hat die Kraft unseres allmächtigen Schöpfers in sich. Ein Glaube, so klein wie ein Senfkorn, kann Menschen verändern, kann unmöglich Erscheinendes möglich machen! Wenn unser Glaube auf den ausgerichtet ist, der alles vermag, dann kann er sogar Berge versetzen. Gott kann Sorgenberge zum Einsturz bringen und Gebirge von Schwierigkeiten überwinden helfen.

Glaube und Vertrauen müssen immer wieder neu wachsen. Wir brauchen einen Glauben an einen großen Gott! Jesus will in der Liebe wirksam sein. Glaube ist voll Zuversicht, der Gott alles zutraut. Wer mit Gott in Verbindung ist, ist angeschlossen an Gottes Kraft. Gott ist es, der auch heute noch Wunder tut. Ihm ist nichts unmöglich! Darauf können wir uns verlassen!

Auch heute kommt Jesus in unser Haus und ergreift unsere Hand, wie er es bei der Schwiegermutter des Petrus getan hat [Matthäus 8, 14-17; Markus 1, 29-34; Lukas 4, 38-41]. (2) So mancher von uns verdankt Jesus sein Leben. Wir alle haben unsere Glaubenserfahrungen gemacht, haben den Segen Gottes erfahren, in Form von Vergebung, Ermutigung, neuer Lebenskraft. Möge Jesus auch weiterhin in unserem Leben uns in seiner Liebe bei der Hand nehmen, um Heilung von Krankheit zu erfahren. Jesus hat allerdings nie gesagt, dass er alle Kranken gesund macht. Aber er hat zugesagt, uns zu helfen. Wir brauchen ihn nur zu bitten. In der Stille mit Gott dürfen wir den Kraftstrom unseres Lebens und seine Liebe erfahren, die ja den Sinn unseres Lebens ausmacht.

Die Stille des Gebets

Jesus ging in die Stille, in die Stille vor Gott, um zu beten. Im Gebet, im Gespräch mit Gott, suchte Jesus Kraft. Denn von ihm empfing er Vollmacht für sein Handeln. Warum aber ging Jesus gerade in die Wüste? Ein Grund mag sein, dass nur in dieser Abgeschiedenheit die Ruhe gefunden werden konnte, die gebraucht wurde, um sich auf das Gespräch mit und das Hören auf Gott konzentrieren zu können. Viele Menschen nehmen sich heute Auszeiten in Klöstern, um eine solche Ruhe ohne Ablenkung zu finden. In der Bibel wird davon berichtet, dass gerade in der Wüste Gott mit Menschen redet. Manche Berufung und Beauftragung ist dort erfolgt.

Auch wir haben stille Zeiten und die Stille des Gebets nötig. Auch wir müssen die Stille vor Gott suchen. In ihr gibt Gott uns jene Gelassenheit, die wir täglich brauchen, zum Segen für uns und andere. Und wir dürfen erfahren, dass Gott alle Tage bei uns ist – bis an unser eigenes Ende und bis ans Ende der Welt. Gott hat uns unser Leben gegeben, und er hält uns an seiner Hand – nicht nur, wenn wir es spüren! Auf Gott können wir vertrauen, seine Nähe dürfen wir spüren. Seine heilende Macht können wir erfahren – wenn wir uns an Jesus wenden!

Der verstorbene Mahatma Gandhi hat im Gebet immer wieder Kraft gefunden. Er schrieb: „Ohne zu beten, wäre ich schon längst wahnsinnig." Durch das Gebet füllen wir täglich unsere Kraftreserven auf. Indem ich die Augen schließe und bete, beruhige ich meine Nerven, besänftige meinen Körper, finde Frieden und erhalte eine neue positive Einstellung zum Leben. Dr. Alexis Carrel, der als Wissenschaftler den Nobelpreis erhielt, schrieb einmal: „Das Gebet ist die stärkste Form der Energie, die man erzeugen kann, so real wie die Schwerkraft. Als Arzt habe ich erlebt, dass Patienten durch die ruhige Kraft des Gebets von Krankheiten und Melancholie befreit wurden, wenn kein anderes Mittel mehr half...Immer wenn wir uns Gott in innigem Gebet nähern, verändern sich Seele wie Körper zu ihrem Vorteil. Es ist unmöglich, dass irgendein Mann oder irgendeine Frau auch nur eine Sekunde betet, ohne eine positive Wirkung zu verspüren."

Im Gebet drücken wir gegenüber Gott das aus, was uns beschäftigt. Im Gebet teilen wir unsere Last, unsere Sorgen mit Gott, wir sind nicht allein. Im Gebet tritt das „positive Prinzip des Handelns" in Kraft. Im Gebet haben wir die Möglichkeit, vor Gott den Rucksack unserer Sorgen und Probleme auszuladen und wir brauchen nichts von alledem wieder einzupacken. Das Gebet sollte uns auch stille werden lassen und uns die Gelegenheit geben, zu hören, was Gott uns in dieser Stille sagen möchte. Wenn Sie – lieber Leser – den Glauben verloren haben, dann knien Sie nieder und flehen zu Gott, dass er Ihnen diesen Glauben erneuern möge!

Ohne Glauben ist unsere Existenz bedroht

Jesus begegnet uns in unserer Not. Er kann uns Kraft zum Durchhalten geben; er kann uns Hoffnung und Liebe schenken, uns Ruhe und inneren Frieden vermitteln. Sollten wir einmal alle Hoffnungen verloren haben, dann gilt uns Jesu Anteilnahme. Er hat mehr für uns bereit als nur einen Aufschub von Trennung und Tod, so wie es die Mutter in Lukas 7,11-17 erlebte. Jesus will uns ewiges Leben schenken!

In der Bibel werden wir wiederholt aufgefordert, Glauben zu haben. Ohne Glauben können wir nicht errettet werden, können wir Gott nicht gefallen und nichts von Gott erwarten. Ohne Glauben können wir nichts tun. Glaube bedeutet die Entschlossenheit, Gott zu vertrauen. Glaube ist ein unsagbar tiefes Vertrauen in Gott, das uns Hoffnung gibt. Ohne Glauben ist unsere Existenz bedroht; wir verfallen in Angst. Und Angst ist einer der entscheidenden pathogenetischen Faktoren; Angst kommt gleich nach Verzweiflung, gleich nach Hoffnungslosigkeit. Und in seiner Verzweiflung ist der Mensch mit Gott allein. Kein Mensch kann ihm da helfen. Wir können aber alles vor Gott bringen, was uns froh macht, aber auch was uns quält und ängstigt. Gott hört uns! Er sieht uns! Gott gestaltet unsere Lebensgeschichte! Er belebt auch unseren Glauben neu, so wie eine Quelle die Wüste belebt.

So ist unser Alltag „ein Wagnis des Glaubens"! Ich glaube! Ich vertraue! Das ist eine Grundeinstellung. Unser Herz, das unsere Empfindungen widerspiegelt, ist beteiligt. Mit „ich glaube" wird ein unumstößliches Vertrauen ausgedrückt. Dahinter steht eine persönliche Begegnung mit dem Herrn unseres Lebens. Daher fragen wir uns: Ist unser Vertrauen in die Führung Gottes gefestigt? Wissen wir, was Gottes Liebe ist?

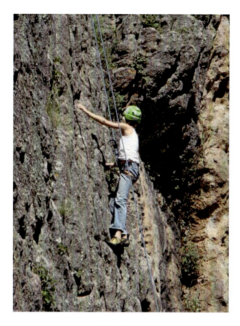

(Ohne Angst vertraut das Kind in der Felswand der Sicherung durch seinen Vater. So dürfen auch wir unserem himmlischen Vater in unserem Leben vertrauen!)

Wenn wir ängstlich sind, wenn wir Probleme haben – warum probieren wir es nicht mit Gott? Warum glauben wir nicht an Gott? Vertrauen wir ihm! Überlassen wir Gott die Führung in unserem Leben. Lassen wir ihn unsere Probleme lösen.

„Glaube nur" schließt ein, dass Gott alles in seinen Händen hält. Das gilt für alle Ereignisse unseres Lebens. Dies gilt auch dann, wenn wir längst alle Hoffnung aufgegeben haben. *„Fürchte dich nicht, glaube nur"* (Lukas 8, 50) – das ist eine Zusage an uns für heute und für morgen! Diese stärkenden Worte geben uns Zuversicht, stammen sie doch aus dem Munde dessen, der das Weltall lenkt und auch unser Geschick in seinen Händen hält.

Wir können heute Zeiten der Nähe Gottes erleben. Wir dürfen erfahren, dass Gott uns nicht verlassen hat, auch wenn wir „Zeiten des Nebels" erleben, in denen Gott zu schweigen scheint. In solchen Zeiten lernen wir auf Gott zu vertrauen. Er verlässt uns nicht! Und geben wir die Liebe weiter, die wir von Jesus empfangen haben. Das soll unsere Herzenssache sein!

Peter Hahne schreibt in <Worauf du dich verlassen kannst>: „Vertrauen heißt auch: Ich lerne es, mit Fragen zu leben, auf die ich auf dieser Erde keine Antwort finde … Glauben heißt: Ich vertraue mich Jesus Christus an und weiß, dass diese Lebensverbindung mich auch dann trägt, wenn ich mit meinem Latein am Ende bin."

Man kann Vertrauen nicht erzwingen. Vertrauen kann nur durch Erfahrungen wachsen; durch Erfahrungen, die man mit Gott gemacht hat. Dann weiß man: Bei Gott bin ich sicher. Hier finde ich Hilfe und Schutz! Trauen wir uns, in jeder Lebenslage zu Gott zu kommen. Er wartet darauf.

Anerkannte III
klassische Naturheilverfahren

Folgende Fragen beschäftigen nicht nur uns als Autoren, sondern auch viele andere kritisch hinterfragende Zeitgenossen:

➢ Warum schwimmen so viele Menschen auf der „Zurück-zur-Natur"-Welle?
➢ Warum ist die Thematik der alternativen Heilmethoden hochaktuell?
➢ Warum hat die „sanfte Medizin" eine solche Anziehungskraft?
➢ Warum wenden sich viele unter uns Lehren und Praktiken zu, die oft von mystischen und okkulten Denkweisen geprägt sind?

An verschiedenen Stellen wird eine in den letzten Jahren beobachtbare wachsende Zuwendung zu den Naturheilverfahren sowohl in der Ärzteschaft als auch in allen Schichten der Bevölkerung beschrieben. (1,2,6,7,8: zit. bei 5) Auf der einen Seite zeigt sich dies in der Zunahme der Ärzte mit dem Bestreben, die Zusatzbezeichnung „Naturheilverfahren" zu erlangen; auf der anderen Seite steht das Klagen über die unaufhörliche Flut von Verordnungen rein „chemischer Substanzen" mit all den unerwünschten Nebenwirkungen und die mehr und mehr in den Vordergrund tretende „Apparatemedizin", mit der Folge zunehmender Entfremdung zwischen Arzt und Patient. (6,8: zit. bei 5)

In den letzten Jahrzehnten werden verstärkt wissenschaftlich nicht anerkannte Therapiemethoden als „Naturheilverfahren" und als „Allheilmittel" angepriesen, die aber keine „naturgegebenen" Behandlungsmittel darstellen. Es handelt sich bei diesen angewandten Methoden um „Pseudo-Naturheilverfahren", „Außenseiterverfahren", „paramedizinische, magisch-okkulte Verfahren, denen aufgrund unserer heutigen Erkenntnisse ein wissenschaftlicher Wert abzusprechen ist und die deshalb unbrauchbar für jedes rationale therapeutische Vorgehen sind", wie es Hentschel ausgedrückt hat. Eine ausführliche Stellungnahme hierzu findet der interessierte Leser in den Büchern „Irrwege des Heils" (3) bzw. „Bittere Allheilmittel". (4)

Supermarkt alternativer Heilverfahren

Immer mehr Menschen wenden sich solchen paramedizinischen Heilverfahren zu und bezeichnen diese sogar als „Alternativmedizin", d.h. als scheinbar echte Alternative zur wissenschaftlichen Medizin.

Man glaubt, die alternative Medizin sei schonender, ohne Chemie und ohne Nebenwirkungen. Die Zuwendung erfolgt aus dem Glauben an „natürliche Kräfte". Auch treibt das angenommene oder tatsächliche Versagen der Schulmedizin immer mehr Menschen in die Arme von Heilern, Magiern oder selbsternannten Naturärzten. Dort erwarten sie Heilung von ihren

Leiden und bekommen sie sehr oft auch. Aber um welchen Preis?

Für uns Autoren wie für jeden anderen christlichen Arzt stellt die Alternativmedizin eine echte Herausforderung dar. Schließlich verführt der Gegenspieler Gottes Tag für Tag mit viel List viele Menschen. Er weiß sich meisterhaft zu tarnen. Als Engel des Lichts, als „Wohltäter der Menschheit" macht er scheinbar glänzende Angebote. Die alternativen Heilmethoden aber sind keine „Alternative" zur naturwissenschaftlichen Medizin. Sie sind bedenklich gefährlich! Die Bibel warnt uns vor blindem Glauben an irgendetwas – und der Hörigkeit auf Pauschalaussagen wie: „Wer heilt, hat Recht!"

Acht natürliche Ärzte

Lieber Leser, Sie haben festgestellt, dass körperliche und geistige Gesundheit die Voraussetzungen für ein wahres Wohlbefinden sind; und auch, dass viele gesundheitliche Probleme selbstverschuldet sind. Wir haben Ihnen aufgezeigt, was Sie tun können, um Ihr kostbares Gut der Gesundheit zu erhalten. Sie haben erfahren, wie wichtig ein naturverbundener Lebensstil ist mit ausreichend Bewegung, frischer Luft und Sonnenschein! Und vergessen Sie nicht, sowohl bei der Arbeit als auch beim Essen stets das richtige, gesundheitsfördernde Maß zu finden!

Sie haben acht Heilfaktoren, einfache Prinzipien kennen gelernt, wie wir unsere körperliche, seelische und geistige Gesundheit erhalten oder wiedererlangen können. Wenn Sie sich an diese Prinzipien halten, werden Sie das Wunder an sich selbst erleben können.

Die acht natürlichen Heilmittel – *richtige Ernährung, Bewegung, Wasser, Sonnenschein, Mäßigkeit, frische Luft, Ruhe* und *Vertrauen* – die wir Ihnen vorgestellt haben, sind überzeugend einfach, umwerfend schön und für viele Menschen fast zum Nulltarif verfügbar. Nutzen Sie diese Heilmittel! Gott lädt Sie ein, sich von seiner Natur verwöhnen zu lassen.

Die der Naturheilkunde zugrunde liegende Idee lässt den natürlichen Lebensreizen wie Wärme, Kälte, Wasser, Licht, Luft, Ernährung, Bewegung, Heilkräutern und seelischen Einflüssen (10: zit. bei 5) innerhalb der Naturheilverfahren die Bedeutung zukommen, die dem menschlichen Organismus innewohnenden Ordnungs- und Heilkräfte anzuregen und zu unterstützen. Diese Wirkfaktoren sind auf die Anpassung, Regulation und Kompensation, Regeneration und Abwehr krankmachender Faktoren ausgerichtet. (9: zit. bei 5)

Die natürlichen Therapiemaßnahmen greifen ordnend in die Lebensvorgänge ein. Es kommen Maßnahmen zur Anwendung, die uns die Natur zur Verfügung stellt und solche, die uns der wissenschaftliche und technische Fortschritt auf dem Gebiet der Naturwissenschaften in die Hand gibt. Die Maßnahmen der Naturheilkunde finden in fast allen Bereichen der Medizin Anwendung. Die Wirkungen dieser anerkannten klassischen Naturheilverfahren sind wissenschaftlich vor allem durch die Erkenntnisse der Physiologie, der Biophysik und der Biochemie belegt.

Die Anwendung dieser natürlichen Heilmethoden ist historisch gesehen eine sehr alte Form der Krankenbehandlung. Der Mensch in der Frühzeit hat bereits versucht, Krankheiten mit den Möglichkeiten zu beeinflussen, die die Natur ihm bot. Bei dem Bereich der „echten" anerkannten natürlichen Heilverfahren handelt es sich um eine „Therapie auf alten Wegen".

Die klassischen Verfahren der Naturheilkunde sind keine „Alternative" zur „Schulmedizin". Sie stellen vielmehr als erprobte und wissenschaftlich gesicherte Verfahren eine Ergänzung dar. Es gibt keine Trennung zwischen Schulmedizin und Naturmedizin. Es gibt nur ein Miteinander! Schließlich kommt die Medizin aus der Natur!

Zu den wissenschaftlich anerkannten „echten" klassischen Naturheilverfahren zählen neben den schon zuvor beschriebenen Verfahren – den „Acht natürlichen Heilmitteln" –
 1. Ernährung = Ernährungstherapie
 2. Bewegung = Bewegungstherapie
   Krankengymnastik
 3. Wasser = Hydrotherapie,
   Balneotherapie
   Thalassotherapie
 4. Sonnenschein = Heliotherapie
   Lichttherapie
 5. Mäßigkeit / Selbstbeherrschung
 6. Frische Luft = Klimatherapie
   Atemtherapie

7. Ruhe
8. Vertrauen

noch folgende Therapieformen:
- ➢ Inhalationstherapie
- ➢ Massage
- ➢ Thermotherapie
- ➢ Kryotherapie
- ➢ Elektrotherapie
- ➢ Sauna
- ➢ Phytotherapie
- ➢ Ausleitende Verfahren
- ➢ Ordnungstherapie

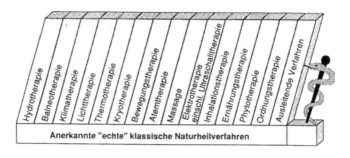

Weder zum NEWSTART®-Programm noch zu den klassischen Naturheilverfahren gehören somit: Hypnose, Autogenes Training, Joga, Transzendentale Meditation, Radiästhesie, Heilmagnetismus, Akupunktur, Traditionelle Chinesische Medizin, Fußsohlenreflexzonenmassage, Kinesiologie, Homöopathie, Anthroposophische Medizin, Ayurveda, Bach-Blüten, Hildegard-Medizin u.a. (3)

Inhalationstherapie III.1

Das bewusste Einatmen von mit bestimmten Substanzen angereicherter Luft zu Heilzwecken ist schon lange bekannt. Bereits im Altertum wusste man die Meeres- und Brandungsluft medizinisch zu nutzen. Mitte des 19. Jahrhunderts wurden die ersten Inhalationsapparate hergestellt. In Kurorten mit Thermen / Solequellen wurden Gradierwerke erstellt – zum einen zur Salzgewinnung, zum anderen, um über die feine Verrieselung des mineralienhaltigen Wassers auch im Binnenland ein Pseudo-Seeklima zu erschaffen.

Was versteht man heute unter Inhalationstherapie?

Zu Nebel zerstäubte, ärztlich verordnete Medikamente (Aerosole) und andere gelöste Stoffe (z. B. Kochsalz oder Kamille) werden durch ein Gerät (z.B. Ultraschall-Vernebler) zerstäubt und gelangen über die Einatmung in die Atemwege.

Es gibt heute verschiedene Möglichkeiten der Inhalation:
> das Kopfdampfbad; bei Infektionen der oberen Atemwege können einem Wasserdampfbad Kamillenblüten oder in vorsichtiger Dosierung ätherische Öle (z. B. Menthol- oder Thymianöl) zugesetzt werden;
> die Inhalation in geschlossenen Räumen oder

- ➢ mit technischen Geräten wie Düsen- und Ultraschall-Verneblern.
- ➢ Weiterhin können die gelösten Medikamente auch in Form von Dosieraerosolen verabreicht werden. Dabei ist das Medikament in Treibgas gelöst. Bei Trockenaerosolen liegt das Mittel in Pulverform vor.
- ➢ Eine weitere Möglichkeit besteht in der Einatmung der Aerosole über sogenannte Respiratoren.

Wie wirkt die Inhalationstherapie?

Die Wirkung der Inhalation ist abhängig vom Wirkstoff und dessen Teilchengröße. Große Teilchen über ca. sechs Mikrometer (µm) gelangen nur in die oberen Luftwege, kleine Teilchen können bis in die Lungenbläschen (Alveolen) transportiert werden und dort ihre Wirkung entfalten. Neben der Teilchengröße kommt auch der richtigen Inhalationstechnik eine wichtige Rolle zu. Mit der richtigen Atemtechnik gelingt durch die Inhalationstherapie

- ➢ eine Anfeuchtung der Atemwege bei Feuchtinhalation,
- ➢ eine Lockerung und Verflüssigung des Bronchialsekrets,
- ➢ eine Lösung der Verkrampfungen der Bronchialmuskulatur (Bronchialspasmus) entsprechend der Medikamentenwirkung,
- ➢ eine Entzündungshemmung,
- ➢ ein Abhusten mit Beseitigung des Sekrets.

Wann setzt man die Inhalationstherapie ein?

- ➢ Bei akuten und chronischen Erkrankungen der Atmungsorgane bewährt sich die Kombination von Inhalation mit anschließender Atemtherapie.
- ➢ Besonders wirksam ist die Inhalationstherapie bei Entzündungen der oberen Luftwege, z. B. bei einer Bronchitis.
- ➢ Auch bei der Behandlung von Atemwegserkrankungen, die mit einer Verkrampfung der Bronchialmuskulatur einhergehen und eine Verengung der Bronchien bewirken (sogenannte obstruktive Atemwegserkrankungen), kann über die Einatmung bestimmter Medikamente sowohl längerfristig als auch im akuten Anfall (z. B. einem Asthmaanfall) schnell Abhilfe geschaffen werden.
- ➢ Daneben zählen die Mukoviszidose (Zystische Fibrose), Lungenentzündungen sowie banale Infekte der oberen Atemwege zu den häufigen Erkrankungen, bei denen sich eine Inhalationstherapie als sinnvoll erweist.

Sind bei der Inhalationstherapie auch Risiken gegeben?

- ➢ Sind die Inhalationsgeräte verunreinigt, kann es zu einer Keimverschleppung in die Atemwege kommen. Die - meist ohnehin schon durch die Grundkrankheit angeschlagenen -

Bronchien können sich dann leicht entzünden. Dies kann schwere Folgen wie Lungenentzündungen nach sich ziehen. Deshalb sollte man dafür Sorge tragen, dass die Geräte stets sauber gehalten werden, ggf. muss eine Sterilisation (führt zur Keimfreiheit) die gründliche Desinfektion ergänzen.
- ➢ Ein weiteres Risiko der Inhalationstherapie besteht in den Nebenwirkungen der verabreichten Medikamente. Manche Medikamente können allergische Reaktionen hervorrufen, die Schleimhäute reizen und so ihrerseits zu einer Verkrampfung der Bronchien führen. Je nach Substanz muss der Patient sowohl mit den örtlichen (z. B. Schleimhautreizungen) als auch systemischen (den Gesamtorganismus durch Aufnahme der Stoffe ins Blut) betreffenden unerwünschten Wirkungen der jeweiligen Präparate rechnen.

Die Inhalationsbehandlung ist heute bei Atemwegserkrankungen aus der Klinik und Praxis nicht mehr wegzudenken. Im Gesundheitswesen sind es vor allem die Küstenregionen und die alpinen Regionen, die aufgrund ihrer Luftzusammensetzung als besondere Erholungsregionen für Atemwegserkrankungen ihre Anerkennung gefunden haben.

Gezielte Massagetechnik III.2

Auch die Massagen gehören zu den ältesten Therapieverfahren. Sie tauchten als eine der vier Teilgebiete der Medizin im medizinischen Werk des Kaisers Jaune (2598 v.Chr.) aus China zum ersten Mal auf. Auch im alten Ägypten finden wir Beschreibungen von Massagetechniken. In Griechenland war die Massage eine verbreitete Methode, um Schmerzen bei Verletzungen zu mildern. Asklepios, ein griechischer Arzt, führte die Massage in Rom ein. Er beschrieb die Wohltat der kreisenden Handbewegungen.

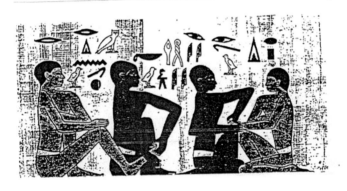

(Bereits im alten Ägypten finden wir Beschreibungen von Massagetechniken)

Und keine Behandlung wird so gerne angenommen, ja direkt gefordert, wie die Massage. Es handelt sich bei der Massage um eine Beeinflussung des Organismus durch streichende oder knetende Behandlungen der Haut, der Muskulatur und der Sehnen.

Der Begriff Massage kommt von dem griechischen Wort „massain" und bedeutet „kneten", „reiben", „tasten".

Wir kennen verschiedene Massageformen:
- ➢ klassische Massage
- ➢ Bindegewebsmassage
- ➢ Lymphdrainage
- ➢ Colonmassage
- ➢ und die Unterwasserdruckstrahlmassage

Die „klassische Massage" wird ganz nach individuellem Körperempfinden angewandt. Verspannungen werden gelockert und die Durchblutung von Haut, Gewebe und Muskelfasern gefördert. Hinzu kommt der positive Reizeffekt. Wissenschaftler fanden heraus, dass der Körper aufgrund der Hautreize Wohlfühlhormone (zum Beispiel das Liebeshormon Oxytocin) produziert, und die ausgelöste Botenstoffkaskade Ängste nimmt und Schmerzen lindert, Stress und Verspannungen abbaut und sogar die Lernfähigkeit und das Immunsystem stärkt. Massage wirkt außer auf die Muskulatur auch auf die Blutversorgung, die inneren Organe und das Lymphsystem. Die Massage lindert Asthma und Depressionen, Bluthochdruck, Rückenschmerzen und sie hilft gegen Schlafstörungen.

Thermotherapie - III.3
Wärmeanwendung

„Thermotherapie" ist der übergeordnete Begriff für alle Wärmeanwendungen. Schon im Altertum wurde der Gebrauch der Wärme als Heilmittel sehr geschätzt. Der Mensch hatte die Erfahrung gemacht, dass Sonnenwärme, das Wasser heißer Quellen und der von der Sonne gewärmte Sand, Krankheiten zu lindern und zu heilen vermochten. Und durch die Anwendung des elektrischen Stromes hat man neue Verfahren gefunden, Wärme auf oder in den Körper zu bringen.

Wärmetherapie ist die Behandlung mit Wärmestrahlen oder Wärmeleitung beispielsweise durch:
- ➢ Heißluft;
- ➢ Heiße Rolle – mit heißem Wasser getränktem aufgerolltem Frotteetuch; die Wärmeintensität bleibt durch Abrollen erhalten.
- ➢ Warmpackungen mit Peloiden, wie zum Beispiel Fango, Moor oder Paraffin;
- ➢ Voll- und Teilbäder;
- ➢ Ultraschall (s. bei Elektrotherapie): Durch mechanische Wellen wird ein Vibrations- und Wärmeeffekt im Behandlungsgebiet erzeugt.
- ➢ Infrarot: Hier wird durch Einstrahlen von optischer Energie das Gewebe erwärmt.

Die Wirkungen der Wärmezufuhr sind u.a. folgende:
- ➢ Durchblutungssteigerung

- ➢ Lockerung von Muskelverspannungen
- ➢ Abbau einer Gelenksteifigkeit
- ➢ Hilfe beim Abbau von Ablagerungen im Gewebe
- ➢ krampflösend und schmerzstillend
- ➢ Steigerung des Gewebestoffwechsels
- ➢ entzündungshemmende Wirkung bei chronischen Entzündungen.

Vorsicht: Bei akuten Entzündungen dagegen setzt man die Kältetherapie ein! Auch bei Krampfadern darf man keine Wärme anwenden!

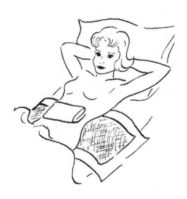

(Heiße Leibauflage)

Kryotherapie als Form des Wärmeentzugs III.4

Auch diese Behandlungsart als Form des Wärmeentzugs ist keine Erfindung der Neuzeit! Das griechische Wort „kryos" bedeutet Eis oder Frost. Schon in den Aphorismen von Hippokrates ist von der therapeutischen Nutzung von Schnee und Eis zu lesen.

Die Behandlung mit Kälte soll helfen, Schmerzen zu lindern. Allgemein versteht man unter Kältetherapie Maßnahmen, die einen Wärmeentzug des Gewebes bewirken. Bei der Kryotherapie werden dazu Temperaturen unter Null Grad eingesetzt. Anwendungen unter 0° Celsius werden als Kryotherapie (eine besondere Form ist die Kaltluft-Therapie) bezeichnet; jene darüber als Kältetherapie.

Zur Erniedrigung der Körpertemperatur stehen heute zur Verfügung:
- ➢ Hydrotherapie, also Kaltwasseranwendungen
- ➢ Eispackungen
- ➢ Kaltluft (Kaltgas)
- ➢ Kältekammer

Die **Kaltgas-Therapie** führt über eine Gefäßengstellung zu einer Durchblutungseinschränkung von 60 bis 80% der Ruhedurchblutung, welche für mindestens 30 Minuten anhält.

Bei der generalisierten Anwendung der Kälte in einer **Kältekammer** wird ein Patient für wenige Minuten einer Temperatur von maximal -110 °C ausgesetzt. Dadurch sollen Stoffwechselvorgänge auf Zellebene beeinflusst werden.

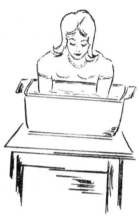

(Kaltes Armbad)

Wärmeentziehende Maßnahmen werden besonders eingesetzt
> bei rheumatischen Erkrankungen
> im Bereich der Sportmedizin bei Weichteilverletzungen
> bei Verletzungen des Band- und Gelenkapparates

Experimentelle Untersuchungen haben gezeigt, dass die Kältebehandlung in die Blutdruckregulation, den menschlichen Stoffwechsel und in die neurale Steuerung eingreift. Die Abkühlung der Haut und der darunter liegenden Fettschicht erfolgt rasch; jene der Muskulatur deutlich langsamer.

Nach Beendigung der Kälteexposition beginnt die Wiedererwärmung. Auch hier erwärmen sich Haut und Fettgewebe wesentlich rascher als muskuläres Gewebe, da zuerst in den oberflächlichen Schichten die Ausgangstemperatur wiederhergestellt wird. Diese Temperatursenkung führt zu einer Abnahme des Energieverbrauchs mit vermindertem Sauerstoffbedarf und einer 50-prozentigen Reduzierung der Stoffwechselgeschwindigkeit. Im geschädigten Gewebe, wie zum Beispiel nach Trauma oder Operation, können sogenannte freie Radikale nicht entsprechend abgebaut werden. Dies führt wiederum zu einer Zerstörung von Zellgewebe und folglich zu einer Ödembildung (Gewebeschwellung). Der Einsatz der Kryotherapie vermindert somit die Folgen dieser posttraumatischen Gewebeschädigung durch Hemmung der Zellaktivität und damit das übermäßige Entstehen solcher freien Radikale.

Elektrotherapeutische Maßnahmen III.5

Auch die Anwendung von elektrischen Strömen zu therapeutischen Zwecken hat eine lange geschichtliche Entwicklung. Bereits im klassischen Altertum bediente man sich der schmerzlindernden Wirkung elektrischer Reize. Galen (130 – 200 v. Chr.) empfahl hierfür die Verwendung von elektrischen Fischen, speziell des im Mittelmeer lebenden marmorierten Zitterrochens, der sich im Sand verbirgt und seine Beutetiere mit elektrischen Schlägen betäubt.

Mit Beginn des 19. Jahrhunderts wurden konstant fließende galvanische Ströme angewendet. Anfang der 50er-Jahre des vergangenen Jahrhunderts fand die Mikrowelle Eingang in die Therapie.

Elektrotherapeutische Maßnahmen sind in den Praxen der Ärzte eine der wichtigsten physikalisch-therapeutischen Leistungen. Einige Verfahren sollen hier kurz aufgezählt werden:
- Reizstrom
- Kurzwelle
- Mikrowelle
- Ultraschall
- Stangerbad (ein elektrisches Wasserbad)
- Vierzellenbad

Ultraschall zum Beispiel wirkt wie eine „innere Massage". Die wesentlichen therapeutischen Wirkungen beruhen auf thermischen (Wärme erzeugend), mechanisch-physikalischen und biochemischen Effekten.

Ultraschallwellen sind akustische Signale, die das menschliche Ohr nicht mehr wahrnehmen kann und die daher nicht hörbar sind. Schallwellen verursachen durch ihre Frequenz in dem Gewebe auf das sie treffen, Schwingungen, Kompressionen (Verdichtungen) und Expansionen (Erweiterungen). Sie lösen dementsprechend eine kurzfristige Volumenänderung der Zellen aus. Dieses Phänomen wird in der Therapie als „Mikromassage" bezeichnet. Durch die schnellen Bewegungen der Gewebsstrukturen entsteht Reibungswärme. Diese führt zu einer verstärkten Durchblutung und zu einer Steigerung des Stoffwechsels der Zellen. Die Wärme wirkt gleichzeitig regulierend und krampflösend auf die Muskulatur, beeinflusst die Schmerzempfindung und verbessert die Dehnbarkeit kollagener Fasern. Diese wirkt dann wie eine Massage im betreffenden schmerzenden Gebiet. Der Schmerz lässt nach und eventuelle Muskelverspannungen werden gelockert.

Sauna – ein trockenes Heißluftbad III.6

Bei der Sauna handelt es sich um ein trockenes Heißluftbad, eine Form des Schwitzbades. Es gelangte aus Kleinasien nach Griechenland, von dort übernahmen es die Römer. In den nordischen Ländern, vor allem in Skandinavien und in Russland, ist die Sauna seit Jahrhunderten in Gebrauch.

Die Sauna ist eine aktive Gesundheitspflege. Die Wirkung der Sauna beruht in einer Abhärtung, Leistungssteigerung und Überwindung von Krankheitsbereitschaft. Eine regelmäßige wöchentliche Nutzung der Sauna hat übrigens eine vorbeugende Wirkung gegen Infekte; das Immunsystem wird gestärkt. Die vorbeugende Wirkung beruht vor allem auf dem Training der Blutgefäße.

Das Grundprinzip der Sauna liegt in dem Wechselreiz zwischen starker Erhitzung mit trockener Luft bis zur Schweißbildung und nachfolgender Wiederabkühlung unter Benutzung bestimmter Kältereize. Der Wechsel von warm und kalt bringt den Hautstoffwechsel und das gesamte Herz-Kreislaufsystem richtig auf Trab; der Körper lernt, sich unterschiedlichen Temperaturen schnell anzupassen.

Untersuchungen haben gezeigt, dass das Interferon, eine Substanz, die bei der Abwehr grippaler Infekte eine wichtige Rolle spielt, bei Menschen ansteigt, die regelmäßig in die Sauna gehen.

Wie medizinische Untersuchungen zeigen, können vor allem Menschen in der Lebensmitte vom Wechselspiel der Elemente Luft und Wasser enorm profitieren. Aber auch bei den typischen Krankheiten der Generation 50-plus wie Gelenkbeschwerden und Rheuma kann die Sauna kleine Wunder wirken. Verspannte Muskeln werden gelockert; die herabgesetzte Schmerzschwelle bei Beschwerden am Bewegungsapparat wird durch das Saunabaden wieder erhöht. Regelmäßiges Saunabaden verleiht der Haut auch mehr Spannkraft.

Die Tendenz der Menschen, die in die Sauna gehen, ist steigend. Sie wissen auch warum: Nach dem Saunabad ist man entspannt, ausgeglichen und zufrieden mit sich und der Welt. Für das Saunabaden gibt es keine Altersgrenze nach oben. In Finnland, dem Ursprungsland der Sauna, gilt eine einfache Regel: „Wer zur Sauna laufen kann, darf sie auch benutzen".

Aber Achtung: Wie bei so vielen Dingen im Leben, gilt es auch bei den angenehmen Anwendungen das richtige Maß zu finden. Niemand muss zum „Kampfschwitzer" mutieren und jeder Saunagänger sollte auch auf ausreichend Flüssigkeitszufuhr vor, während und nach einem Saunaaufenthalt achten. Unzureichende Flüssigkeitszufuhr in Zusammenhang mit Saunaaufenthalten führt nachweislich zu vorübergehenden Beeinträchtigungen der kognitiven Leistung – auch das haben entsprechende Studien gezeigt.

Rückbesinnung auf die Phytotherapie III.7

Wir dürfen uns über die vielen Heilkräuter freuen, die uns Gott geschenkt hat. Eine moderne Medizin wäre ohne pflanzliche Mittel unvorstellbar. Was würden heute viele Herz-Kreislauf-Kranke ohne Digitalis (Fingerhut)- Präparate machen? Schließlich finden sich in der Natur noch immer die besten Mittel für die meisten Krankheiten.

Wenn wir in die etwa 1500 v. Chr. erbauten Grabkammern der ägyptischen Pharaone hinabsteigen, finden wir schon Abbildungen von Heilpflanzen. Auch bei den alten Indern, Arabern, Griechen und Römern sind Spuren der Heilpflanzenkunde zu finden. Heilpflanzen finden wir auch in der Heiligen Schrift; so besingt König David in seinen Lobliedern auch Heilpflanzen wie Ysop, Aloe, Granatapfel u.a. (Psalm 51, 9; 4. Mose 19, 18; Psalm 45, 9; Hohelied 4, 14; Hohelied 4 , 3.13; 8, 2).

Die Phytotherapie hat also eine alte Tradition. Es ist unbestritten, dass die Anwendung pflanzlicher Arzneimittel eine solide geschichtliche Basis hat. Auch wird niemand bestreiten, dass die Anfänge der Arzneimitteltherapie bei den Pflanzen lagen, oder besser, auf Naturstoffe zurückgegangen sind. Als Kräuterheilkunde spielte die Phytotherapie über Jahrtausende in allen Regionen der Erde eine wichtige

Rolle in der Medizin, oft allerdings in Verbindung mit mystischen Vorstellungen. Es ist erstaunlich, mit welch großer Beobachtungsgabe die Menschen vor Jahrtausenden die Wirkung von Kräutern, Gräsern und Blumen erforschten.

Bei vielen Arzneipflanzen, beispielsweise bei Kamillenblüten, kann neben der volksmedizinischen Anwendung auch die ärztliche Verordnung bis ins Altertum zurückverfolgt werden. In den alten Schriften der Ägypter finden wir Hinweise darauf, dass Zwiebel und Knoblauch gegen Durchfallerkrankungen, Kümmel und Fenchel gegen Blähungen, Sennesblätter und Leinsamen als Abführmittel, Thymian als Hustenmittel wirken u.a.m.

Tinkturen, Extrakte, Teezubereitungen, Destillate gab es schon zu Zeiten des Paracelsus. Bereits im Altertum, im Mittelalter und in der Neuzeit wurden gebräuchliche pflanzliche Drogen in zahllosen pharmakologischen Experimenten geprüft.

Die Phytotherapie zählt in allen Kulturkreisen zum ureigensten „medizinischen Handwerkszeug" der Ärzte und zweifelsfrei zum Grundrepertoire der klassischen Naturheilverfahren.

Mehrere Ärzteverbände haben klar zum Ausdruck gebracht, dass die Phytotherapie keine alternative Therapie, sondern ein Teil der heutigen naturwissenschaftlich orientierten Medizin ist. Sie ist nicht zu verwechseln mit der Homöopathie! Diese verwendet zwar auch in einem hohen Prozentsatz Pflanzenextrakte, aber zumeist in hoher Verdünnung und unter Beachtung der „Hahnemannschen Ähnlichkeitsregel".

Zur Homöopathie sagte der Marburger Professor Rudolf Happle: „Wo nichts ist, kann auch nichts wirken. Wir können deshalb Patienten nicht mit Substanzen behandeln, in denen rein rechnerisch kein Molekül des Ausgangsstoffes mehr vorhanden ist." Die Homöopathie hat also nichts mit der Phytotherapie zu tun und auch nichts mit der Naturheilkunde!

Pflanzliche Arzneimittel stellen heute eine wertvolle Ergänzung unseres allopathischen* Arzneimittelschatzes dar. Von okkulten Praktiken – wie Auspendeln von Heilkräutern oder Herstellen von Medikamenten nach einer besonderen Philosophie bzw. Pflanzung, Ernte und Verarbeitung von Heilpflanzen nach einer bestimmten Sternkonstellation – sollen wir uns allerdings trotz der Rufe „Zurück zur Natur" bewusst distanzieren. Medikamente, die biorhythmisch vorbehandelt sind, d. h. bei denen Substanzen nachts bei Vollmond in biorhythmische Schwingungen versetzt werden, indem man sie in verschiedenem Winkel zum Mond kreisförmig bewegt, sollten wir konsequent ablehnen!

*„Allopathie" ist eine von Hahnemann geprägte Bezeichnung für die Schulmedizin und bedeutet so viel wie <anders> oder <gegen die Krankheit> gerichtet, also <Gegenmittel-Heillehre> und stammt ab von den griechischen Wörtern <allos> (anders) und <pathos> (Leid). Sie ist heute die überwiegend angewandte Heilmethode.

Ausleitende Verfahren III.8

Die Ausleitungsverfahren werden von alters her zu den Naturheilverfahren gerechnet. Das Schröpfen z.B. war seit der Antike eine weit verbreitete Heilmethode in Europa und bis zu den 50er-Jahren des vergangenen Jahrhunderts ein wichtiger Teil der Schulmedizin. Damit versuchte der Arzt vor allem, schädliche Stoffe aus den Organen zu leiten, ähnlich wie mit einem Zugpflaster. Beim Schröpfen werden spezielle Schröpfköpfe benutzt, die kleinen, bauchigen Glocken ähneln.

Mit allen Ausleitungsverfahren will man über Reflexbahnen auf die inneren Organe einwirken.

Hautreize sind also eine unspezifische Reiztherapie, auf die der Körper mit einer deutlichen Reaktion antwortet; sie regen den Organismus zur Umstimmung an und stimulieren also das Immunsystem.

Die heute noch gebräuchlichen Verfahren sind:
- Aderlass
- Schröpftherapie
- Blutegelbehandlung

Bei der Schröpftherapie unterscheidet man zwischen
- dem unblutigen Schröpfen, wobei eine Flamme sekundenlang ins Glas gehalten wird, um die Luft darin zu erhitzen; dann wird das Gerät schnell auf die Haut gesetzt. Weil die Luft durch das kalte Glas rasch abkühlt,

entsteht ein Unterdruck, der die Haut und das darunter liegende Gewebe anhebt. Dies führt zu einer vermehrten Durchblutung des Gebiets und regt den Lymphfluss an – und
- ➢ dem blutigen Schröpfen; hierbei wird die Haut vorher gestichelt oder angeritzt, und dann kann sich der Schröpfkopf bis zu einem Drittel mit Blut füllen. Es handelt sich hier um einen starken Reiz, mit dem auch schmerzhafte Muskelknoten behandelt werden.

Nach Sanskritüberlieferungen zählte schon in der alten indischen Medizin der Blutegel zum bewährten Therapeutikum. Im alten Griechenland war es aller Wahrscheinlichkeit nach Nikander von Colpophon (200 bis 130 v.Chr.), der als erster den Blutegel therapeutisch verwendete. Anfang des neunzehnten Jahrhunderts konnte eine starke Zunahme in der Behandlung von Krankheiten mit Blutegeln in Europa festgestellt werden. Blutentziehende Maßnahmen waren nämlich in jener Zeit überaus beliebt. Der Blutegel hat auch heute immer noch eine Daseinsberechtigung in der Vielzahl therapeutischer Möglichkeiten. Der therapeutische Effekt besteht nicht darin, dem Menschen Blut zu entziehen. Die Wirkungen sind viele! So wirkt das Ansetzen von Blutegeln gerinnungshemmend und somit auch antithrombotisch, lymphstrombeschleunigend und somit druckentlastend, gefäßerweiternd – aber auch spasmolytisch, blutreinigend, entgiftend, antiphlogistisch, immunisierend u.a.m. Mit Recht kann man sagen, <der Wirkungsmodus der Blutegel muss komplizierter sein, als es im ersten Augenblick erscheint>. (1)

Ordnungstherapie III.9

Eine Ordnungstherapie ist praktisch immer gegeben! Schon lange bevor der Begriff „psychosomatische Medizin" entstand, hat Sebastian Kneipp erfasst, dass nur der Mensch, der mit sich selbst und der Umwelt im Reinen ist, wieder ganz gesund werden kann.

Häufig beruhen viele Krankheiten auf einer falschen Lebenseinstellung. In die Lebensvorgänge greifen die natürlichen Therapieverfahren ordnend ein, um Störungen im somatischen wie psychischen Bereich zu beseitigen im Sinne einer „diaita" der antiken Medizin.

Heute versteht man unter Ordnungstherapie, einem Wort, das von dem Schweizer Arzt M. Bircher-Benner (1867-1939) geprägt wurde, die Ordnung des Lebens in allen Bereichen. Es ist ein Begriff für die ganzheitliche Betrachtungs- und Denkweise. Die Ordnungstherapie zielt darauf ab, gesundheitsgefährdende durch gesundheitsfördernde Lebensgewohnheiten zu ersetzen. Sie hilft, belastende Lebensumstände zu ändern oder zu lernen, dieselben leichter zu ertragen.

Aber trotz besserem Wissen behalten viele Menschen gesundheitswidrige Lebensgewohnheiten bei. Auch eine ausgiebige Krankheitserfahrung hat keinesfalls regelmäßig eine Verhaltensänderung zur Folge. Hier ist ein Gesundheitsbedürfnis zu wecken; falsche Verhaltensweisen sind zu korrigieren.

Ordnung des Lebens heißt:
Eine gesunde Lebensführung in allen Bereichen!

So wollen auch die klassischen Naturheilverfahren zu einer Ausgewogenheit und Ordnung führen, durch eine systematische Anwendung funktioneller Reize mit dem Zweck der Leistungssteigerung und der Erhaltung, Förderung und Wiederherstellung von Leistung und Gesundheit.

Ein positiver Einfluss auf das gesundheitsbewusste Verhalten des Menschen wird ausgeübt durch Informationen über
- Lebenssinn,
- Regulierung des Stoffwechsels,
- sorgfältigen Umgang mit seinen Gemütsbewegungen,
- maßvollen Gebrauch von Speise und Trank,
- sinnvolle Nutzung von Sonnenlicht, Luft, Wasser und Wärme,
- ausgewogenen Wechsel von Arbeit und Freizeit, Bewegung und Ruhe, Schlafen und Wachen.

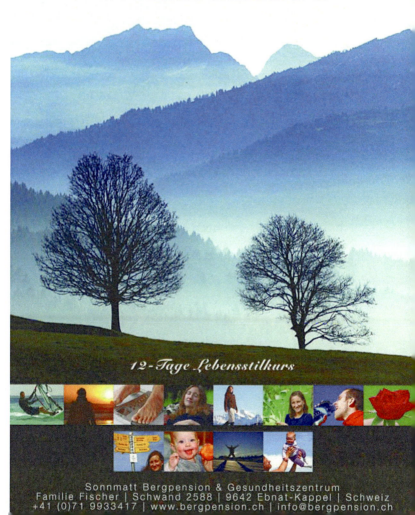

SONNMATT

BERGPENSION & GESUNDHEITSZENTRUM

Rund – um – Gesund
... Newstart Plus erleben ...

12-Tage Lebensstilkurs

Sonnmatt Bergpension & Gesundheitszentrum
Familie Fischer | Schwand 2588 | 9642 Ebnat-Kappel | Schweiz
+41 (0)71 9933417 | www.bergpension.ch | info@bergpension.ch

NEWSTART®-PLUS IV
- ein neuer Lebensstil

Bei den NEWSTART-Prinzipien handelt es sich um ein ganzheitliches Gesundheitskonzept. „<Gesundheit ganzheitlich> – das sind... Gebrauchsanleitungen für ein glücklicheres Leben. Schon auf den ersten Seiten der Bibel finden wir diese Gebrauchsanleitungen. Der Schöpfer bietet dem ersten Menschenpaar alle Voraussetzungen zu einem glücklichen Leben. Als Lebensraum erhalten sie einen perfekten <Garten Eden>. Alles ist <sehr gut> – ideal für ein glückliches Leben." (3) Wichtig aber ist für uns, dass wir die Prinzipien befolgen, „die Gott, unser <Hersteller> oder Schöpfer für ein gutes <Funktionieren> unseres Körpers in uns und in die Welt um uns herum hineingelegt hat. Ebenso wie das Auto den richtigen Kraftstoff und das richtige Öl für den Motor benötigt, brauchen auch wir die besten aller <Stoffe>, die für unsere Körperzellen gedacht sind. Erst wenn wir das beherzigen, werden wir die Fülle des Segens Gottes empfangen." (2)

In der Heiligen Schrift und dort in 3. Johannes, Vers 2 haben wir schon vorne gelesen: *„Ich wünsche, dass es dir in allen Dingen gut geht und du gesund seist, so wie es deiner Seele gut geht."* Auch wenn die Worte von Johannes stammen, wissen wir, dass Gott das Beste für uns will.

Das bisher beschriebene bewährte NEWSTART-Gesundheitskonzept wurde inzwischen durch „gesundheitlich und gesellschaftlich relevante Punkte" für den deutschsprachigen Raum u.a. durch den Schweizer Arzt Dr. Ruedi Brodbeck erweitert – auf das <Zwölf-Punkte-Programm> **NEWSTART ®- PLUS:**

N utrition = Ernährung
E xercise = Bewegung
W ater = Wasser
S unlight = Sonnenschein
T emperance = Mäßigkeit/Enthaltsamkeit
A ir = Frische Luft
R est = Ruhe
T rust = Vertrauen

P riorities = **P** rioritäten setzen
L iving optimisticly = **L** ebensfreude fördern
U p with Integrity = **U** nversehrtheit / Integrität bewahren
S ocial Support = **S** oziale Unterstützung

„Grundlegende Bedingungen und konstituierende Momente von Gesundheit sind Frieden, angemessene Wohnbedingungen, Bildung, Ernährung, Einkommen, ein stabiles Öko-System, eine sorgfältige Verwendung vorhandener Naturressourcen, soziale Gerechtigkeit und Chancengleichheit. Jede Verbesserung des Gesundheitszustandes ist zwangsläufig fest an diese Grundvoraussetzungen gebunden." (1)

Prioritäten setzen IV.1
- Richtige Entscheidung treffen

Unser Leben ist kein „Zuschauersport". Unser Leben bestimmen wir selbst! Ein jeder von uns muss Verantwortung für sein Leben übernehmen, muss täglich zahlreiche Entscheidungen treffen, muss den Tagesablauf abstecken. Unser gesamter Lebensweg ist mit großen und kleinen Entscheidungen gepflastert – „zu heiraten oder allein zu bleiben, Kinder zu haben oder kinderlos zu bleiben, ein Haus zu bauen oder zur Miete zu wohnen, in der Stadt zu wohnen oder aufs Land zu ziehen" u.a.m. Immer wieder müssen wir sinnvoll Prioritäten in unserem täglichen Leben setzen – besonders wenn es um unseren Körper und um unsere Gesundheit geht. Für viele hat die Gesundheit oberste Priorität. Sie betrachten Gesundheit als Wichtigstes im Leben. Gerade gesundheitliche Beeinträchtigungen erfordern immer wieder, dass wir getroffene Vorsätze zur Tat werden lassen. Es gibt Mittel und Möglichkeiten, unseren Körper gesund zu erhalten. Es sind dies Mittel, die uns eigentlich nichts kosten – vielleicht etwas Zeit, sie einfach nur in die Hand zu nehmen, etwas zu tun. Denken wir hierbei nur an das zuvor beschriebene ganzheitliche Gesundheitskonzept.

Wir lesen zum Beispiel im Wort Gottes – *„Oder wisset ihr nicht, dass euer Leib der Tempel des Heiligen Geistes ist, der in euch wohnt, den ihr von Gott habt,* *und dass ihr nicht euer selbst seid? Denn ihr seid um einen Preis erkauft worden; verherrlichet nun Gott in eurem Leibe."* (1. Kor. 6, 19.20 EB)

Viele von uns verachten heute den menschlichen Körper, der sterblich und allen möglichen Krankheiten unterworfen ist. Man misshandelt ihn, überfordert ihn auf den Gebieten der Arbeit und des Vergnügens. Natürlich zählen wir selber nicht dazu! – oder? Aber rechts oder links neben uns? Sind wir uns bewusst, dass unser Leib durch unvernünftiges Drauflosleben seine volle Stärke an körperlicher und geistiger Kraft nicht lange bewahren kann?

Wir sind der Meinung: Die moderne Medizin kann alles für uns machen. Und man beruft sich auf die Tatsache, dass sich die Lebenserwartung sehr geändert hat – nämlich dass im Jahre 1900 ein Säugling die Lebenserwartung von 49 Jahren hatte, 1982 lag die Lebenserwartung bei 74 Jahren und heute liegt sie in Europa, Nordamerika und Australien bei über 80 Jahren. Dies hat zu dem Mythos geführt, dass man annimmt, dank der heutigen Medizin länger zu leben.

Es ist unbestritten, dass der medizinische Fortschritt der letzten Jahrzehnte zu einer deutlichen Verbesserung der Lebenschancen geführt hat. Man muss sich aber fragen: Handelt es sich hierbei um Qualität oder Quantität? Denn wenn man so über 40 / 50 Jahre kommt, spürt man den Nimbus unseres Wohlstandes in „der Leibesmitte", der Blutzucker geht hoch, der Cholesterinspiegel steigt an, unser Elan, – unsere Energie lässt nach usw. – es geht langsam „bergrunter". Wenn wir aber die medizinischen Erfahrungen, die uns gegebenen natürlichen Heilmittel einsetzen, dann können wir in guter Gesundheit alt werden.

Wie haben wir zu leben?

Wir sprechen Sie jetzt einfach als Christen an. Wir alle sind doch Geschöpfe Gottes und somit auch Gott gegenüber für die Verwüstung unseres Lebens verantwortlich. Auch sollte unsere Tätigkeit des täglichen Lebens in Bezug des Essens und Trinkens zur Ehre Gottes gereichen. Wir dürfen mit Paulus sagen: *„Alles ist mir erlaubt, aber es frommt nicht alles."* (1. Kor. 6, 12)

Leider aber wird so oft bezüglich des Essens gesündigt. Und das, obwohl wir über die Gefahren der Genussmittel und Rauschmittel – wie Alkohol, Nikotin, Kaffee, Zucker, Fett u.a. – in aller Regel Bescheid wissen. Haben wir noch eine Vorstellung davon, was Mäßigkeit bedeutet? Legen wir bei der Frage nach Enthaltsamkeit ein klares und entschlossenes Zeugnis ab? Oder vernehmen wir hier und dort die schlaue Einflüsterung in uns – „Sollte es Gott wirklich so genau nehmen?" Widerstehen wir immer den Einflüsterungen Satans, wenn er in uns die Gedanken aufkommen lässt – „Es ist nicht so schlimm!" – „Es ist ja nur dies eine Mal!" – „Das tut doch fast jeder!" Achten wir darauf, nicht den Weg des Gehorsams zu verlassen!

Bist Du Dir bewusst, wie Du zu leben hast? Wissen es unsere Nachbarn, unsere Arbeitskollegen, unsere Freunde? Wie unser Lebenswandel aussehen soll, lesen wir in Titus 2, 7.8.: „*Dich selbst aber mache zum Vorbild guter Werke, mit unverfälschter Lehre, mit Ehrbarkeit, mit heilsamem und untadeligem Wort, damit der Widersacher beschämt werde und nichts Böses habe, das er uns nachsagen kann.*" Und in 1. Korinther 10, 31 lesen wir: „*Ihr esset nun oder trinket oder was ihr tut, so tut es alles zu Gottes Ehre!*" Ganz gleich, in welcher Situation wir uns auch befinden, Gott verlangt von Dir und mir eine ganze Entscheidung! Gehorchen wir der Stimme unseres Gewissens!

Die richtige Entscheidung treffen

Entscheidungen treffen bedeutet immer – sich für oder gegen etwas zu entscheiden. Täglich müssen wir im Privat- und Berufsleben Entscheidungen treffen, Prioritäten setzen! Einmal getroffene Entscheidungen der Vergangenheit können wir nicht mehr rückgängig machen. Aber jetzt, heute haben wir neue Entscheidungsmöglichkeiten für unser Leben! Oder gleicht unser Alltag „einer lieb- und freudlosen Aneinanderreihung von Tagen, die wir nicht mehr gestalten sondern in denen wir nur <funktionieren>?" (2)

Was zählt für Sie als Wichtigstes im Leben? Sicherlich geben auch Sie der Gesundheit die oberste Priorität. Und dann kommt auf einmal eine Krankheit. Stellen Sie sich vor, man würde Ihnen sagen, dass Sie nur noch einen Tag zu leben hätten. Was würden Sie tun? Welche Entscheidungen würden Sie treffen? Würden Sie über die Vergangenheit nachdenken, über all das, was Sie falsch gemacht haben? Was Sie hätten noch erledigen müssen und was nun seine Wichtigkeit verloren hat?

Sehen Sie, wie wichtig es ist, jeden Tag bewusst zu leben. Bewusster leben! Führen Sie einmal eine Standortbestimmung durch! Nehmen Sie sich eine stille Zeit im Laufe des Tages und horchen Sie in sich hinein! Machen Sie Inventur! „Wer sich Zeit nimmt, über Sinn-, Werte- und Lebensfragen nachzudenken, <verliert> keine Zeit, sondern bereichert sein Leben. Leider tragen viele Menschen diesbezüglich jedoch Scheuklappen." (2) Gestalten Sie Ihr Leben neu! Gesundheit, so sagt die Weltgesundheitsorganisation, ist „körperliches, seelisches und soziales Wohlbefinden". Gesundheit beinhaltet also nicht nur den körperlichen Bereich. Man spricht auch von einem inneren Bereich, der Psyche, unseren Gefühlen, unserem Denken und Wollen. (s. hierzu Kapitel IV.3)

Wie Sie schon in diesem Buch gelesen haben, beschwören wir zum Beispiel durch eine falsche Ernährung eine Arterienverkalkung herauf. Schließlich steht Blutcholesterin - der bedeutendste Risikofaktor in der Entstehung der Arteriosklerose - unter dem Einfluss der Ernährung. Und je höher der Cholesteringehalt, desto größer ist die Möglichkeit an einer Herzkrankheit zu erkranken. Herzkrankheiten sind nur selten eine Sache der Vererbung, sondern überwiegend eine Sache des Lebensstils, besonders der Ernährung!

Auch hoher Blutdruck ist durch eine Gefäßverengung bedingt. Und je höher der Kochsalzgehalt in einer Nahrung ist, desto höher liegt auch die Zahl der Menschen mit hohem Blutdruck. Unglücklicherweise kommt es hier zu einer Symptomverstärkung, einem Teufelskreis, da ein permanent erhöhter Blutdruck die Gefäßwände seinerseits wieder verhärtet.

Zuckerkrankheit ist vorwiegend eine Erkrankung der westlichen Länder. Viele Menschen, die an Zuckerkrankheit leiden, sind übergewichtig. Durch Ernährungsumstellungen könnten viele Zuckerkranke nicht nur mit weniger sondern oft sogar ganz oft ohne Medikamente auskommen.

Weiterhin liegt ein Gedächtnisschwund vor, wenn den Gehirnzellen nicht mehr genügend Sauerstoff zugeführt wird – auch beim Schlaganfall. Durch Untersuchungen hat man festgestellt, dass zum Beispiel der Sauerstoffgehalt des Gehirns bei einer fettreichen Kost um 40 % sinkt.

Die Gefäßverengungen schreiten ganz heimtückisch voran, auch wenn man zunächst keine Beschwerden hat. Krankheiten stellen sich langsam ein. Deshalb müssen wir vorbeugend denken und handeln!

Fühlen Sie sich irgendwie angesprochen? Sollte Ihnen bewusst geworden sein, dass Sie eine Entscheidung bzgl. Ihrer Gesundheit treffen müssen – dass Sie sich für die eigene Gesundheit einsetzen und für optimale Voraussetzungen für die eigene Gesundheit sorgen müssen - dann schieben Sie diese Entscheidung nicht weiter auf! Machen Sie die Gesundheit zu einem Schwerpunkt in Ihren Plänen! Darüber hinaus werden Sie ein Vorbild bzgl. einer vernünftigen, erfolgreichen Lebensweise abgeben und damit wiederum ansprechend auf andere wirken.

Mahnt Sie Ihr Gewissen? Hören sie auf die Stimme des Gewissens! Leben Sie nicht mehr sorglos in den Tag hinein! Nehmen Sie eine Kurskorrektur vor. Oder sind Sie mit Ihrer derzeitigen Situation zufrieden? Wollen Sie drohende gesundheitliche Probleme nicht wahrhaben? Haben Sie keine Absicht, Ihr vielleicht ungesundes Verhalten zu ändern? Wenn Sie ein Problem erkannt haben, dann denken Sie darüber nach, wie Sie es lösen können: Wenn Ihnen Ihr Gewissen sagt: „Das sollst du eigentlich nicht mehr machen; denk an deine Gesundheit", – dann geben Sie der Stimme Ihres Gewissens den entsprechenden Raum. Handeln Sie nicht gegen Ihr Gewissen, denn dann kann es soweit kommen, dass sich Ihr Gewissen nicht mehr meldet. Bedenken Sie: Das Handeln gegen das Gewissen bringt letztendlich Schuldgefühle und auch Angst. Also lassen Sie sich von Ihrem Gewissen leiten! Richten Sie sich nach den Maßstäben, die für Sie richtig und gut sind. Planen Sie konkrete Verhaltensänderungen für sich ein. Suchen Sie, falls erforderlich, auch unterstützende Hilfe. Lassen Sie also Ihre Vorsätze zur Tat werden! Und behalten Sie Ihre Änderungen auch bei!

Natürlich ist alles „beim Alten zu lassen", d.h. „keine Entscheidung zu treffen", auch eine Entscheidung, aber sie hat Konsequenzen. Gehen Sie nicht monatelang „schwanger", bis Sie eine Entscheidung treffen. Natürlich tut man sich mit zunehmendem Alter schwerer, sich für etwas zu entscheiden. Aber nutzen Sie – ob jung oder alt – die Chance, neue Prioritäten in Ihrem Leben zu setzen! Fragen Sie sich: Was kann ich gewinnen, wenn ich dies oder jenes ändere? Was sind die Folgen für mein weiteres Leben? Sollte Ihnen eine zu große Menge an notwendigen Veränderungen entgegenstehen, lassen Sie sich nicht entmutigen, sondern beginnen Sie mit dem, was Ihnen am leichtesten fällt.

Setzen Sie sich ein Ziel! Sind Sie nicht passiv, teilnahmslos! Sind Sie mutig, tatkräftig und entscheiden Sie, was erstrangig ist! Oder haben Sie keine Absicht, Ihr Leben positiv zu verändern? Haben Sie Angst vor der Konsequenz? Oder haben Sie Angst, eine falsche Entscheidung zu treffen? Glauben Sie vielleicht, Ihnen fehlt die Kraft, mit einer Lebensumstellung leben zu können? Oder sind Sie mit Ihrer Situation zufrieden? Wollen Sie vielleicht gesundheitliche Probleme nicht wahrhaben? Bitte sagen Sie nicht – „Ja, aber…" – sondern handeln Sie!

Wenn Sie festgestellt haben, dass es Probleme in Ihrem Leben gibt, dann denken Sie diese zu Ende. Fragen Sie sich – wie sich Ihre Entscheidung positiv in Ihrem weiteren Leben auswirken kann oder negativ. Denken Sie Ihre Gedanken – Ihre Pro- und Contra-Liste – zu Ende!

Aber treffen Sie eine Entscheidung! Wägen Sie die Vor- und Nachteile Ihrer Entscheidung ab. Hören Sie auf sich selbst. Suchen Sie keinen Rat bei anderen, aber seien Sie für unterstützende Hilfe offen! Nehmen Sie sich Zeit, jede Entscheidung sorgfältig zu überdenken. Und wenn Sie feststellen, dass etwas getan werden muss, dann tun Sie es auch! Setzen Sie Prioritäten, d.h. klären sie ab, welche Entscheidung gerade jetzt getroffen werden muss oder ob es eine andere grundlegende Entscheidung gibt, die zuerst an der Reihe sein sollte.

Keiner von uns kann hundertprozentig sicher sein, sich richtig entschieden zu haben. Wenn Sie sich nicht in „Lebensgefahr" bringen, dürfen Sie auch ruhig einmal eine Fehlentscheidung treffen. Und bedenken Sie auch: Keiner ist Hellseher, keiner weiß, wie seine Zukunft aussehen wird!

Bei der richtigen Entscheidung bleiben

Und wenn Sie einmal einen Entschluss gefasst haben, dann stellen Sie diesen nicht wieder in Frage. Motivieren Sie sich weiterhin. Bestärken Sie sich, indem Sie sich innerlich sagen: „Ich habe alles durchdacht – ich bleibe bei meiner Entscheidung!" Wenn Sie sich ein Ziel gesetzt haben, dann steuern Sie auf dieses zu! „Ein Ziel gibt Orientierung und motiviert, selbst schwierige Wegstrecken hinter sich zu bringen. Es lässt uns auch anders mit persönlichen Niederlagen umgehen und aus Fehlern lernen. Wohin sind Sie unterwegs? Was möchten Sie erreichen? Was sind Ihre einzelnen Schritte zum Ziel? Was hat Priorität?" (2)

Sicherlich können manche getroffenen Entscheidungen oft „frustrierend" sein, zum Beispiel wenn Sie als Übergewichtiger wissen, was zu tun ist, aber dies nicht umsetzen können. Hier kann eine Unterstützung durch andere erfolgversprechend sein. Motivieren Sie sich – wenn Sie einmal eine Entscheidung getroffen haben - dann aber auch zum Durchhalten! Handeln Sie! Wenn Sie Ihren Entschluss nicht ausführen, ist das Faktensammeln völlig umsonst gewesen – es war nichts als eine Energieverschwendung! Es gibt eine gute Methode, wie man aus der Vergangenheit Nutzen ziehen kann: Analysieren Sie sachlich die gemachten Fehler und lernen Sie aus ihnen.

Also:
Treffen Sie ganz „bewusst gute Entscheidungen,
- ➢ die Ihre Lebensqualität verbessern und
- ➢ Ihrer Gesundheit dienen,

auf die Sie auch nach Jahren gerne zurückblicken." (1)

Stehen Sie Ihrem Leben nicht gleichgültig gegenüber, sondern treffen Sie bewusst eine Entscheidung! Leben Sie verantwortlich, d. h. beachten Sie das in diesem Buch beschriebene ganzheitliche Gesundheitskonzept, - aus Liebe zu sich selbst, zu Ihrer Gesundheit und aus Liebe zu Ihrer Familie!

Lebensfreude fördern - optimistisch denken IV.2

Das Leben lebt sich nicht immer leicht und locker, sondern häufig schwer und verkrampft. Vieles könnte besser laufen. – Sand im Getriebe! – Man quält sich mit Fragen: Bin ich gut genug? Muss ich für alles Verantwortung übernehmen? Und man erlebt Situationen, wo Menschen sticheln, einem <Knüppel zwischen die Beine werfen> und darauf warten, dass man stolpert. Was können wir tun?

Wir dürfen uns immer wieder Gott anvertrauen. Er steht zu uns. Er verlässt uns nicht. In Psalm 73, 28 lesen wir: *„Das ist meine Freude, dass ich mich zu Gott halte und meine Zuversicht setze auf Gott, den Herrn, dass ich verkündige all sein Tun."*

Wie oft suchen wir die Stille und das Alleinsein. Dann sollten wir an Psalm 118, 1 denken: *„Danket dem Herrn; denn er ist freundlich, und seine Güte währet ewiglich"* – als Schutz! Denn Lebensfreude sollte in unserem Leben einen besonderen Platz einnehmen! In Psalm 118, 24 heißt es: *„Dies ist der Tag, den der Herr macht. Lasst uns freuen und fröhlich an ihm sein."*

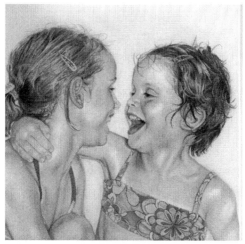

(Lebensfrohe Kinder)

Positive Lebenseinstellung

Wie erlangt man Lebensfreude? Sicherlich wird der Grundstein für das Schöne im Leben, die Fähigkeit zu einer positiven Lebenseinstellung, schon in unserer Kindheit gelegt. Diese Lebensfreude muss also von klein auf gefördert werden, um das Negative in der Welt gut verarbeiten zu können.

Wie betrachten Sie die kleinen Dinge in Ihrem Leben? Welche Einstellung zum Leben haben Sie? Warten Sie ab, was auf Sie zukommt? Haben Sie also eine abwartende Haltung zum Leben? Sagen Sie sich – „wait and see"? Verhalten Sie sich passiv, d.h. ist Ihnen alles egal? Akzeptieren Sie alles als Schicksal? Oder sind Sie ein Mensch, der dem Leben aktiv, d.h. positiv gegenübersteht? Wenn dies der Fall ist, wenn

Sie das Positive in Ihrem Leben in den Vordergrund rücken, dann werden Sie auch die richtige Einstellung zu Ihren Lebenssituationen haben. Sie werden glücklich sein und sich Ihres Lebens freuen können.

Die Basis zu einer echten Freude im Leben sind Selbstbewusstsein, Selbstwertgefühle, Selbstachtung, Selbstbeherrschung. Diese müssen frühzeitig erlernt werden, um sich im Leben behaupten zu können. Das Erlernen derselben – schon in den Kinderjahren – ist ein Meilenstein in unserer Entwicklung. So sollen Kinder lernen, sich zu konzentrieren und nicht viele Dinge auf einmal zu machen. Sie müssen wissen, was von ihnen erwartet wird, was ihre Selbstkontrolle fördert und welche Grenzen sie zu beachten haben. Und sie sollen schon eine positive Einstellung zum Leben erlernen!

Zur Lebensfreude erscheint wohl am wichtigsten eine gute Beziehung zu anderen Menschen zu haben – zu den Eltern, zur Familie, zu Freunden, Arbeitskollegen usw. Solche persönlichen Beziehungen müssen gesucht und gefördert werden. Schließlich ist der Mensch „ein geselliges Wesen". Untersuchungen haben belegt, dass „gesellige Menschen" länger leben als „Personen ohne eine soziale Geborgenheit".

Ohne Geborgenheit gibt es keine reine Lebensfreude. Daher müssen wir lernen, eine solche lebenslange Geborgenheit zu erreichen. Wie und wo finde ich diese Geborgenheit? Finde ich Sie in der Familie, im Beruf? Finde ich diese beim Sport?

Sport macht Freude

Natürlich – Sport macht Freude und verbessert die Lebensqualität. Und Sport in einer Gruppe ist am schönsten. Dies muss allerdings nicht auf jeden Menschen zutreffen. Mancher wählt für sich eine „Individualsportart", weil er in anderen Lebensbereichen genügend soziale Beziehungen hat. Bei jeder sportlichen Betätigung muss man sich Ziele stecken; man muss lernen, die eigenen Grenzen einzuschätzen. Und wenn wir dann Erfolgserlebnisse haben, wird unser Selbstwertgefühl gestärkt. Übrigens werden hierdurch auch unsere Widerstandskräfte gestärkt, unser Immunsystem wird auf „Vordermann gebracht", die psychische Belastbarkeit wird erhöht und depressive Verstimmungen werden überwunden. Regelmäßige Bewegung schüttet die „Glückshormone" Serotonin und Endorphin aus. Auch Stress wird durch Sport abgebaut.

All dies dient natürlich unserer Lebensfreude. Aber fühle ich mich hierdurch geborgen? Fühle ich mich geborgen, wenn Sorgen, Ängste kommen? Wenn ich mich vielleicht vor dem Lebensende fürchte? Wo fühle ich Geborgenheit? Hier kann nur eins helfen – der christliche Glaube! (s. hierzu auch II.8: Vertrauen)

Ausdruck einer positiven Lebenseinstellung

Wie kann ich nun Lebensfreude ausdrücken? Sicherlich durch ein Lächeln auf meinem Gesicht, durch ein Strahlen unserer Augen, durch einen Ausdruck des Wohlfühlens, durch Fröhlichkeit und indem ich andern eine Freude bereite. Und nicht dadurch, dass ich auf

Lebensereignisse negativ reagiere mit Aggression, Angst und Sorge. Eine solche sogenannte pessimistische Lebenseinstellung kann zu körperlichen und seelischen Krankheiten - wie Depressionen - führen. Regen Sie sich nicht mehr über Nebensächlichkeiten auf! Vergessen Sie diese schnellstens. Denken Sie daran: „Das Leben ist zu kurz für Nebensächlichkeiten." Epiktet predigte schon den Römern: „Wir müssen aufhören, uns über Dinge Sorge zu machen, die wir mit der Macht unseres Willens nicht beeinflussen können." Folgender Spruch kann hier hilfreich sein:

„Gott gebe mir Gelassenheit,
hinzunehmen, was nicht zu ändern ist,
Mut, zu ändern, was ich ändern kann
und Weisheit, zwischen beiden zu unterscheiden."

Eine optimistische, positive Lebenseinstellung – wie „das Glas ist halb voll und nicht halb leer" – hingegen fördert unsere Gesundheit. In Philipper 4, 8 lesen wir: *„Was wahrhaftig ist, was ehrbar, was gerecht, was rein, was liebenswert, was einen guten Ruf hat, sei es eine Tugend, sei es ein Lob – darauf seid bedacht!"*

Sehr viel in unserem Leben hängt von unseren Gedanken ab, von dem, was wir denken. Es kommt immer auf meine Einstellung an. So muss ich nicht ein voll gefülltes Glas vor mir stehen haben, damit es mir gut geht! Derjenige, der ein Glas „halbvoll" sieht, ist positiv eingestellt. Er freut sich an dem, was noch im Glas ist, an der Hälfte, die er noch hat! Der andere, der das Glas „halbleer" sieht, hat eine negative Einstellung: Angst und Sorgen machen sich in seinem Denken breit.

Natürlich gibt es niemanden unter uns, der keine Ängste und Sorgen hätte. Angst muss nicht unbedingt etwas Negatives sein. Sie kann auch ein gewisser „Schutzfaktor" in unserem Leben sein, z.B. vor einem zu schnellen und unüberlegten Handeln, indem man Vorsicht walten lässt.

Aber häufig machen wir uns selbst Ängste und Sorgen, wie Angst vor der Zukunft, vor Altersarmut, vor Vereinsamung, vor Krankheit, vor eigenem Versagen u.a.m. So wird Angst oft zum Auslöser von Stress in unserem Leben und von diesen Ängsten leben die Versicherungen, indem sie alles gut absichern: – Ein Geschäft mit der Angst!

Wie überwinde ich nun meine Ängste? Sicherlich nicht dadurch, dass man – wie es in einem Lied zum Ausdruck kommt – seine „Ängste und Sorgen in ein Gläschen Wein schüttet". Es kommt immer, wie schon gesagt, auf unsere Einstellung an. Wir sollen nicht das Negative, sondern zuerst immer das Positive sehen. Richten Sie Ihr Leben nach den positiven Gedanken aus! Konzentrieren Sie sich auf Ihre Probleme und auf die Möglichkeiten, diese positiv zu lösen!

Außerdem bekennen Sie sich zu Ihrer Angst und verstecken Sie sich nicht hinter einem breiten Rücken. Und vergessen Sie nicht, auf wen Sie sich in Ihrer Angst und Ratlosigkeit verlassen können: *„In der Angst rief ich den Herrn an: und der Herr erhörte mich und tröstete mich."* (Psalm 118, 5) Nehmen wir

Gott immer in eine persönliche Beziehung hinein!

Das Leben ist das Produkt unserer Gedanken

Positives Denken beschäftigt sich mit Ursache und Wirkung und führt zu einer logischen und konsequenten Planung! Fröhlichkeit, ein positives Gefühl hilft dem Körper, mit einer Krankheit fertig zu werden. „Die besten Ärzte der Welt sind Dr. Essen, Dr. Ruhe und Dr. Fröhlich", erklärte Jonathan Swift, der Autor von <Gullivers Reisen>. Er pries die heilenden Kräfte der Heiterkeit und des Glücklichseins.

Und eine gläubige Amerikanerin schrieb vor über hundert Jahren: „Nichts trägt mehr zur Förderung körperlicher und seelischer Gesundheit bei, als eine Haltung der Dankbarkeit und des Lobes. Es ist entschieden unsere Pflicht, der Schwermut sowie Gedanken und Gefühlen der Unzufriedenheit zu widerstehen – ebenso sehr, wie wir das Gebet pflegen sollen." (2)

Glauben Sie an Gott! Die wirksamsten Heilkräfte liegen in einem festen Glauben, in Schlaf, Musik und Lachen. Deshalb – lernen Sie wieder richtig zu schlafen, lieben Sie gute Musik, lachen Sie über die komischen Seiten des Lebens – dann sind Sie einen entscheidenden Schritt gegangen auf dem Weg glücklich und gesund zu werden!

Von Marc Aurel, dem Kaiser Roms und großem Philosoph, stammen die Worte: „Unser Leben ist das Produkt unserer Gedanken." Ja, wenn wir positive Gedanken haben, sind wir glücklich. Wenn wir aber sorgenvolle Gedanken haben, werden wir oft in Angst sein. Denken wir immer an Krankheit, werden wir wahrscheinlich krank. Wenn wir uns mit Selbstmitleid quälen, wird man uns meiden. Besiegen wir deshalb unsere Ängste und unser Selbstmitleid! Füllen wir unsere Gedanken mit Freude, Gesundheit, Hoffnung.

Kennen sie das Lied – „Die Gedanken sind frei, wer kann sie erraten, sie fliehen vorbei wie nächtliche Schatten. Kein Mensch kann sie wissen, kein Jäger erschießen, es bleibet dabei: Die Gedanken sind frei" usw.? Diese Aussage stimmt nicht! Meine Gedanken sind nicht frei. Ich kann meinen Gedanken nicht einfach freien Lauf lassen.

Sicher kennen Sie das Bild, wo gesagt wird: „Man kann nicht verhindern, dass die Vögel über unsern Kopf fliegen. Aber man kann verhindern, dass die Vögel auf unserm Kopf ein Nest bauen." Damit sind unsere Gedanken gemeint! Sind Sie vorsichtig mit Ihren Gedanken!

Prüfen Sie Ihre Gedanken! Betreiben Sie Gedankenhygiene! Haben Sie Acht auf das, was Sie denken. Verhindern Sie, dass schlechte Gedanken in Ihrem Kopf eine Heimat finden! Achten Sie einmal darauf, was andere Leute reden. Das, was sie sagen, ist oft Ausdruck ihrer Gedanken. Gedanken wirken auf Worte und Taten! Achten Sie auf das, was Sie reden! Und konzentrieren Sie sich auf positive Handlungen. Bringen sie Ihre Gedanken, Ihre Gefühle, Worte und Taten in Einklang miteinander. Schalten Sie das Denken nicht aus!

Bitten wir Gott, der uns geschaffen hat, dass er uns Herrschaft über unsere Gedanken schenkt, Herrschaft über unsere Sorgen und Ängste und Kontrolle über unsere Handlungen. Denken wir positiv und leben danach! Wofür können wir jeden Morgen, wenn wir aufwachen, dankbar sein? – Dafür, keine Schmerzen zu haben, sehen und hören zu können, gutes Essen und liebe Freunde zu haben u.a.m. Sehen wir die Dinge um uns herum und erfreuen wir uns daran!

Eine Adresse für unsere Sorgen

„Sorge dich nicht – lebe!" – so lautete vor einigen Jahren ein äußerst erfolgreicher Buchtitel von Dale Carnegie. Wie schön wäre es, wenn man einfach seine Sorgen wie Staub von seiner Jacke abschütteln könnte! Es geht in unserem Leben nicht immer nach der Melodie – „Immer fröhlich, alle Tage Sonnenschein." Da sind die kleinen Alltagssorgen oder auch schwerwiegende Belastungen, die unser Leben verdunkeln. Und manche Sorgen setzen sich in unseren Gedanken wie Kletten fest und rauben uns schließlich die Freude am Leben.

In 1. Petrus 5, 7 lesen wir: *„Alle eure Sorgen werft auf ihn; denn er sorgt für euch."* Ja, werfen wir unsere Sorgen weg, übergeben wir die kleinen wie großen Sorgen an Gott. Auch die kleinen Dinge, die unsere Freude am Leben beeinträchtigen, sind Gott wichtig. „Gott sorgt für euch" – mit dieser Zusicherung können wir zuversichtlich durch unser Leben gehen! In Psalm 50, 15 heißt es: *„Rufe mich an in der Not, so will ich dich erretten."* Ist es nicht gut zu wissen, eine Adresse zu haben, an die ich mich wenden kann, wenn ich in Not bin, wenn ich Ängste habe?

Oft aber erscheint die erwartete Hilfe auszubleiben. Hört Gott nicht? Versagt er uns seinen Beistand? Gott erhört ernsthafte Gebete immer, aber er erhört sie auf seine Weise!

Es gibt zwei wichtige Dinge in unserem Leben – wie es Jesus ausgedrückt hat – nämlich Gott zu lieben von ganzem Herzen und unseren Nächsten zu lieben wie uns selbst. „Ein Mensch, der so lebt, ist religiös, ob ihm dies bewusst ist oder nicht."

Sehnsucht nach Liebe

Es gibt auch zahlreiche Menschen, die sich nach Liebe sehnen und die aus „Undankbarkeit", „Einsamkeit" und „Herzlosigkeit" krank sind. Es gibt aber nur eine Möglichkeit auf dieser Welt, wie man Liebe bekommt – indem man aufhört, Liebe zu fordern und anfängt, Liebe zu geben!

Als Jesus uns aufforderte – *„Liebet eure Feinde"* und *„Vergebet nicht siebenmal, sondern siebzigmal siebenmal"* – predigte er nicht nur Moral, sondern moderne Medizin; hierdurch können wir verhindern, dass wir viele Krankheiten bekommen – wie Herzbeschwerden, hohen Blutdruck, Magengeschwüre u.a.m. Wenn wir aber vielleicht noch nicht so weit sind, dass wir unsere Feinde lieben können, dann aber sollten wir wenigstens um unserer Gesundheit willen, ihnen vergeben. Das wäre klug! – denn so geben wir unseren Feinden keine Gewalt über unsere Gesundheit!

Was ist Liebe? Liebe verändert unser Leben. Jeder von uns braucht Liebe. Liebe ist kein oberflächliches Gefühl. Gefühle ändern sich schnell! Wenn ich liebe, fasse ich einen Entschluss, nämlich: für einen Menschen da zu sein, ihn glücklich zu machen, ihm zu helfen, ihn wert zu schätzen. Liebe drückt sich im Ausleben von Grundsätzen aus. Wahre Liebe stellt keine Bedingungen; sie kennt kein „wenn" und „aber". Sie ist bedingungslos! Wahre Liebe hat ein Gespür für die Nöte und Bedürfnisse des anderen. Liebe ist keine Gefühlsaufwallung, die nur kurze Zeit andauert. Liebe muss aus dem Herzen kommen, muss das Gute für den andern wollen.

Viele von uns leiden unter einem Mangel an Liebe. Nur derjenige, der geliebt wird, kann wieder lieben. Darum ist es so wichtig, dass Eltern schon mit ihren Kindern liebevoll umgehen, ihnen das weitergeben, was wahre Liebe ist. Jeder von uns braucht eine Quelle, die Liebe schenkt. Liebe entsteht nur da, wo ich mich gegenüber dem anderen Menschen öffne, wo man ehrlich und offen zueinander ist, wo ich meinem Gegenüber vertraue. Deshalb haben Sie den Mut, anderen Menschen liebevoll zu begegnen!

Liebe kann man lernen. Liebe kann man üben. Seien Sie wie ein Baum, der Früchte trägt. Geben Sie Liebe weiter! Wenn Sie Liebe geben, wird sich diese vermehren! Beginnen Sie damit, dem anderen Menschen eine Freude zu bereiten, ihm zu sagen: Ich hab' dich lieb! Liebe gibt Halt! Liebevolle Worte sind entscheidend für eine gute Beziehung zu unserem Nächsten, zum Nachbarn. Wenden wir uns denen zu, die uns brauchen! Der Maßstab für Freude und Liebe liegt mitten im Alltag!

Erziehung zur Dankbarkeit

Machen wir täglich anderen eine Freude. „Zaubern wir durch gute Taten ein Lächeln der Freude auf das Gesicht des andern." Denken wir nicht an uns und unsere Sorgen. Geben wir Freude weiter, ohne dafür etwas zu erwarten. Leider vergessen unsere Mitmenschen es oft, sich zu bedanken. Erwarten wir deshalb keine Dankbarkeit!

Denken wir nur einmal an die zehn Männer, die an Lepra erkrankt waren und die von Jesu Macht gehört hatten und die ein Bedürfnis nach Heilung verband. (Lukas 17, 11-19) In Jesus sahen sie ihre einzige Chance, von ihrer Krankheit frei zu werden. Jesus hört ihre Bitte und macht sie durch sein vollmächtiges Wort gesund. Bisher waren die zehn Männer ihren Leidensweg gemeinsam gegangen. Aber nun, da sie geheilt sind, scheiden sich ihre Wege. Neun von ihnen kehrten ins frühere normale Leben zurück, das durch ihre Krankheit unterbrochen worden war. Sie vergaßen ihre guten Vorsätze, im Falle einer Heilung ein neues Leben anzufangen. Sie waren zwar körperlich geheilt, aber nicht gerettet! Sie bleiben Gott, der ihnen in Jesus erschienen war, den Dank schuldig! Nur einer von ihnen bedankt sich bei Jesus. Die anderen neun Geheilten sind nicht mehr zu sehen; sie waren davon geeilt, verschwunden ohne Dank!

Dankbarkeit ist ein Verhalten, das „kultiviert" werden muss. Wollen wir zum Beispiel dankbare Kinder haben, dann müssen wir sie zur Dankbarkeit erziehen. Danken ist ein Zeichen der Liebe. Danken zeigt, dass ich zum Beispiel meinen Mitmenschen anerkenne, ihn wertschätze. Ein jeder von uns braucht Liebe und Anerkennung. Wir dürfen auch nicht die Alltagspflichten als eine Selbstverständlichkeit hinnehmen, einfach ohne Dank. Es gibt viele Gelegenheiten, anderen Menschen Dankbarkeit zu erweisen!

Aber auch Gott sollten wir unseren Dank erweisen – für das Leben, das er uns geschenkt hat, für all das Gute, das uns widerfahren ist, für Gesundheit, aber auch für all den Schmerz, der uns zu dem machte, was wir heute sind, für all die Herausforderungen, die uns reifen ließen, für die Freude in unserem Herzen, für das Lächeln unserer Kinder, für die Liebe im Leben und für den Menschen an unserer Seite usw. usw.

Ein Arzt fragte einmal einen 96-jährigen Patienten nach dem Geheimnis seiner Freude. „Lächelnd antwortete der Mann: <Herr Doktor, ich nehme jeden Tag zwei Pillen ein, die helfen mir!> Verwundert schaute ihn der Arzt an und fragte: <Zwei Pillen nehmen Sie täglich? Das habe ich Ihnen doch gar nicht verordnet!> Verschmitzt lachte der Mann und antwortete: <Das können Sie auch gar nicht, Herr Doktor. Am Morgen nehme ich gleich nach dem Aufstehen die Pille Zufriedenheit. Und am Abend, bevor ich einschlafe, nehme ich die Pille Dankbarkeit. Diese beiden Arzneien haben ihre Wirkung noch nie verfehlt." (1)

Es sei uns nochmals die Frage erlaubt: Welche Lebenseinstellung haben Sie? Rücken Sie das Positive in Ihrem Leben mehr in den Vordergrund! Entscheiden

Sie sich für das positive Denken. Überlegen Sie und prüfen Sie, was wichtig im Leben ist, worauf Sie sich verlassen, worauf Sie bauen können! Lassen Sie die Angst nicht Ihr Leben beherrschen. Lassen Sie keine negativen Gedanken hochkommen. Übertragen Sie Negatives ins Positive. Machen Sie Ihr Leben sinnvoll!

Unversehrtheit / Integrität bewahren - wahrhaftig sein

IV.3

Wir alle wissen: Vorsorgen ist besser als Heilen! Betrachten wir uns einmal als Mensch in seiner Gesamtheit. Wir dürfen nicht nur dem körperlichen Bereich Beachtung schenken, sondern auch dem seelischen und geistigen Bereich.

Es ist zu wenig, sich etwas mehr zu bewegen, vollwertig zu essen, ruhiger zu schlafen. Das alles nützt uns nichts, wenn unsere Psyche nicht mitspielt, wenn die Seele krank ist, wenn z.B. die Depression einem die Lust auf mehr Bewegung nimmt. Wenn der Körper krank ist, dann sind auch die Seele und der Geist beeinträchtigt. Und auch umgekehrt: Wenn der Geist krank ist, dann ist die Seele krank; und das spürt auch der Körper.

Den Körper nannten die Griechen „soma" und die Seele „psyche". Wenn man heute also von der „Psychosomatik" spricht, dann ist damit die Verbindung zwischen Seele und Körper gemeint.

Man spricht auch noch von einem spirituellen Bereich. Drei Bereiche machen einen Menschen zu einer „Person", einer „Persönlichkeit", was die Griechen „persona" nannten. Das heißt: Der Mensch ist „eine lebendige Seele", gebildet aus den Bereichen Körper (Leib), Seele (dem Denken, Fühlen, Wollen) und Geist (Charakter / Persönlichkeit).

Der Mensch – von Gott geschaffen

Nachfolgend seien hierzu einmal die Aussagen über den Menschen dargestellt, welche wir in der Bibel finden.

Auf den ersten Seiten der Bibel lesen wir, dass Gott den Menschen geschaffen hat. (1. Mose 1, 26-27) Weiter lesen wir, dass Gott den Menschen aus dem Nichts schuf, aus „Erde vom Acker" (1. Mose 2, 7) und dass er diesen zu einem Menschen formte, dem er den Lebensodem (Lebensatem) einblies. Hierdurch wurde der Mensch „ein lebendiges Wesen", „eine lebendige Seele". Das heißt, erst als Gott seinen Odem einblies, wurde aus der toten Masse ein lebendiger Mensch. Gott selbst schenkt dem Menschen Leben!

Der Mensch trägt als Ganzes Gottes Prägung. Gott schuf den Menschen so, dass er zu ihm reden und dieser ihn hören kann. So steht der Mensch in einer Beziehung zu Gott, in einer Beziehung, in der sich seine Persönlichkeit entwickeln kann. Hier wird auch die Bestimmung des Menschen festgelegt.

Einheit aus Leib, Seele und Geist

Also: Geschaffen aus Staub von der Erde, dem der Atem des Lebens eingeblasen wurde! So wurde der Mensch eine „lebendige Seele" (1. Mose 2, 7); hiermit ist der ganze Mensch gemeint! Der Mensch wird als

Einheit verstanden. Die Bibel lehrt nicht, dass der Mensch eine Seele *hat*, sondern dass er eine „lebendige Seele" *ist*, bestehend aus dem Körper, der Seele und dem Geist. So ist es dem Menschen möglich, Dinge wahrzunehmen, zu denken, zu fühlen, zu empfinden. Und er kann in Verbindung treten mit dem, der ihn geschaffen hat!

Übrigens spricht die Heilige Schrift mit keinem Wort von einer Unsterblichkeit der Seele! Die von der griechischen Philosophie geprägte abendländische christliche Kirche hat die Unsterblichkeit der Seele von Platon übernommen.

Der dritte Bereich, der Geist des Menschen, ist eine besondere Dimension. Durch den Geist nimmt Gott Verbindung mit dem Menschen auf. Der Mensch aber ist in seiner Entscheidung völlig frei! Ist der menschliche Geist offen für Gott, dann wird die Seele mit Freude und Frieden erfüllt. Wenn allerdings im Geist des Menschen nicht Gott ruht, dann kann sich Freudlosigkeit u.a.m. ausbreiten bis schließlich seelische Probleme körperliche Krankheiten hervorrufen!

Wir sprechen immer wieder vom „Geist Gottes" und auch vom „Geist Goethes" oder vom „Geist Mozarts" usw. Der Geist bedeutender Menschen ist uns für allezeit erhalten geblieben, aber nicht deren Seele. Ein jeder von uns wird vom göttlichen Geist inspiriert!

Was passiert, wenn wir Angst haben?

Hören Sie noch auf die Stimme Ihres Gewissens? Setzen Sie sich gedanklich mit der Frage des Sinns im Leben auseinander? Leben Sie verantwortungsbewusst? In diesen Bereich gehört auch das sogenannte „Gottesbewusstsein". Man denkt in eine Sphäre hinein, die nicht sichtbar und doch real ist!

Und hier sind wir wieder bei dem Begriff „Psychosomatik". Probleme im psychischen Bereich, wie Angst, Vereinsamung, Schuld u.a.m. zeigen ihre Auswirkungen im körperlichen Bereich. Psychosomatik bedeutet also, dass körperliche Verbindungen mit der Seele bestehen. Dies wiederum sagt aus, wie schon zuvor erwähnt, dass sich unser körperliches Befinden auf unser Seelenleben auswirkt und umgekehrt; seelische Belange und Ereignisse wirken sich auf den Körper aus und können Spuren hinterlassen.

Wie wirkt sich zum Beispiel Angst auf den Körper aus? Was passiert, wenn wir Angst haben?

Ängste gehören zum Leben. Angst ist ein gewisser Schutzmechanismus. Angst ist eine natürliche Schutzreaktion des Körpers, wenn man vor Situationen steht, die potentiell gefährlich werden können. Angst mahnt zur Vorsicht und erhöhter Aufmerksamkeit, um eventuell notwendige Schutzmaßnahmen frühzeitig zu ergreifen. Sie setzt uns in Alarmbereitschaft. Angst empfindet man, wenn man sich bedroht fühlt. Der Körper wird aktiviert, der Geist ist höchst konzentriert. Wenn man Angst empfindet, kommt es zu hormonellen Veränderungen im Körper; so wird zum

Beispiel Adrenalin freigesetzt. Außerdem wird „die Atmung flacher und schneller, die Muskelspannung und die Energiebereitstellung der Muskeln erhöhen sich, die Pupillen weiten sich, Seh- und Hörnerven werden empfindlicher und man wird aufmerksamer." (2) Der bedrohte Mensch ist hierdurch in der Lage, seine „Energie zu konzentrieren und verstärkt einzusetzen, um entweder vor der Gefahr zu fliehen oder sich zu verteidigen und zum Angriff überzugehen. Bedenkt man, dass es bei manchen Bedrohungen um Leben und Tod geht, so ist diese körperliche Umstellung oftmals überlebensnotwendig." (2)

Es gibt viele verschiedene Ängste. So haben manche Menschen Angst vor Spinnen. Andere haben Platzangst, Höhenangst, Flugangst, Existenzangst. Man hat Angst vor der Prüfung, vor öffentlicher Kritik usw. Im schlimmsten Fall leiden Menschen unter der Angst vor der Angst, wo die Angst ohne einen erkennbaren Auslöser vorhanden sein kann.

Bei der Platzangst (Agoraphobie) fürchten sich die Betroffenen vor weiten Plätzen oder vor weiten Räumen wie beispielsweise großen Einkaufszentren; andere wieder leiden unter einer sogenannten Klaustrophobie, sie haben Angst eingeschlossen zu werden und/oder keine Luft mehr zu bekommen wie beispielsweise im Aufzug oder inmitten von Menschenmassen. Häufig finden solche spezifischen Ängste ihre maximale Ausprägung in einer sogenannten Panikattacke. Bei solchen Panikattacken zeigen sich „typische körperliche Symptome". Das sind unter anderem Bluthochdruck, Schwindelgefühl, Übelkeit,

Schwitzen, Zittern, beschleunigte Atmung oder Atemnot sowie beschleunigter bzw. unregelmäßiger Herzschlag. Diese körperlichen Reaktionen ordnet der Betroffene als lebensbedrohlich ein und er fühlt sich diesen machtlos ausgesetzt. Seine Gedanken konzentrieren sich nur mehr auf die körperlichen Symptome. Da er sich nicht erklären kann, woher diese kommen, macht er sich noch mehr Sorgen, was seine Angst nochmals intensiviert. Die Zunahme der Angst verstärkt wiederum die körperlichen Beschwerden, sodass sich diese beiden Faktoren gegenseitig zu einem Teufelskreis hochschaukeln.

Man sagt: „Angst schnürt das Herz zusammen." Es kann, wie schon gesagt, infolge einer Angst nicht nur zum Schweißausbruch, sondern zu allen Symptomen eines Herzinfarktes kommen und man kann – im wahrsten Sinne des Wortes – sich sogar aus Angst in die Hose machen.

Häufig stehen starke Stresssituationen in Verbindung mit dem Ausbruch von Panikattacken. „Oftmals liegen zusätzlich psychische Erkrankungen wie Psychosen, Depressionen oder Zwangsstörungen vor, die Angstzustände fördern können. Auch Erkrankungen wie Schilddrüsenfehlfunktionen, Lebererkrankungen, niedriger Blutzucker oder niedriger Blutdruck können in Zusammenhang mit dem Ausbruch von Panikattacken stehen. Bei Frauen kann es aufgrund von Hormonumstellungen in den Wechseljahren vermehrt zu starken Angstzuständen kommen". (2)

Aber nicht nur Angst, auch unsere Sorgen, Schuldgefühle, Hass und Stress u.a.m. wirken sich auf unseren Körper aus. Man sagt: „Etwas liegt mir im Magen", „mir läuft die Galle über", „mir bleibt die Luft / die Spucke weg", „mir ist etwas über die Leber gelaufen". Dies alles zeigt, welche Organe beeinträchtigt werden können, wenn psychische Probleme vorliegen. Viele, so sagt man, „fressen den Ärger in sich hinein". Und was stellt man fest: Man bekommt Magengeschwüre.

Was tun wir gegen unsere Ängste?

Wenn uns eine Angst überkommt, was können wir tun? Sei mutig und stell dich deiner Angst. Lauf nicht weg! Mach dir selbst Mut! Sage dir: „Ich schaffe das". „Ich bin stark". Wenn du zum Beispiel Angst vorm Fliegen hast, dann mach dich schlau, wie ein Flugzeug funktioniert und das Fliegen fällt dir leichter. In vielen Fällen helfen diese einfachen Ratschläge tatsächlich und viel mehr Menschen als man selber glaubt, haben ähnliche Probleme. Wichtig ist nur, den Tatsachen ins Auge zu schauen und sich den Herausforderungen zu stellen. Vielen hilft oft schon, jemanden zu haben, mit dem man über diese Probleme sprechen kann. Selbsthilfegruppen sind hier häufig ein stabilisierender Faktor.

Und was nun können wir ganz allgemein für unseren Körper und unsere Psyche tun?
- Führe ein einfaches Leben!
- Achte auf die schönen Dinge des Lebens!
- Schätze, ja liebe Deine Arbeit!

- Fliehe aus der Tretmühle des Alltags und entspanne Dich in der Freizeit!
- Sei glücklich, auch wenn Du Dir nicht alles kaufen kannst!
- Freue Dich über das, was Du hast! Sei zufrieden!
- Treffe gute Entscheidungen und bleibe dann auch konsequent!
- Schmiede Pläne, die Freude bringen und setze diese auch in die Tat um!
- Lass Dich nicht aus der Ruhe bringen!
- Liebe Deine Mitmenschen, Deinen Nächsten!
- Sei freundlich und spreche freundlich zu jedermann! Denn in der Kommunikation machen wir oft Fehler. Schließlich macht der Ton die Musik!
In Matthäus 5, 37 lesen wir: *„Eure Rede aber sei: Ja, ja; nein, nein. Was darüber ist, das ist vom Übel."* Wie aktuell ist dieses Wort Jesu für uns?

Und wenn jemand von einer plötzlichen starken Angst überfallen wird, von einer sogenannten Panikattacke, dann sollte man dem Betroffenen
- „zeigen, dass die Symptome keine Lebensbedrohung darstellen
- und Anleitung geben, die Angst mit bestimmten Atemübungen besser zu kontrollieren.
- Außerdem kann ein kontrolliertes Auseinandersetzen mit Situationen oder Orten, die mit Angstzuständen in Verbindung stehen, eine deutliche Reduzierung der Panikattacken bringen.

Der Weg, Panikattacken erfolgreich zu behandeln, ist kein einfacher, dennoch ist es ausschlaggebend,
- sich seinen Ängsten zu stellen
- und sich mit diesen auseinanderzusetzen." (2)

Wie bei vielen anderen Erkrankungen auch, gilt selbstverständlich hier ebenfalls die Empfehlung, spätestens im Wiederholungsfall professionelle, in diesem Fall psychotherapeutische Unterstützung in Anspruch zu nehmen! Die frühesten Therapie- und Behandlungseinstiege haben meist die besten Heilungschancen.

Hüte deine Zunge!

Hat man Ihnen schon einmal vorgeworfen – „den Überblick verloren zu haben" oder – „sich wie ein Pfau aufzuplustern"? Wurden Sie vielleicht schon mal gefragt, ob Sie „noch alle Tassen im Schrank" haben? Wie haben Sie in einer solchen Situation reagiert? Haben Sie sich mit dem Urteil abgefunden oder haben Sie mit einer gewissen Schlagfertigkeit geantwortet? Ist vielleicht ein giftiger Stachel in Ihnen hochgekommen? Wie haben Sie sich verhalten?

Bei solchen „Attacken" ist es wichtig, nicht in eine „Verteidigungshaltung" zu gehen, sondern selbstsicher aufzutreten, geschickt und mit Respekt sowie mit vollem Selbstbewusstsein und etwas Humor zu parieren und nicht das Zusammenleben zu vergiften. In unseren Worten soll liebevolles Verstehen laut werden! Und denken Sie an den Ausspruch: „Wer andere neben sich klein macht, ist selbst nie groß!"

Die Bibel kann sehr direkt sein; sie nennt die Dinge manchmal auch beim derben Namen. So heißt es in Sprüche 4, 24: *„Tu von dir die Falschheit des Mundes und sei kein Lästermaul"* und in Jakobus 3, 10.11 lesen wir: *„Aus einem Munde kommt Loben und Fluchen. Das soll nicht so sein, liebe Brüder. Lässt* *auch die Quelle aus einem Loch süßes und bitteres Wasser fließen?"*

Wir sollen uns ganz ernst vom Wort Gottes sagen lassen: Pass auf, hüte deine Zunge! Denn Gott will den Nächsten vor uns schützen. Er will aber auch uns vor uns selbst schützen. Denken wir immer daran: Der Nächste und ich – wir sind gleichermaßen Gottes geliebte Kinder!

Unsere Zunge gehört neben dem Ohr zu den wesentlichen Organen des Menschen. Wir brauchen beide, um mit unseren Mitmenschen reden, ihnen antworten zu können. Ohne sie ist die Gemeinschaft zwischen Menschen kaum möglich. Die Zunge ist ein kleines Körperteil, aber was kann sie alles anrichten! Sie kann eine ganze Welt in Brand setzen. Wir kennen das im Kleinen – ein Wort gibt das andere. Und da werden plötzlich aus Freunden Feinde. Die Zunge ist eine Waffe, die schweren Schaden anrichten kann! Wie ein scharfer Pfeil ist falsches Reden; ein Pfeil, der verwunden und töten kann. Gebrauchen wir unsere Zunge nicht als Waffe gegen andere, sondern empfehlen wir die Sache Gott an! In Sprüche 20, 19 lesen wir – *"...und mit dem, der den Mund nicht halten kann, lass dich nicht ein."*

Wie leicht lässt sich sagen – ich bin Christ! Aber wie schwer fällt es mir oft, diesen oder jenen ehrlich zu lieben. Deshalb machen wir uns Gedanken über das Programm unseres Lebens! Möchten wir doch so leben können, wie Gott mich und alle Menschen ohne Ausnahme liebt!

Wie verhalten wir uns im Leben dem Mitmenschen gegenüber? Haben wir alle nicht immer wieder mit der Tatsache zu kämpfen, dass wir uns selbst dabei ertappen, wie schnell wir doch bereit sind, über einen Mitmenschen zu richten, ihn zu bewerten, zu beurteilen und über ihn zu urteilen, dass wir einen lieblosen Richtgeist an den Tag legen?

Der Talmud, die jüdische Auslegung des Alten Testaments, umschreibt mit dem Begriff „böse Zunge" sowohl die Beleidigung als auch die üble Nachrede. Nichts macht einen Menschen so nachhaltig kaputt, nichts kann seine Existenz so grundlegend gefährden und zerstören, wie die üble Nachrede. Wer sich der üblen Nachrede bedient, wer über einen Menschen Nachteiliges mitteilt, der macht sich schuldig. Wer sich am fremden Besitz der Ehre vergreift, wer von seinem Mitmenschen „falsches Zeugnis" redet, der macht diesen lebensunfähig. Er schädigt dessen Existenz. So etwas nennt man „Rufmord"! Nicht umsonst spricht die Bibel davon, dass nicht das, was man in sich aufnimmt, unrein machen kann, sondern auch das, was aus einem Munde kommt!

Es geht um unsere Wahrhaftigkeit im Alltag. Es geht darum, ob man sich auf unser Wort verlassen kann. Unser „Ja" und „Nein" sei eindeutig und klar, nicht zweideutig und verletzend! Unser Leben muss zuverlässig und wahr sein. Es muss vertrauenswürdig und verbindlich sein. In unseren Worten muss liebevolles Verstehen laut werden, nicht aber leichtfertige Kritik, die den andern fertig macht.

Woher kommt die Lust, über andere Böses zu reden? Will ich andere klein machen, um selbst groß dazustehen? Hüten wir unsere Zunge! Mit derselben Zunge, mit der wir zu anderen Menschen sprechen, beten wir ja auch zu Gott. Er ist Zeuge all unserer Gedanken und Worte. Wie gut, dass wir ihn bitten dürfen: „Vergib uns alle unwahren, lieblosen Worte. Erneuere unsere Zunge. Mach uns zu Menschen, auf deren Wort Verlass ist!"

Unser Leben besteht nun mal aus besonderen Begegnungen und Handlungen, wo wir am liebsten laut schreien möchten und wo wir alle Mühe haben, unsere Gefühle wieder in Einklang zu bringen. Dann heißt es, sich Zeit zu nehmen, seine Gedanken zu ordnen und still zu werden. Und bedenke: Deine Gedanken gehören zu dir. Wie sind diese auf mein Gegenüber fixiert? Spreche die Gedanken nicht so schnell aus! Lass Ruhe in deinem Kopf einkehren. Bewahre deine Integrität!

Soll man seine Gefühle zeigen?

Man sagt häufig, dass man „seine Gefühle nicht zeigen soll". Allerdings drücken wir unsere Gefühle schon in unserer Haltung und Bewegung aus. Sind wir fröhlich, gehen oder sitzen wir aufrecht. Und wenn wir die Schultern hängen lassen, sind wir lustlos, entmutigt – d.h. wir zeigen eine negative Einstellung, negative Gefühle.

Solche negativen Gefühle können Depressionen sein. Solche Phasen kennt jeder von uns; jeder von uns hat schon mal einen sogenannten „Durchhänger" gehabt.

Wenn allerdings eine solche Gefühlsreaktion über einen längeren Zeitraum anhält, dann wird es ernst!

Wie kann es zu einer solchen „ernsten" Depression kommen? Ursache hierfür kann übersteigertes Selbstmitleid sein, sowie Bevormundung und das Schwinden des Selbstwertgefühls, unterdrückter Ärger, falsches Denken, Gewissensbisse, moralische Schuldgefühle, Leistungsdruck, Konkurrenzkampf, aber auch körperlich-biochemische Faktoren wie normale Alterungsprozesse, hormonelle Umstellungen bei Frauen genauso wie bei Männern, Stoffwechsel- und andere Krankheiten, Fehlen von Boten- und Transmitterstoffen im Gehirn u.a.m.

„Psychische Erkrankungen sind „inzwischen die häufigste Ursache für Frühverrentungen bei Arbeitnehmern." (1) Früher hat man psychische Erkrankungen verschwiegen, heute wird glücklicherweise offen damit umgegangen. „Inzwischen können Sie Ihrem Nachbarn über dem Gartenzaun erzählen, dass Sie an einem Burn-out leiden oder wegen einer Depression krankgeschrieben sind" (1) – als eine Akzeptanz.

Man soll also offen darüber reden und bekennen, dass man psychisch krank ist und Hilfe braucht. Und ein jeder, der Hilfe braucht, soll diese auch suchen und in Anspruch nehmen!

Wie können wir negative Gefühle in den Griff bekommen? Zunächst wohl dadurch, dass man sich nicht von seinen Gefühlen treiben lässt, nicht der Sklave seiner Gefühle wird. Dann sollte man schließlich seine

Gefühle zum Ausdruck bringen, indem man sie nicht verdrängt, sondern ausspricht. Man muss „ja" zu seinen Gefühlen sagen. Man darf sich auch einmal ausweinen! Und letztendlich sollte man sich bewusst machen, dass es eine höhere Macht gibt, die mich führt und leitet, auch in meinen Gefühlen. Diese Macht ist der Schöpfer, der die gesamte Bandbreite von Stimmungen und Gefühlen als Möglichkeiten der Ausdrucksweise in mich hineingelegt hat und der mir hilft, meine Gefühle in den Griff zu bekommen und sie zu regulieren!

Stellen wir jetzt einmal bezüglich unseres Verhaltens gegenüber unseren Mitmenschen eine Selbstanalyse auf! Was beobachten wir hierbei? Uns wird bewusst, dass wir uns oft nicht korrekt verhalten haben, dass wir ein falsches Wort am falschen Platz gesagt und dass wir Fehler gemacht haben. Und wenn wir dann aus unseren Fehlern lernen, die wir begangen haben, wenn wir also – wie gesagt – bereit sind zu lernen und korrigierend in unser Leben einzugreifen und zu sagen: „Das war doch wieder ein ganz stupides kindisches Verhalten von dir!" – dann können wir nämlich steuernd, korrigierend für unsere Zukunft einwirken!

In der Selbstbewertung liegt ein großer Segen. Verschaffen wir uns Klarheit darüber, dass ich selbst meine Fehler habe und der andere neben mir seine Schwächen, aber auch seine Vorteile! Wie schön wäre es, wenn wir Menschen ohne Fehler wären! Jesus sagte: „Schau auf deinen Balken in deinem Auge und sieh nicht nur den Splitter im Auge des Nächsten!"

Jeder von uns ist Weltmeister in einer Disziplin: Im Beobachten dessen, was beim andern nicht in Ordnung ist! Allzu schnell erkenne ich, was nicht stimmt, wo jemand schuldig wurde. Dabei bin ich selbst doch hoch gefährdet! Wie schnell reagiere ich überheblich. Wie schnell sage ich: „Herr, ich danke dir, dass ich nicht so bin wie …"

„*Habe acht auf dich selbst*", – sagt Paulus in 1. Timotheus 4, 16 und dann erst fährt er fort: „*…und auf die Lehre*". Erst der vorbildliche Wandel eines Menschen verhilft der Lehre zum Sieg. Und da genau liegt der wunde Punkt! Nicht deine Gefühle und Regungen machen dich zu einem Kind Gottes, sondern das Tun von Gottes Willen! Deshalb muss sich jeder von uns fragen: Was will Jesus von mir?

Was ist persönliche Integrität?

„Persönliche Integrität ist die fortwährend aufrechterhaltene Übereinstimmung des persönlichen Wertesystems mit dem eigenen Handeln. Grundlage des Wertesystems ist eine religiöse, politische oder humanistisch begründete Ethik. Ein integerer Mensch lebt in dem Bewusstsein, dass sich seine persönlichen Überzeugungen, Maßstäbe und Wertvorstellungen in seinem Verhalten ausdrücken. *Persönliche Integrität* ist als *Treue zu sich selbst* umschrieben worden. Das Gegenteil von integer ist korrumpierbar, also sich in seinem Verhalten nicht von inneren Werten und Prinzipien, sondern von äußeren Drohungen und Verlockungen leiten zu lassen.

Der Begriff <Integrität> ist komplex und vielschichtig. Integrität ist etwas, wofür eine Person zum einen Teil selber verantwortlich ist. Zum anderen Teil hängt Integrität vom Wohlverhalten der Mitmenschen ab und von den gesellschaftlichen Lebensbedingungen. Der Begriff findet Verwendung vor allem dann, wenn darauf hingewiesen werden soll, dass die Persönlichkeit eines Menschen, seine Ganzheit und Unversehrtheit ein zerbrechliches Gut ist und gegen Angriffe von außen geschützt werden muss. Neben dieser Verwendung gibt es eine zweite Bedeutungsrichtung. Die Aussage über einzelne Menschen – sie seien <integer> – meint, dass diese Personen <unbestechlich> sind und über <feste, tief verankerte, positive Werte> verfügen, zu denen sie stehen und von denen sie sich nicht abbringen lassen." (3)

Integrität bewahren – heißt also: Seine ehrliche Einstellung mit Selbstvertrauen und Mut vorbehaltlos aufrechtzuerhalten. Und wie in Epheser 6, 14 zu lesen ist, *„...umgürtet an euren Lenden"* zu sein *„mit Wahrheit und angetan mit dem Panzer der Gerechtigkeit."* Zu unserem Leben gehören keine „Notlügen". Betrügen Sie sich nicht selbst! Denn der Vater der Lüge – auch der Notlüge – ist Satan. Auch wenn unser Wesen von Natur aus durch und durch unwahr ist, müssen wir vor Gott ehrlich werden. Wahrheit gehört zu einem gesegneten Leben mit und für Gott!

Stets wahr sein!

In Epheser 4, 15 heißt es: *„Lasst uns aber wahrhaftig sein in der Liebe und wachsen in allen Stücken zu dem* *hin, der das Haupt ist, Christus"*. Wahrhaftig sein in der Liebe und in allen Dingen wachsen – ist das nicht etwas viel verlangt? Nein, Gott verlangt von uns nur das, was wir mit seiner verändernden Kraft auch können. Wenn wir es ernst meinen, ernst mit unseren Vorsätzen machen, dann können wir manches in unserem Leben in Bewegung setzen!

Wie sieht Ihre Wahrhaftigkeit aktuell aus? Meinen Sie das, was Sie sagen, auch so, wie Sie es sagen? Wenn man Sie fragt: „Was ist das Wichtigste in Ihrem Leben?" – antworten sie dann: „Jesus Christus ist das Wichtigste in meinem Leben"? Ist das wirklich ehrlich gemeint?

Brauchen wir in unserem Alltag nicht all die materiellen Güter wie das Auto, den Fernseher, die hochmoderne Küche, das Laptop, das Smartphone und sonstigen „nützliche" Dinge? Sind diese nicht wichtig in unserem Leben? Und wie wichtig ist doch auch das Geld!

Dies soll keine Spitzfindigkeit oder Wortklauberei sein. Aber ist nicht so unser Alltag? Bleiben wir wahrhaftig! Operieren wir nicht mit Halbwahrheiten. Versuchen wir nicht uns zu täuschen. Fälschen wir nicht geringfügig unsere Aussagen. Das alles ist nicht im Sinne Jesu! Nicht, das wir oben genannte Dinge nicht nutzen und genießen dürfen, aber wir kommen zurück auf ein bereits vorangegangenes Kapitel. Welchen Stellenwert nehmen all die materiellen Dinge in unserem Leben tatsächlich ein?

Gott möchte nicht, dass wir durch eine geschickte Wortwahl Menschen täuschen oder beeinflussen. Seien wir ehrlich zu uns selbst und „lügen wir uns nicht selbst etwas in die eigene Tasche". Gott möchte, dass wir gradlinig und ehrlich sind. Wir sollen kein gestörtes Verhältnis zur Wahrheit haben. Bringen wir mehr Mut zur Wahrheit auf. Lassen wir Jesus an uns arbeiten! Dann bekommen wir Kraft zu unseren Versprechungen, zu unseren Aussagen. Dies werden auch unsere Mitmenschen spüren, denn - „Ehrlichkeit währt am längsten" – ist mehr als eine allgemeine Redensart! Wir können mit Gottes Hilfe in allen Dingen verlässlich und vertrauenswürdig und dadurch letztlich auch authentisch sein! Mein ganzes Leben wird sich dann langsam Stück für Stück ändern!

Soziale Unterstützung IV.4
- gesunde Beziehungen leben

Fast alle Gesundheitsprobleme haben eine soziale, d.h. „gesellschaftliche Dimension". Diese kann das Entstehen, den Verlauf und die Behandlung von Krankheiten auf verschiedenste Art und Weise beeinflussen. Krankheit und Gesundheit innerhalb einer Gesellschaft beeinflussen wiederum aber auch die soziale Umwelt und die zwischenmenschlichen Beziehungen.

Die moderne Leistungsgesellschaft, die „Höher-Schneller-Weiter-Gesellschaft" (6) hat einerseits für Erfolg und Wohlstand gesorgt; man lebt eigentlich in einer guten Gesellschaft. Andererseits hat unsere heutige Gesellschaft aber auch ihre Schattenseiten. Denn „bestimmte gesellschaftliche Gegebenheiten machen uns krank im medizinischen Sinne, vor allem psychisch krank." (6) Die psychischen Erkrankungen haben sich drastisch vermehrt. „An die Stelle der Neurosen als typische psychische Erkrankungen der Industriegesellschaft mit ihren Zwängen und Disziplinierungen sind in der anstrengenden postindustriellen Gesellschaft die Depressionen getreten." (6)

Burn-out – die neue Volkskrankheit

Mit hoher Wahrscheinlichkeit müssen viele von uns in ihrem Beruf immer öfter gleichzeitig verschiedene Rollen ausfüllen. Wie ein Getriebener hastet man durch das Leben. Man fühlt sich aufgerieben zwischen Beruf und Privatleben.

Das heutige Erwerbsleben hat seine Auswirkungen auf die Arbeitsbelastungen, auf die Arbeitszeit, die Arbeitseffizienz und auch auf familiäre Belange. Burn-out, das Ausgebranntsein, wird vielfach als neue Volkskrankheit angesehen. 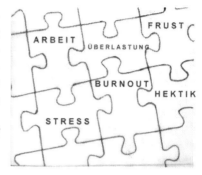 Burn-out ist zu einem Symbol für eine Arbeitswelt geworden, in der psychische Überlastung das große Thema ist. Ein hoher Prozentsatz aller Erwerbstätigen ist heute einem starken Termin- und Leistungsdruck ausgesetzt. Bereits Kinder und Jugendliche leiden unter diesem Leistungsdruck und Stress. Und die gesundheitlichen Folgen werden zu einem Problem.

Wir müssen uns fragen: Welchen Einfluss haben die heutigen Arbeitsbedingungen auf das psychische Wohlbefinden von Beschäftigten? Denn es ist unstrittig, dass psychische Erkrankungen zunehmen und auch vermehrt zu Arbeitsausfällen führen. Die Arbeitsbedingungen spielen für die Frage von Wohlbefinden und Gesundheit eine große Rolle. Es ist kaum wegzudiskutieren, dass mehr und mehr Menschen in und an der Arbeit leiden. „Die Leidtragenden sind nicht nur die gehetzte Krankenschwester, der ausgebrannte Lehrer, die prekär beschäftigte Leiharbeiterin und nur die Schwachen... Es sind oft und gerade die Leistungsträger, die Engagierten und Motivierten, die irgendwann nicht mehr können. Und es sind mehr und mehr die hochqualifizierten Beschäftigten, die mit hohen Anforderungen zu kämpfen haben ... Die Arbeitsbedingungen der Hochqualifizierten sind gar nicht mehr so gut. Auch hier wird gespart, werden Stellen gestrichen, auch hier gibt es viel mehr Vorgaben und Kennzahlen, Bürokratie und Reporting, Controlling und Standardisierung." (5) Die hohen Arbeitsanforderungen werden als belastend erlebt, erschweren das Leben und können am Ende auch krank machen.

Das moderne Leben mit seiner Fülle an äußeren Reizen lässt vielen Menschen kaum noch Zeit, sich wirklich wahrzunehmen und zu entspannen und die kleinen Freuden des Alltags zu genießen. Es gelingt oft nicht mehr, am Abend oder am Wochenende abzuschalten. Man ist unzufrieden, unausgeglichen, erschöpft und kraftlos. Man fühlt sich gehetzt, gestresst und von allem getrieben.

Fühlt sich ein Mensch „akut" gestresst, verändert sich in Sekundenschnelle der Stoffwechsel: Stresshormone werden ausgeschüttet, die Organsysteme in Alarmbereitschaft versetzt, durch Adrenalin und Noradrenalin jagt der Blutdruck hoch. Auch wenn diese akute Stresssituation sich nach einigen Minuten wieder normalisiert und keine Gefahr für die Gesundheit bedeutet, so macht allerdings eine dauerhafte Überforderung, ein chronischer Stress, den Körper krank. Es erhöht sich das Risiko an einer Depression oder einem Burn-out-Erleben zu erkranken. Wichtig ist, das seelische Gleichgewicht wiederzufinden, Belastungen – so gut es geht – zu verringern und gezielte Auszeiten zu nehmen!

Soziale Abgrenzung von Gesundheit und Krankheit

Der Einfluss sozialer Ungleichheit ist trotz erheblicher Investitionen in Bildungs-, Sozial- und Gesundheitsleistungen ein reales gesellschaftliches und gesundheitliches Problem. Ungleichheiten im Bildungsniveau, im Einkommen und im Berufsstatus beeinflussen Mortalität (Sterblichkeit), Morbidität (Häufigkeit von Erkrankungen innerhalb einer Bevölkerungsgruppe) und Lebensqualität. Ungleichheiten in den materiellen Lebensbedingungen beeinflussen vermutlich die Exposition gegenüber physischen Risiken, sie beeinflussen Ernährungsverhalten und den gesamten Lebensstil.

Soziale Beziehungen haben einen direkten positiven Einfluss auf das Befinden und die körperliche Gesundheit, und sie bilden eine wesentliche Ressource (Unterstützungsleistung) bei der Bewältigung belastender Herausforderungen und Lebensumstände. Die soziale Umwelt kann einen erheblichen positiven Einfluss darauf haben, wie der einzelne mit chronischen oder akuten Stressoren umgeht, z. B. durch verstärkte Anerkennung, Ermunterung und Information oder durch kommunikative oder praktische Unterstützung bei der Auswahl und Anwendung konstruktiver Bewältigungsstrategien. (1)

Der Begriff „soziale Unterstützung" zielt auf diese positive, gesundheitsförderliche Seite sozialer Beziehungen und zwischenmenschlicher Prozesse. Unter sozialer Unterstützung sollen Eigenschaften sozialer Netzwerke, einzelner sozialer Beziehungen und konkreter zwischenmenschlicher Prozesse verstanden werden, die als wertvoll, hilfreich oder erfreulich empfunden werden. (1, 4)

Verständnis von Lebensstil

Der vielfältige Einfluss von bestimmten Ernährungskonstellationen, Bewegungsformen, von Alkohol- und Zigarettenkonsum auf das seelische und körperliche Befinden ist mittlerweile hinreichend belegt. In den Industrienationen ist das Zuviel an Konsumgütern und deren Qualität das eigentliche Problem. Die Lebensstilthese ist eine der ältesten Gesundheitsthesen. Ein enges Verhältnis von Lebensstil und Gesundheitsbewusstsein wird in der medizinischen Risikofaktorenforschung verwendet.

„Ein guter Gesundheitszustand ist eine wesentliche Bedingung für soziale, ökonomische und persönliche Entwicklung und ein entscheidender Bestandteil der Lebensqualität …. Gesundheitsförderndes Handeln ist darum bemüht, bestehende soziale Unterschiede des Gesundheitszustandes zu verringern sowie gleiche Möglichkeiten und Voraussetzungen zu schaffen, damit alle Menschen befähigt werden, ihr größtmögliches Gesundheitspotential zu verwirklichen. Dies umfasst sowohl Geborgenheit und Verwurzelung in einer unterstützenden sozialen Umwelt, den Zugang zu allen wesentlichen Informationen und die Entfaltung von praktischen Fähigkeiten als auch die Möglichkeit, selber Entscheidungen in Bezug auf die persönliche Gesundheit treffen zu können. Menschen können ihr

Gesundheitspotential nur dann weitestgehend entfalten, wenn sie auf die Faktoren, die ihre Gesundheit beeinflussen, auch Einfluss nehmen können. Dies gilt für Frauen ebenso wie für Männer." (2) „Soziale Unterstützung (Social Support) ist eine Ressource, mit der durch die Beziehung zu anderen Personen zentrale psychosoziale Bedürfnisse wie Zuneigung, Anerkennung, Identität, Zugehörigkeit und Sicherheit ... befriedigt werden." (8)

Gesunde Familienrituale

Schon der Säugling fühlt sich wohl und geborgen in den Armen seiner Eltern; er ist wunschlos glücklich, wenn seine noch einfachen Bedürfnisse gestillt sind und er alles hat, was er braucht. Das gestillte Kind ist ganz bei der Mutter und ganz bei sich selbst. Die Mutter ist nicht mehr nur Mittel zur Befriedigung der kindlichen Bedürfnisse, sondern das Kind fühlt die Mutter selbst. Es ist der Ausdruck höchster Geborgenheit. Die Mutter wird die geliebte Bindungsperson. Und später dann auch bestimmte Rituale - wie die Gute-Nacht-Geschichte und das Gebet - geben dem Kind die Sicherheit im Elternhaus. Solche und andere Familienrituale und das „Zur-Sprache-Bringen der Beziehung zu Gott" sowie das „Verstehen der Gebetsinhalte" und das Danken für empfangendes Gutes sind schon für die kleinen Kinder lebenswichtig.

Bei Gott sind und bleiben wir Kinder, auch wenn wir längst erwachsen sind. Gott ist in unserem Leben am Werk wie eine Mutter, die ihr Kind umsorgt. Der große und unsichtbare Gott hat uns geschaffen, um in

Gemeinschaft mit IHM und mit anderen Menschen zu leben, um gesunde Beziehungen mit anderen zu pflegen – mit unseren Familienangehörigen, Ehepartnern, Nachbarn, Arbeitskollegen u.a.m. Diese Beziehungen mit Gott und anderen Menschen sind für unser ganzes Leben von wesentlicher Bedeutung. Sind diese Beziehungen gestört, zum Beispiel durch Mobbing am Arbeitsplatz, durch Gewalt etc., dann müssen solche zerbrochenen Beziehungen wiederhergestellt werden. Häufig lassen sich solche Probleme von einem selbst beheben. Oft benötigen wir aber auch eine Unterstützung von anderen – um

- sich trösten zu lassen,
- einen guten Rat einzuholen,
- ein aufbauendes Wort zu hören,
- einen Konflikt zu lösen,
- Orientierung, Ermutigung und Wegweisung zu erhalten,
- sich gegenseitig ein bisschen auf die Schulter zu klopfen, aber auch
- den Wunsch zu wecken, Christus noch besser kennen zu lernen und in eine noch engere und heilende Beziehung zu ihm zu treten und
- uns untereinander zu lieben, wie Jesus das vorgemacht hat.

Wie leben wir gute Beziehungen?

Nun wissen wir aber alle, dass es nicht immer so einfach ist, einander zu lieben. Und selbst wenn wir es wollen, wissen wir manchmal nicht, wie wir es anstellen sollen. Wie also praktizieren wir in unserem Leben diese Liebe, wie leben wir gute Beziehungen?

Im Wort Gottes lesen wir hierzu:
„Freundliche Reden... trösten die Seele und erfrischen die Gebeine" (Sprüche 16, 24);
„Ein Wort, geredet zu rechter Zeit, ist wie goldene Äpfel auf silbernen Schalen." (Sprüche 25, 11)

Kommunikation ist wichtig! Worte sind wichtig! Wie rede ich mit meinem Nächsten? Mit unseren Worten können wir viel Gutes tun, wir können aber auch Schaden anrichten. Mit unseren Worten – mit unserer Zunge können wir ein kleines, harmloses Feuer anzünden, das einen Waldbrand auslösen kann – wie dies Jakobus sagt. (Jakobus 3, 5) Wir haben schon zuvor beschrieben, wie Worte – wie unsere Zunge – eine ganze Welt in Brand setzen kann! Unsere Zunge ist eine Waffe, die schweren Schaden anrichten kann.

Unser Reden muss zuverlässig und wahr sein. Unsere Worte müssen vertrauenswürdig und verbindlich sein. So müssen wir zum Beispiel auch Versprechungen einhalten. Unser Wort soll nicht „seicht" sein! Wie viele Floskeln sprechen wir oft aus – „Schön, dich zu sehen!" – „Wir sollten uns unbedingt wieder mal treffen!" – und meinen eigentlich etwas ganz anderes. In solchen „gleichgültigen" Worten erkennt man keine Liebe! Ein Bibelwort sagt – *„Liebe ist geduldig und freundlich. Sie ist nicht verbissen, sie prahlt nicht und schaut nicht auf andere herab. Liebe verletzt nicht den Anstand und sucht nicht den eigenen Vorteil, sie lässt sich nicht reizen und ist nicht nachtragend."* (1. Korinther 13, 4.5 Hfa)

In unseren Worten soll liebevolles Verstehen laut werden. Benutzen wir unsere Zunge – das gesprochene

Wort – nie als eine Waffe gegen andere. Bitten wir Gott, dass er alle unsere unwahren, lieblosen Worte vergibt und dass er uns zu Menschen macht, auf deren Wort Verlass ist! Unsere Worte sollen Worte des Lebens sein, die das Herz des Angesprochenen erreichen! Wir lesen in Epheser 4, 29: *„Lasst kein faules Geschwätz aus eurem Munde gehen, sondern redet, was gut ist, was erbaut und was notwendig ist, damit es Segen bringe denen, die es hören."*

Wichtig für eine gute Beziehung ist auch, dass man sich gegenseitig achtet. Jeder von uns sehnt sich nach Anerkennung; er möchte vom Andern akzeptiert werden! Durch gegenseitige Achtung und Respekt sind oft Probleme zu lösen. Das gilt auch für Spannungen zwischen den Generationen. Wir sollen ein Vorbild sein – in bedachtem Reden und klugem Handeln! Einem Mangel an Respekt begegnet man am besten durch ein vorbildliches Engagement und nicht durch Kritik. Sicherlich ist das nicht immer leicht! Wer dies aber versucht, der hat am Ende immer die „besseren Karten", denn Vorbild überzeugt!

Haben wir einmal unseren Mitmenschen im Blickfeld und fragen wir uns: Was braucht der andere? Womit kann ich Gutes tun? Was kann der andere von mir erwarten? Vielleicht persönliche Zuwendung, einen Besuch, eine finanzielle Hilfe, ein freundliches Wort, einen verbindlichen Händedruck oder vielleicht mein Gebet? Denken wir nicht immer nur an uns selbst!

Nehmen wir uns Zeit, miteinander zu reden über das, was uns oder den anderen zurzeit bewegt. Öffnen wir uns behutsam und im Vertrauen füreinander. Tauschen wir uns aus. Es gibt vieles, worüber wir berichten können. Und es gibt auch immer wieder genug Anlass zum Danken. Gemeinsames Danken erleichtert das Mitfreuen. In einem Lied von Christian F. Gellert heißt es: „Wir haben einen Gott und Herrn, sind eines Leibes Glieder, drum diene deinem Nächsten gern, denn wir sind alle Brüder." Unser Anteil-Nehmen bringt die richtige Relation in unser Tun.

Anlässe für eine soziale Unterstützung

Anlässe für eine erforderliche soziale Unterstützung können alltägliche Probleme sein sowie lebensverändernde Ereignisse – zum Beispiel Schicksalsschläge wie Trennung von einem Ehepartner, Tod eines Angehörigen, Arbeitslosigkeit, Krankheit und psychische Störungen aber auch Vergnügungen, um Genuss zu erleben.

Wenn wir Probleme haben oder wenn sogar Konflikte bestehen, dann betreffen diese häufig unser ganzes Leben, alle unsere Lebensbereiche und somit auch unsere Gesundheit. Denn Probleme können einen „auffressen", können einem „im Magen liegen". So kann es zu Krankheiten kommen, meist psychosomatischer Art.

Bei einem solchen „nervösen Magenleiden" handelt es sich um eine sogenannte „Organneurose", die z. B. durch einen ständigen Stress hervorgerufen werden kann. Und wenn wir diese selber nicht mehr in den Griff bekommen, wird fachärztliche Behandlung erforderlich. Allerdings dürfen nicht nur die Symptome behandelt werden, sondern die Ursache selbst. Leider kommt es häufig vor, dass eben nur die Symptome behandelt werden, weniger die Ursachen. Wird ein solches „nervöses Magenleiden" unzureichend behandelt, kann es zu ernsthaften Erkrankungen kommen, wie z. B. chronische Reizungen der Magenschleimhaut mit der Gefahr der Bildung von Magengeschwüren. Es müssen also die krankheitsfördernden Ursachen beseitigt werden! Eine „Organneurose" dürfte heute in den Industrieländern zu den typischen Volkskrankheiten zählen!

Wie löse ich ein Problem?

Ein Problem kann erst dann gelöst werden, wenn man es wirklich richtig angeht, wenn man nicht „wie eine Katze um den heißen Brei herumgeht". Man muss eine richtige Einstellung zum Problem einnehmen. Man muss das Problem positiv angehen!

Ein sogenannter Schicksalsschlag kann oft sogar eine Chance dafür sein, meinem Leben einen neuen Anfang zu setzen, mir bewusst zu machen, was in der Vergangenheit falsch gelaufen ist. So kann ich aus dem Problem lernen. Vielleicht haben Sie selbst schon einmal die Erfahrung während einer Krankheit gemacht, wie froh und dankbar man ist, wieder gesund geworden zu sein. „Wer die Krankheit nicht kennt, weiß den Wert der Gesundheit nicht zu schätzen", – so hat es einmal ein Bekannter von uns ausgedrückt.

Und wenn Sie einen Konflikt mit einem Mitmenschen haben, dann versuchen Sie diesen zu lösen. Bitte streiten Sie nicht! Überlegen Sie Ihre Wortwahl! Werden Sie nicht lauter und lauter oder sogar beleidigend! Gießen Sie kein Öl ins Feuer! Lassen Sie den Konflikt nicht eskalieren! Bieten Sie Lösungen des Konflikts an! Und verlieren Sie nicht Ihre Selbstbeherrschung!

Wie man mit einem Konflikt umgeht, zeigt unsere Charakterstärke. Wir können unseren Charakter positiv verändern! Verwenden Sie Ihre Willenskraft dazu, vernünftig zu handeln, sich zu beherrschen, liebevoll und gütig damit umzugehen! Wir alle haben es immer selber in der Hand, das Gute zu wollen! Dies bedeutet eine tägliche Herausforderung.

Wo erfahre ich eine soziale Unterstützung?

Wie schon ausgeführt, ist die primäre Stelle einer sozialen Unterstützung die Familie und als weiteres natürliches Umfeld zählen Verwandte. Der weitere Kreis umfasst die Nachbarschaft, Freunde und Zugehörigkeit/Mitgliedschaft in Vereinen u.a. Zu den professionellen Helfern gehören Ärzte, Psychologen und Seelsorger. Eine soziale Bindung – ein sozialer Rückhalt – ist bedeutsam. Fehlt ein sozialer Rückhalt, kann dies zu Krankheit und vorzeitigem Tod führen. Vermutet werden hierbei psychosoziale Mechanismen (7) und zwar:
➢ Die Grundtatsachen des menschlichen Zusammenlebens sind Rückhalt vermittelnde soziale Beziehungen.
➢ Der Mensch kann des Menschen Wolf sein. In der Familie aber und bei Freunden und Nachbarn – also bei den Nächsten – gilt Vertrauen gegen Vertrauen. Die Erfahrung von Vertrauen im Nahbereich bietet gerade in Krisenzeiten Rückhalt und Schutz!

➢ Der Einzelne hat dann einen engen Freund, wenn er sagen kann – „Ja, ich habe einen guten Freund". Damit ein anderer ihm Rückhalt geben kann, muss der Einzelne in eine enge Beziehung zu ihm treten und er muss diese Beziehung als eine emotional positive wahrnehmen.
➢ Es ist ein Glück, wenn wir in schwierigen Situationen einen Menschen an unserer Seite haben: in Krankheitszeiten, bei beruflichen Problemen, in Ehekrisen oder gar vor Gericht.
➢ Ein regelmäßiger Austausch mit emotional nahestehenden Anderen und eine dadurch bedingte leicht vor sich gehende Kommunikation formt, begünstigt und stabilisiert sowohl das eigene Bild von der Welt als auch das von der eigenen Person.
➢ Wem der soziale Rückhalt fehlt, der hat kein positives Gefühl der Welt gegenüber; man fühlt sich unsicher und fremd.

Wichtig für den sozialen Rückhalt sind – wie wir gesehen haben – schon die frühen Bindungen zwischen Mutter und Kind und innerhalb der Familie insgesamt. Diese Bindungen sorgen für die Erfahrung von Sicherheit und Geborgenheit und führen schließlich zu einer Verinnerlichung des sozialen Rückhalts. Treten bereits auf dieser Beziehungsebene gravierende Defizite auf, kann es zu dauerhaften Schwierigkeiten mit Emotionalität und sozialem Verhalten kommen.

Gut für frühe soziale Bindungen ist viel Anerkennung. Hierdurch kann sich ein starkes Selbstwertgefühl entwickeln. Auch Rollenspiele und Beziehungen zu Gleichaltrigen sind wichtig, wodurch es zur Heranbildung einer „sozialen Identität" kommen kann mit der Fähigkeit in verschiedenen Bezugsgruppen zu agieren. Die Teilnahme an strukturellen Kinderspielen fördert ein adäquates Sozialverhalten im Erwachsenenalter und die Fähigkeit, die Perspektive anderer einnehmen zu können, wie aber auch die Rolle des unbeteiligten Dritten.

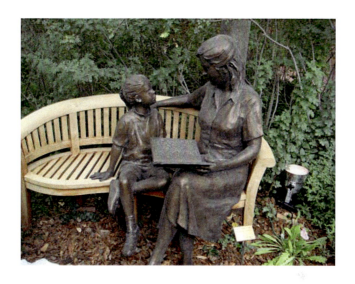

Jeder Mensch sehnt sich nach Geborgenheit, Freundschaft, Sicherheit und Liebe, nach einem schützenden Umfeld. Er möchte einen Sinn in seinem Leben sehen. Diese Sicherheit und Geborgenheit machen den Selbstwert eines Menschen aus, machen ihn zu einer „Persönlichkeit".

Wer gibt mir meinen Wert?

Eigentlich doch der, der mich geschaffen hat – der Schöpfer, der zu mir sagt: „Ich hab' dich lieb!" Er weiß, wer ich bin, was er an mir hat. In Gottes Augen ist jeder von uns unendlich wertvoll!

Die Entwicklung eines gesunden Selbstbewusstseins – und somit auch einer sozialen Unterstützung beginnt…

➢ … in der Familie:
  Die Familie ist der Ort, an dem alles beginnt. Hier in der Familie entscheidet sich, ob das Kind fähig sein wird,

- Bindungen einzugehen bzw. zu erhalten,
- Rückhalt zu geben bzw. zu suchen.
- Eltern sollen die Aufgaben / Interessen ihrer Kinder wahrnehmen und fördern, damit die Kinder sich entwickeln und liebevoll sein können.

Wertschätzung, Geborgenheit, Sicherheit, Freundschaft und viele andere Werte sind ein persönliches Bedürfnis schon jedes Jugendlichen!

Allerdings nimmt die Auflösung von Familienstrukturen zu. Die Funktion der Familie als Stabilitätsfaktor ist schwächer geworden, was an den steigenden Scheidungsraten der Gesellschaft zu erkennen ist.

- ... am Arbeitsplatz:
  Hier verbringen die meisten Menschen den größten Teil ihres Erwachsenenlebens. Ein Abbau von Belastungen und der Aufbau unterstützender Beziehungen führen
  - zur Verbesserung des Befindens,
  - zum Sinken von Arbeitsunfähigkeitstagen und
  - zu einer positiven Beeinflussung der koronaren Risikofaktoren.

- ... in Problemgruppen:
  Zu einer Problemgruppe zählen Kinder ohne Familie, alte Menschen ohne Bezugspersonen, unfreiwillige Singles und sozial Benachteiligte.

Projekte zur Verbesserung einer sozialen Unterstützung zum Beispiel in Schweden führten zum Aufbau sozialer Beziehungen, zur Verbesserung von Wohlbefinden und Gesundheit.

Voraussetzung hierzu ist, dass die Gesellschaft die psychische und körperliche Gesundheit dieser Personen als wertvoll erachtet!

Wo liegen die Faktoren einer sozialen Benachteiligung?

Eine soziale Benachteiligung kann bedingt sein durch:
1. Äußere Lebensumstände – wie niedriger Sozialstatus, Armut, Instabilität der Familie, schlechte Wohnverhältnisse, Ausgrenzung und eingeschränkte Bildungschancen.

2. Soziale Interaktion – wie Unerwünschtheit des Kindes, Vernachlässigung, wenig oder einseitige Anregung, psychische Erkrankung der Bezugsperson/-en – als wichtigster Faktor für die sozioemotionale Entwicklung sowie Gewalt in der Familie und Überforderung des Kindes.

Das heißt, dass zwischen dem sozio-ökonomischen Status – also zwischen Familieneinkommen, beruflicher Stellung des „Familienoberhauptes", schulischer Bildung der Eltern – und Gesundheit ein Zusammenhang besteht. Die intellektuelle Entwicklung des Menschen ist ab dem 2. Lebensjahr entscheidend vom sozio-ökonomischen Status abhängig!

Untersuchungen bezüglich der Morbidität und Mortalität von Kindern der unteren sozialen Schichten haben folgendes ergeben:
- Die postnatale (nachgeburtliche) Säuglingssterblichkeit und Kindersterblichkeit ist zwei- bis dreimal so hoch wie in den oberen Sozialschichten.
- Es werden mehr Kinder mit einem Geburtsgewicht unter 2500 g geboren.
- Es sind häufiger Fehlbildungen festzustellen - z.B. Spina bifida („offener Rücken").
- Die Mortalitätsrate durch Unfälle ist zwei- bis dreimal so hoch wie in den oberen Sozialschichten.
- Die Prävalenz (Anzahl von Neuerkrankungen) sowohl an akuten als auch an chronischen Krankheiten ist erhöht.
- Die Neigung zu gesundheitsschädlichem Verhalten – z. B. Rauchen – steigt.

Sozialer Rückhalt und Erkrankungsrisiko

In der korrigierten Fassung der WHO aus dem Jahre 1986 wird Gesundheit als Voraussetzung der Realisierung höherer Werte angesehen. Der Gesunde verfügt uneingeschränkt über die Möglichkeit, seine Umwelt aktiv mitzugestalten. Gesundheit wird mit Leistungsfähigkeit assoziiert.

Beeinflusst sozialer Rückhalt die Gesundheit im Sinne von Fehlen von Krankheit?
- Ein guter sozialer Rückhalt ist mit größerer Überlebenswahrscheinlichkeit bei Zuständen nach Herzinfarkt assoziiert.
- Sozialer Rückhalt hat eine Herz-Kreislauf-protektive Wirkung. Die pathogene Wirkung ist die soziale Isolation.
- Es besteht auch ein Zusammenhang zwischen soziokultureller Integration, stabilen Beziehungen, emotionalem Rückhalt, unterstützenden Beziehungen bei der Arbeit und einem normalen Blutdruck.
- Das Allgemeinbefinden wird durch sozialen Rückhalt positiv beeinflusst.
- Ein ausgeprägter positiver Effekt von sozialem Rückhalt auf die körperliche Gesundheit ist bei älteren Menschen festzustellen.
- Ein guter sozialer Rückhalt – wie enge, emotional bedeutsame Beziehungen, Bindungen an Gruppen – ist in mittleren und höheren Schichten häufiger anzutreffen als in den unteren Schichten der Bevölkerung. (6)
- Eine Bedeutung der Familie – einschließlich der Ehepartner – als Quelle einer sozialen Unter-

stützung ist besonders bei Frauen gegeben. Die Erkrankungsrate ist wesentlich geringer.
- Bei Frauen ist ein unterstützungsrelevanter Personenkreis vermutlich größer; sie profitieren mehr von einer Unterstützung als Männer.
- Auch eine emotionale Unterstützung spielt für Frauen eine bedeutendere Rolle als für Männer.
- Es ist auch ein Zusammenhang zwischen Gesundheit und Unterstützung durch Freunde festzustellen.
- Weiterhin besteht ein Zusammenhang von Familienstand und Sterblichkeit bei Männern mit starken Angsterlebnissen.
- Eine soziale Unterstützung hängt mehr mit psychischer Gesundheit – d.h. Depressionen – zusammen als mit physischer Gesundheit – d.h. Morbidität und Mortalität.
- Die Motivation sowohl zu positivem als auch zu negativem Gesundheitsverhalten ist innerhalb von Gruppen möglich. Aber sozial eingebundene Menschen verhalten sich gesünder als Isolierte gleichen Alters.
- Positive Erlebnisse tragen direkt zu Wohlbefinden und Gesundheit bei.
- Eine soziale Unterstützung beeinflusst gesundheitsrelevantes Verhalten positiv. (3)

Eine soziale Unterstützung hilft also
o Gesundheit zu schützen,
o einen Genesungsprozess nach Krankheit zu beschleunigen und
o alltägliche und berufliche Probleme zu bewältigen.

Persönliche Kompetenzen entwickeln

Wie gesund jemand lebt, das hängt von den Bedingungen des täglichen Lebens ab, in die Menschen hineingeboren werden, aufwachsen, leben, arbeiten, alt werden.

„Gesundheit wird von den Menschen also in ihrer alltäglichen Umwelt geschaffen und gelebt, dort, wo sie spielen, lernen, arbeiten und lieben. Gesundheit entsteht dadurch, dass man sich um sich selbst und für andere sorgt, dass man in der Lage ist, selber Entscheidungen zu fällen und Kontrolle über die eigenen Lebensumstände auszuüben sowie dadurch, dass die Gesellschaft in der man lebt, Bedingungen herstellt, die allen ihren Bürgern Gesundheit ermöglicht. …Gesundheitsförderung unterstützt die Entwicklung von Persönlichkeit und sozialen Fähigkeiten durch Information, gesundheitsbezogene Bildung sowie durch die Verbesserung sozialer Kompetenzen im Umgang mit Gesundheit und Krankheit. Sie will den Menschen helfen, mehr Einfluss auf ihre eigene Gesundheit und Lebenswelt auszuüben, und will ihnen zugleich ermöglichen, Entscheidungen in ihrem Lebensalltag zu treffen, die ihrer Gesundheit zugute kommen". (2)

Schlusswort

Abschließend stellen wir fest:
- ➢ Die „echten", wissenschaftlich und schulmedizinisch anerkannten Naturheilverfahren sind ein Teil der Gesamtmedizin.
- ➢ Im Gegensatz hierzu stehen die Methoden, die uns als Außenseiterverfahren und „Pseudo"-Naturheilverfahren als vermeintlich unschädlich und natürlich angeboten werden. (1)

Als Gesunde oder Kranke dürfen wir wissen:
- ➢ „Der Arzt behandelt, aber Gott heilt!"
- ➢ Gott hat uns in seinem Wort Ratschläge für eine gesunde Lebensweise gegeben, die älter sind als alle medizinische Wissenschaft. Sie stehen zu unserer heutigen wissenschaftlichen Medizin nicht im Gegensatz, sondern werden durch die moderne Forschung immer wieder und immer mehr bestätigt.

Vielleicht wurde Ihnen – werter Leser – mit diesem Buch „viel zum Kauen und zum Verdauen gegeben". Vielleicht hat eine ganz neue Lebensweise, eine Reise zur besseren Gesundheit begonnen. Kollath schrieb: „Gesundheit kauft man nicht im Handel. Sie liegt in deinem Wandel."

Durch die in diesem Buch beschriebenen zwölf Prinzipien des modernen und international bekannten sowie wissenschaftlich bewährten ganzheitlich angelegten

"Aufleben statt Überleben" mit
NEWSTART®

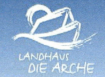

NEWSTART®-Zentrum
BIO - Vital - Hotel

Echte Hilfe bei Depressionen, Diabetes mellitus, Übergewicht, Arteriosklerose, Bluthochdruck u.v.m.

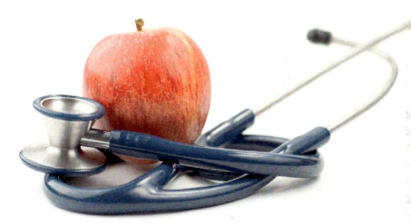

NATÜRLICHE HEILMITTEL

VITALITÄT DURCH BEWEGUNG

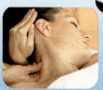

HEILENDE NAHRUNG

AUFTANKEN DURCH ERHOLUNG

Natur • Ärztlich geführte Kuren und Seminare
eigener BIO-Garten • Landhaus-Schwimmbad

Landhaus DIE ARCHE
www.DieArche.de

info@DieArche.de
Tel. 039924/7000
Zislow • Plauer See
EG-Öko-Kontrollnr.: D-MV-034-9291-AB

Gesundheitskonzeptes von NEWSTART®-PLUS können wir Einfluss auf unsere Gesundheit und unsere Lebensqualität ausüben und zwar in kleinen Schritten und Etappen im Verlauf unseres ganzen Lebens.

Übrigens können Sie Heilung von Körper und Seele im deutschsprachigen Raum auch in drei Newstart-Zentren finden - sowohl in Deutschland als auch in der Schweiz und in Österreich (s. Inserate).

Haben Sie den Wunsch, Ihr Leben zu ändern? Dann leben Sie konsequent! Setzen Sie das um, was Sie erkannt haben! Teilen Sie das Gute in Ihrem Leben mit anderen! Seien Sie dankbar, dass Sie ein Mensch sind, der lebt! Und lassen Sie sich zu einem konsequenten Leben mit Gott motivieren!

Wir wünschen Ihnen viel Erfolg für diesen „NEUEN START" in Ihrem Leben und dazu Gottes reichen Segen!

Stichwortregister

A

Aderlass	371
ADH	142
Adipositas	48
Adrenalin	406
Aerobe Zone	139
Aerobic	135
Agrochemikalien	212
Agoraphobie	406
Ähnlichkeitsregel	370
Akronym	36
Alkohol	80, 197, 262, 267, 272
Alkoholismus	277
Allopathie	370
Alltagsprobleme	323
Alter	184
Altersstruktur	28
Alterungsprozess	127, 130
Alveolen	291
Aminosäure	58
Amphetamine	268
Amylase	50
Anaerobe Zone	140
Angst	344, 385, 393, 405, 408
Anorexie	71
Antioxidantien	67, 249
Arbeitsumsatz	69
Arteriosklerose	29, 54, 382
Arzt	331
Atemtherapie	295
Atmosphäre	284, 298

Atmung 290, 293
Ausdauersport 296
Ausdauertraining 137
Ausleitende Verfahren 371
Außenseitermethoden 348

B

Ballaststoffe 49, 61
Balneotherapie 224
Bauchatmung 291
Belastungs-EKG 138
Beruhigungsmittel 267
Betacarotin 67
Bewegung .... 121 ff
Bewegungsapparat 129
Bewegungsbad 147
Bewegungslosigkeit 121
Bewegungstherapie 35, 129
Beziehung 426
Bindegewebsmassage 358
Bioflavonoide 67
Bionik 14
Blutegelbehandlung 371
Body-Mass-Index 71
Bohnenkaffee 192, 194
Brustwickel 220
Burn-out 23, 420
Buttermilch 102

C

Calcium 100
Calciumhaushalt 105
Calciumlieferanten 105

Cannabis	270
Carotin	249
Carotinoide	95
Chlorogensäure	193
Cholecalciferol	236
Cholesterin	54, 55, 82, 239
Chromosomen	273
Cobolamin	92
Colonmassage	358
Crystal Meth	276

D

Dankbarkeit	399
Denken, positiv	394
Depression	56, 60, 65, 392, 402, 413
Diabetes	151, 302
Diabetes insipidus	172
Diät	99
Digitalis	368
Divertikulose	62
Dorno-Strahlung	236
Drogen	38, 263 ff
Drogenkonsumenten	266
Durst	171
Duschen	225

E

Ecstasy	268
Ehrlichkeit	419
Einfachzucker	51
Eisenversorgung	93
Eiweiß	57
Eiweißbedarf	58

Elektrotherapie 364
Endorphin 391
Enthaltsamkeit 253, 380
Entscheidung 381
Epidemiologie... 29
Ergosterin 240
Ernährung ....40 ff
Ernährungspyramide... 44
Ernährungstherapie 35
Euphorie 269

F

Familienrituale... 425
Fastenkuren 75
Fehlentscheidung.. 386
Fett.. 52
Fette versteckte 53
Fettleber 80
Fettsäuren 53, 55
Fettsucht 48, 72, 261
Fettverbrennungszone...................................... 139
Filterkaffee 193
Fleisch 80, 113
Fleischatlas 85
Fleischverbrauch.. 85
Flüssigkeitsbedarf 180, 183
Flüssigkeitsbilanz 177
Folsäure 56, 65, 92
Framingham Studie 26
Früchte 42
Früchtetee 191
Fruchtsaft 191
Fruktose 50

G

Galaktose	50
Gebet	333, 342, 394
Geborgenheit	391, 433
Gedanken	394, 413
Gefühle	398, 413
Gemüsesaft	191
Genussmittel	380
Gesundheit	326, 381, 437
Gesundheitsförderung	24, 26
Gesundheitskonzept	376, 442
Gesundheitspflege	254
Gesundheitsprobleme	420
Gesundheitstypen	31
Gesundheitszone	138
Getreide	42
Gewissen	384
Gewöhnung	265
Glaube	391
Glaube an Gott	333
Glaukom	196
Gletscherbrand	243
Glückshormon	391
Glukose	50
Gottvertrauen	332
Grundumsatz	69
Grundwasser	207
Gymnastik	124, 146

H

Halluzination	266
Haschisch	267, 270
HDL-Cholesterin	54, 152

Heilquellen 216
Heilverfahren, alternativ 348
Heilwässer 206
Heißluft... 366
Heliotherapie 232
Heroin 269
Herzfrequenz 137
Herzinfarkt... 29
Herz-Kreislauferkrankungen 29
H-Milch 103
Hippokampus... 131
Hochgebirgsklima... 283
Homöopathie 369
Horror trip... 275
Hüftfraktur... 238
Human Growth Hormon 304
Hunza-Volk 90, 185
Hydromassage 223
Hydrotherapie 35, 215
Hygiene.. 25, 28
Hypersomnie... 315
Hypervitaminose.. 66
Hypothalamus.. 171

I

Immunsystem 104, 391
Infektionskrankheiten 28
Inhalationstherapie 353
Insomnie 315
Integer... 417
Integrität 416
Intoxikation.. 276
Ione 286

J

Jetlag	316
Joggen	135
Joghurt	102
Joule	69

K

Kaffee	192 ff, 262
Kalorien	68
Kältekammer	362
Kälteschock	250
Kaltgas-Therapie	361
Kalziumbilanz	94
Kasein	101
Kilojoule	69
Kindersterblichkeit	436
Klaustrophobie	406
Klimatherapie	283
Kneipp-Anwendung	218 ff
Koffein	194, 196
Kohlendioxyd	161, 181
Kohlenhydrate	50
Kohlensäure	161
Kohlensäurebad	222
Kokain	269
Kolostrum	107
Kompetenzerwartung	32
Konflikte	429
Konsequenzerwartung	32
Körpermaßindex	71
Korrumpierbar	416
Krankengymnastik	145
Krebs	262

Krebserkrankungen 237
Kryotherapie 361
Kurativmedizin 30
Kurzschläfer 310

L

Lab / Labferment 103
Lacto-Vegetarier 94
Langschläfer 310
LDL-Cholesterin 54
Lebenseinstellung 389, 391
Lebenserwartung 47, 260, 379
Lebensfreude .... 388 ff
Lebensmittelpyramide 44
Lebensodem 403
Lebensqualität 423
Lebensreform 20
Lebensumstellung 385
Leibesübungen 129
Lichtschutzfaktor 247, 250
Lichtschutzsalbe 245
Lichtstrahlung 283
Lichttherapie 234
Liebe 397
Limonade 191
Linolsäure 55
Lockerungsübungen 118
LSD 268, 274
Luft .... 282 ff, 292, 296
Lycopin 95

M

Marihuana 270

Massage	357
Massenveranstaltung	267
Mäßigkeit	253, ff, 380
Maßlosigkeit	258
Meeresklima	283
Meerwasser	216
Melatonin	320
Menschenrechtscharta	25
Meskalin	274
Methylamphetamin	276
Milch	100, 190
Milchprodukte	46
Mineralstoffe	49, 68
Mineralwasser	190, 203
Missbrauch	264
Mitochondrien	289
Monosaccharide	50, 51
Morbidität	423, 436, 438
Morphium	270
Mortalität	423, 436, 438
Multiple Risk Faktor Interventional Trial	26
Multiple Sklerose	238
Muttermilch	107 ff

N

Nährstoffe	49
Naturheilverfahren	347, 440
Neurodermitis	104
Neurogenese	131
Neurotransmitter	59
Newstart	34, 36, 376
Non-Hodkin-Lymphom	238
Nordic Walking	135, 144

Notlüge 405
Null-Diät.. 76

O

Omega-Fettsäuren.. 55
Opiate 268
Opium.. 268
Ordnungstherapie 35, 373
Organneurose... 429
Osteoporose 103, 105, 152, 237
Ottawa Charta... 24, 27
Ovo-Lacto-Vegetarier.. 94

P

Panikattacke... 406
Pektin.. 61
Pepsin 101
Phosphate.. 104
Phosphor.. 100
Phytotherapie 35, 368
Platzangst... 406
Polysaccharide... 50
Population... 28
Prävention 24
Präventionsmaßnahmen................................... 30
Präventive Medizin... 28
Prioritäten 378
Probleme.. 429
Prostaglandin 55
Protein 48, 57
Provitamin A 66
Psyche.. 381, 402
Psychosomatik... 402

Ptyalin 50
Public-Health 27

Q

Quark 101, 102
Quellwasser 168

R

Rachitis 237
Radfahren 76, 133
Radikalfänger 249
Rauschgifte 273
Rauschmittel 275
Reflexzonenmassage 318
Regenbogen 159
Regenwasser 168
Rehabilitation 335
Ressourcen 423, 425
Restless-Legs-Syndrom 315
Ritalin 281
Rückenmuskulatur 121
Rückenschmerzen 133, 145
Ruhe .... 300 ff

S

Salutogenese 26
Salzverlust 187
Salzwasser 165
Sauerstoff 284, 288
Säuglingsnahrung 107
Sauna 366
Säureblocker 105
Schicksalsschlag 430

Schlaf 303
Schlafapnoe 315
Schlaflosigkeit 316, 317
Schlafstörungen 311
Schlaftiefe 309
Schlaf-Wach-Rhythmusstörung, zirkadian 315
Schöpfungsakt 11
Schöpfungswoche 300
Schröpftherapie 371
Schweinefleisch 83
Schwimmen 135, 227
Schwitzen 182
Selbstbeherrschung 253, 390, 431
Selbsthilfegruppe 279
Selbstmitleid 395
Selbstmord 259
Selbstwert 433
Selbstwertgefühl 391
Selbstwirksamkeitserwartung 32
Serotonin 59, 391
Shekar 202
Sonnenbaden 242, 248
Sonnenbestrahlung 231
Sonnenbrand 243, 248
Sonnenlicht, Wirkungen 240
Sonnenschein .... 230 ff
Sonnenschutzmittel 247
Sonnenspektrum 234
Speicheldrüsen 178
Speisegesetze 110
Sport 134, 391
Sportarten 135
Spurenelemente 49, 67, 285
Squash 135

Stangerbad 319
Stärke 52
Sterberate 28
Sterblichkeitsrate 29
Stickstoff 284, 285
Sucht 264, 266, 277, 280
Sucht, stille 280
Sündenfall 111
Süßwasser 165

T

Tabak 267
Tafelwasser 190
Tagesrhythmus 304
Talmud 412
Tee 196
Thalassotherapie 216, 351
Thermalbad 225
Thermalwasser 224
Thermorezeptoren 223
Thermotherapie 359
Thirosch 202
T-Lymphozyten 238
Todesregister 47
Todesursache 29
Trainingsprogramm 150
Trinkkur 227
Trinkmenge 181
Trinkwasser 190
Trockenfrüchte 46
Tryptophan 56, 59

U

Übergewicht 48, 70, 75, 260
Ultraschall.. 365
Unmäßigkeit 257
Unterwasserdruckstrahlmassage...................... 223
Unversehrtheit 408
Urlaub 322
Urocaninsäure 250
UV-Exposition 234, 236

V

Veganer 92
Vegetarier 89, 91
Vegetarische Kost 88
Verteidigungshaltung 410
Vertrauen .... 325 ff
Vitamine 63
Vitamin A 65, 66, 101
Vitamin B 12 .... 92, 93
Vitamin C 249
Vitamin D 65, 66, 237, 240
Vitamin E 65, 67, 249
Vitamin K 105

W

Wahrhaftigkeit 418
Waist-hip-ratio 70
Walken 144
Wandern 142
Wärmeanwendung 359
Wärmeentzug 361
Wärmeregulation 182

Warnzone	140
Wasser	158 ff
Wasserkreislauf	166
Wasserverbrauch	210
Wasserverlust	179
Weckamine	268
Wertvoll	38
WHO	12, 26, 180, 265, 437

Y
| Yagin | 202 |

Z
Ziegenmilch	106
Zink	67
Zivilisationskrankheiten	25
Zucker	51
Zuckerkonsum	51
Zuckerkrankheit	48, 260, 383
Zunge	411, 427
Zwerchfell	291
Zwerchfellatmung	291

Literaturverzeichnis

I. Gesunde Lebensführung
1. Antonovsky, A.: Unravelling the Mystery of Health. How People Manage Stress and Stay Well. Jossey Bas, San Francisco 1987
2. Bandura, A.: Self-efficacy. Towards a unifying theory of behavioural change. Psychol. Rev. 84 (1977) 191-215
3. Beaglehole, R. et al.: Einführung in die Epidemiologie, Verlag Hans Huber, Bern 1997
4. Brösskamp-Stone, U. et al: Gesundheitsförderung. In: Schwartz (Hrsg.), Das Public Health Buch - Gesundheit und Gesundheitswesen, Urban & Fischer Verlag, München Jena 2000
5. Brößkamp-Stone, U.: Determinanten von Gesundheit (Übersicht). In: BMBF (Hrsg.): Gesundheit und Allgemeine Weiterbildung. Reihe Bildung/Wissenschaft/Aktuell, Bonn 1997
6. Erbel, R.; zitiert in: „Nichts geht über Prävention"; Westfalenpost am 04.09.2003
7. Gordis, L.: Epidemiologie; Verlag Kilian, Marburg; 2001
8. Grönemeyer, D.: Mensch bleiben. High-Tech und Herz – eine liebevolle Medizin ist keine Utopie. Herder, 2003
9. Hoyert, D.L. et al: Deaths: Final Data for 1997, National Vital Stat Rep 47, no. 19, June 30, 1999
10. Kickbusch, I.: Setting Health Objectives. The Health Promotion Challenge. (Keynote speech

at "Healthy People 2000" Consortium Meeting 15.11.1996, New York)
11. Kirschner, W. et al: Untersuchung zur Umsetzung des § 20 SGB V durch die Krankenkassen. Asgard, St. Augustin 1995
12. Kollath, W.: Die Ordnung unserer Nahrung, K.F.Haug-Verlag, Heidelberg, 1983
13. Kötschau, K.: Vorsorge oder Fürsorge? Hippokrates-Verlag, Stuttgart, 1954
14. Leidl, R.: Die Ausgaben für Gesundheit und ihre Finanzierung. In: Schwartz (Hrsg.), Das Public Health Buch – Gesundheit und Gesundheitswesen, Urban & Fischer Verlag, München Jena 2000
15. Ruwaard, D. et al (eds.): Public Health Status and Forecast : The Health Status of the Dutch Population over the Period 1950-2010. SDU, The Hague 1994
16. Schwartz, F. W.: Mehr Prävention in der gesetzlichen Krankenversicherung? – Fragen des Nutzens und der Kosten. Sozialer Fortschritt 10 (1987) 221-224
17. Schwartz, F. W., Seidler, A.: Überlegungen zu demographischen und medizinspezifischen Einflüssen auf die Entwicklung der Lebenserwartung in Deutschland. Med. Welt 47 (1996) 533-539
18. Schwarzer, R.: Psychologie des Gesundheitsverhaltens; erw. Aufl. Hogrefe, Göttingen-Toronto-Zürich 1996
19. Siegrist, J.: Machen wir uns selbst krank? In: Schwartz (Hrsg.), Das Public Health Buch – Gesundheit und Gesundheitswesen, Urban & Fischer Verlag, München Jena 2000

20. Statistisches Bundesamt. Bevölkerungsstatistik 2002, http:// www.destatis.de/basis
21. Troschke, J. et al: Fortschritt und Gesundheit. In: Schwartz (Hrsg.), Das Public Health Buch – Gesundheit und Gesundheitswesen, Urban & Fischer Verlag, München Jena 2000
22. United Nations Environment Programme, WHO, Nordic Council of Ministers (eds.): Playing for time ... Creating supportive environments for health. Report from the third International conference on Health Promotion. Sundsvall/Sweden, 9th -15th June 1991. WHO, Geneva 1996
23. Walter, U., Schwartz, F. W.: Forschungsförderung zu Prävention und Gesundheitsförderung in Public Health. In: Troschke, J. von, et al.: Die Bedeutung der Ottawa Charta für die Entwicklung einer New Public Health in Deutschland. Schriftenreihe der „Koordinierungsstelle für Gesundheitswissenschaften / Public Health" Bd. 6, 120-128. Freiburg 1996
24. WHO Healthy Public Policies – Adelaide Recommendations (WHO/HPR/HEP/95.2). WHO, Geneva 1988
25. WHO Ottawa-Charta zur Gesundheitsförderung. In: Conrad, G. (Hrsg.): Gesunde Städte. Ein Projekt wird zur Bewegung. Zwischenbericht über das Gesunde-Städte-Projekt der Weltgesundheitsorganisation 1987 bis 1990. Tauberbischofsheim 1986.

26. WHO: New challenges for public health. Report of an international meeting. Geneva, 27.-30.11.1995. WHO, Geneva 1996
27. WHO: Health Promotion Glossary (Pre-publication HRP/HEP/WICHP/RS/97.1) Geneva 1997

II. Neuer Start ins Leben mit NEWSTART – einem biblischen Wellness-Programm
1. White, E.G.: In den Fußspuren des großen Arztes, 189

II.1. Richtige Ernährung
1. Bärschneider, M: Ernährung und Diät, K.F.Haug-Verlag, Heidelberg, 1970
2. EUD-Bern: Gesundheit und Heilung, Studienanleitung Original Standardausgabe 2/1010, Saatkorn Verlag, Abt. Advent Verlag, Lüneburg 2009
3. Griffin, V.: Naturgesetze- die besten Ärzte. Zeichen der Zeit, IV/2012,11
4. Koch, H.: Unser täglicher Hunger nach Fleisch. Westfalenpost, 11. Januar 2013
5. Kötschau, K., Petri H.: Dtsch. Ärztebl. 66, 1969, 811-815
6. Leitzmann, C., Winzen, A.: Vegetarische Kostformen, Alternative Ernährung, Akt. Ernähr. 8, 1983, 228
7. Leitzmann, C. et al.: Ernährung und Gesundheit von Vegetariern. Studie der Universität Gießen, Institut für Ernährungswissenschaft, <Studien mit Vegetariern>, Hrsgb. Vegetarier-Bund Deutschlands, echo-Verlag, Göttingen

8. Leitzmann, C., Schönhöfer-Rempft,R.: Ernährung und Gesundheit von Vegetariern. Spiegel der Forschung, Nr. 3-4, 1988, 16
9. Rottka, H.: Vegetarische Ernährung – Pro und Contra, Ernährungs-Umschau, Sonderheft
10. Rottka, H.: Vegetarier Studie des Bundesgesundheitsamtes (in Berlin), <Studien mit Vegetariern>, Hrsg. Vegetarier-Bund Deutschlands, echo-Verlag, Göttingen
11. Rottka, H., Thefeld, W.: Gesundheit und vegetarische Lebensweise, Aktuelle Ernährungsmedizin 6/9, 1984
12. Simon, K.: Schlanke Alternativen zu den Dickmachern. WP, 15.Oktober 2012, PSV184b
13. Westfalenpost, 29. April 2002
14. White, E.G.: Councels on Diet an Food
15. White, E.G.: In den Fußspuren des großen Arztes
16. White, E.G.: Review and Herald, 10,II,1885
17. Wynder, zit. in: Kampf dem Krebs, Heft 23, 9, 1986 der Arbeitsgemeinschaft für Krebsbkämpfung im Lande Nordrhein-Westfalen
18. www.bildderfrau.de: Vitamin D – die besten Lebensmittel, Febr.16,2012
19. Wikipedia: Body-Mass-Index
20. zentrum-der-gesundheit.de: Vitamin B 12-Mangel

II.2. Bewegung

1. Bowers, R.W. et al: Memory Dependent Reaction Time and Improved Cardiovascular Fitness in Middle Aged Adults. Med Sci Sports Exerc 1983, 15:117

2. Bublies, Jutta: Warum Sport oft die beste Medizin ist. Westfalenpost, 7. Januar 2013
3. Clarkson-Smith, L., Hartley, A.A.: Relationships between physical exercise and cognitive abilities in older adults. Psychol Aging 1989 Jun, 4(2): 183-189
4. Heide, M.: Rückenschmerzen überwinden. Hippokrates Verlag, Stuttgart, 1983
5. Jores, A.: Ärztl. Praxis 19, 1967, 2061 und 2087
6. Kokkinos, P.F. et al: Miles run per week and high density lipoprotein cholesterol levels in healthy, middle aged men: a dose response relationship. Arch Intern Med 1995 Feb 27, 155(2): 415-420
7. Löllgen, H.: Primärprävention kardialer Erkrankungen, Stellenwert der körperlichen Aktivität. Dtsch Arztebl 2003; 100: A 987-996 (15)
8. White, E.G.: Christliche Mäßigkeit
9. Zabel, W.: Das Fasten, 2.Aufl., Stuttgart, Hippokrates-Verlag, 1962

II.3. Wasser

1. Brillot-Savarin, zit.n. Luff, K.: Heilkunst 78,1965,53
2. Bruker, O.: Diaita 11, 5, 1965, 11
3. EUD-Bern: Gesundheit und Heilung, Studienanleitung Original Standardausgabe 2/1010, Saatkorn Verlag, Abt. Advent Verlag, Lüneburg 2009
4. Gesundheit konkret, 1 / 2013
5. Harth, V.: Heilkunst 78,1965,11

6. Heide, M.: Naturheilkunde systematisch, 2. Auflage, UNI-MED Verlag, Bremen, 2006
7. Heide, M.: Medizinische Aspekte über den Bohnenkaffee. I.Teil: Allgemeine Gesichtspunkte über den Kaffee und seine Inhaltsstoffe, Allg. Therapeutik 7, 1967, 134. II.Teil: Wirkung des Kaffees auf den menschlichen Organismus, Allg. Therapeutik 7, 1967, 262
8. Heide, M.: Wasser – die Fitness-Quelle. Verlag Klaus Gerth, Asslar, 1992
9. Jores, A.: Ärztl. Praxis 19, 1967, 2061 und 2087
10. Kunstmann, W., Mundle, G., von Ascheraden, Chr.: Riskanter Alkoholkonsum. Dtsch. Ärztebl. 110, 20, 2013, 847
11. natur 3, 1987
12. PrimaVita 3, 1991

II.4. Sonnenschein
1. Albert, MR, Ostheimer, KG: The evolution of current medical and popular attitudes toward ultraviolet light exposure: part J..Am. Acad. Dermatol., 2003; 49:1096-1106
2. Albert, MR, Ostheimer, KG: the evolution of current medical and popular attidutes toward ultraviolet light exposure: part 2. J. Am., Acad. Dermatol., 2003:48:909-918
3. Garland, CF et al.: The role of vitamin D in cancer prevention. Am. J. Public Health. 2006: 96(2): 252-261
4. Giovannucci, E. et al.: 25-hydroxyvitamin D and risk of myocardial infarction in men: A

prospective study. Arch. Intern. Med., 2008; 168 (11): 1 174-1 180
5. Grant, WB: An estimate of premature cancer mortality in the U.S. due to inadequate doses of solar ultraviolet-B radiation. Cander, 2002; 94 (6): 1967-1875
6. Hartmann, TJ, Albert, PS, Snyder, K. et al.: The association of calcium and vitamin D with risk of clorectal adenomas. Journal of Nutrition, 2005; 135 (2): 252-259
7. Hypponen, E., Power, C.: Vitamin D status and glucose homeostasis in the 1958 British birth cohort: the role of obesity. Diabetes Care, 2006; 29: 2244-2246
8. Kragt, JJ. Et al.: Higher levels of 25-hydroxy-vitamin D are associated with a lower incidentce of multiple sclerosis only in women. Mult. Seler., 2009; 15: 9-15
9. Mattila, C. et al.: Serum 25-hydroxyvitamin D concentration and subsequent risk of type 2 diabetes. Diabetes Care, 2007; 30: 2569-2570
10. Mohr, SB: A brief history of vitamin D and cancer prevention. Ann. Epidemiol., 2009 (2): 79-83
11. Mohr, SB, et al.: Relationship between low ultraviolet B irradiance and hugjer breast cancer risk in 107 countries. Breast J., 2008; 111 (3-5): 195-199
12. Pierrot-Deseilligny, C., Souberbielle, JC.: Is hypovitaminosis D one of the environmental risk factors for multiple sclerosis? Brain., 2010; 133(Pt 7/; 1869-1888

13. Reichrath, J.: Vitamin D and the skin: an ancient friend, revisited. Exp. Dermatol., 2007; 16(7):618- 625
14. Scragg, R., Sowers, M., Bell, C.: Serum 25-hydroxyvitan D, diabetes, and ethnicity in the Third National Health and Nutrition Examination Survey

II.5. Mäßigkeit / Enthaltsamkeit
1. Dercks,K.: Medikamentenabhängigkeit: unterschätzte „stille Sucht". Westfälisches Ärzteblatt 04/2013, 18
2. EUD-Bern: Gesundheit und Heilung, Studienanleitung Original Standardausgabe 2/1010, Saatkorn Verlag, Abt. Advent Verlag, Lüneburg 2009
3. Heide, M.: Drogenwelt – keine Wirklichkeit. Der Naturarzt, Jg.95, 10 / 11, 1973, 342 / 388
4. Hufeland, Ch. W.: Makrobiotik oder die Kunst, das menschliche Leben zu verlängern. Reclam, Leipzig, (Hrsg. Dr.P.Dittmar)
5. pb: Drogenmissbrauch – immer mehr Abhängige von „Crystal Meth". Deutsches Ärzteblatt, 10, 19, 2013, 792
6. White, E.G.: Review and Herald, 10,II,1885
7. White, E.G.: Aus der Schatzkammer der Zeugnisse
8. White, E.G.: Erziehung
9. White, E. G.: Christliche Mäßigkeit

II.6. Frische Luft
1. EUD-Bern: Gesundheit und Heilung, Studienanleitung Original Standardausgabe

2/1010, Saatkorn Verlag, Abt. Advent Verlag, Lüneburg 2009

II.7. Ruhe
1. Ebner: Med. Monatsspiegel 3, 1966, 61
2. EUD-Bern: Gesundheit und Heilung, Studienanleitung Original Standardausgabe 2/1010, Saatkorn Verlag, Abt. Advent Verlag, Lüneburg 2009

II.8. Vertrauen
1. EUD-Bern: Gesundheit und Heilung, Studienanleitung Original Standardausgabe 2/1010, Saatkorn Verlag, Abt. Advent Verlag, Lüneburg 2009
2. Heide, M.: Gesundheit – ein Geschenk des Glaubens und Vertrauens, Engelsdorfer Verlag, Leipzig, 2010
3. idea.e.v.: Medizinische Studie: Wer an Jesus glaubt, lebt länger. Idea/26.04.2011
4. idea e.V.: US-Studie: Religion fördert Gesundheit nach Schädel-Hirn-Trauma. Idea/06.07.2011
5. idea e.V.: USA: Die Frömmsten sind am gesündesten. Idea/21.02.2012
6. Nachrichten: Der Glaube ist gut für die Wirtschaft. ideaSpektrum 18.2011
7. SDH, zit. Stimme der Hoffnung, 3/03

III. Anerkannte klassische Naturheilverfahren
1. Bachmann, R.M.: Naturheilverfahren für die ärztliche Praxis. perimed-Fachbuch- Verlags-GmbH, Erlangen, 1989

2. Heide, M.: Naturheilkunde systematisch, UNI-MED Verlag, Lorch 1995
3. Heide, M., Heide, M.H.: Irrwege des Heils. Engelsdorfer-Verlag, Leipzig 2011
4. Heide, M.: Bittere Allheilmittel – Irrwege alternativer Heilmethoden, Verlag NewStartCenter, Raich, 2001
5. Heide, M.H.: Das NewStart-Prinzip als ganzheitliches Gesundheitskonzept – Eine kritische Überprüfung der verfügbaren Evidenzen. Masterarbeit Public Health, Ulm 2003
6. Hentschel, H.D.: Naturheilverfahren in der ärztlichen Praxis, Deutscher Ärzte Verlag GmbH, Köln 1991
7. Kraft, K.: Naturheilverfahren und Homöopathie. Grundlagen, Möglichkeiten und Grenzen. Enke, Stuttgart 1994
8. Melchart, D. et al (Hrsg.): Naturheilverfahren. Ein Leitfaden für die ärztliche Aus-, Fort- und Weiterbildung. Schattauer, Stuttgart 2002
9. Neergard, K. v.: Die Katarrh-Infektion als chronische Allgemeinerkrankung. Steinkopff, Dresden – Leipzig 1939
10. Rothschuh, K. E.: Prinzipien der Medizin. Urban & Schwarzenberg, München – Berlin 1965

III.8. Ausleitende Verfahren
1. Heide, M.: Die Blutegelbehandlung auch heute noch daseinsberechtigt. Der Landarzt 43, 1967, 136

IV. NEWSTART ®-PLUS – ein neuer Lebensstil

1. Conrad, G.: Verlag zur Gesundheitsförderung, 97956 Gamburg, BRD: Nachdruck der autorisierten Fassung 1993
2. Sengewald, B.: Ein neuer Start ins Leben mit Gottes Gesundheitsprogramm, BWgung
3. Wöhner, B.: Das Leben feiern, Zeichen der Zeit, 11

IV.1. Prioritäten setzen – richtige Entscheidung treffen

1. DVG: Gesundheit ganzheitlich, Nr.12, DVG Ostfildern
2. Maurer, G.: Leben mit Weitsicht – Gegen den Trend der Gleichgültigkeit. Leben & Gesundheit, Advent-Verlag Zürich, Zweigstelle Krattigen, 2013

IV.2. Lebensfreude fördern – optimistisch denken

1. A. Kühner: Die Wunderpillen, Neukirchener Kalender, 9. Juni 2013
2. White, E.G.: In den Fußspuren des großen Arztes, S. 203

IV.3. Unversehrtheit / Integrität bewahren – wahrhaftig sein

1. Melin, M.: Die „kranke" Leistungsgesellschaft. Westfälisches Ärzteblatt, 10, 2012, 09
2. Podda, N.: Die Angst vor der Angst: Panikattacken, ORTHOexpress 1, 2013, 60
3. Wikipedia

IV.4. Soziale Unterstützung – gesunde Beziehungen leben
1. Badura,B.,Strodtholz,P.: Soziologische Grundlagen der Gesundheitswissenschaften. In: K. Hurrelmann, U. Laaser (Hrsg.): Handbuch Gesundheitswissenschaften. Weinheim u.a. 1998, 145
2. Conrad, G.: Verlag zur Gesundheitsförderung, 97956 Gamburg, BRD: Nachdruck der autorisierten Fassung 1993
3. Fydrich, Th., Sommer, G,: Soziale Unterstützung. Tübingen 1989, 4,56
4. Härtel, U.: Medizinsoziologie und Public Health. In: Rolf Weitkunat, Jochen Haisch, Manfred Kessler (Hrsg.): Public Health und Gesundheitspsychologie. Bern 2007, 41).
5. Kratzer, N.: Burn-out: Fehldiagnose oder Epidemie? Deutsches Ärzteblatt, 109, 45, 2012, 1795
6. Melin, M.: Die „kranke" Leistungsgesellschaft, Westfälisches Ärzteblatt, 10, 2012, 09
7. Siegrist, K,: Sozialer Rückhalt und Erkrankungsrisiken. In: Rainer Ningel, Wilma Funke (Hrsg.): Soziale Netze in der Praxis, Göttingen u.a. 1995, 9-23).
8. Soziale Determinanten von Gesundheit und Krankheit / 04.06.2002
9. Wikipedia

Schlusswort
1. Heide, M., Heide, M.H.: Irrwege des Heils. Engelsdorfer-Verlag, Leipzig 2011

Bildnachweis:

- Seie 40,75,123,209,220,360,362: Zeichnungen von Hannelore H. Heide
- Seite 42: Hannelore H. Heide
- Seite 111,116,118,167,235,286,297,301: Manfred Heide
- Seite 91: Vega-Frost
- Seite 108,112,164,298: Marwin H. Heide
- Seite 142,155,156,159,230: Georg Kolbeck
- Seite 144: Bergpension Sonnmatt
- Seite 433: Manfred Heide, aufgenommen 2011 auf der Canyon Road in Santa Fe, NM, USA
- Seite 146, 150: Zeichnungen: K. Arlt, 1974
- Seite 168: entnommen dem Buch „Wasser – die Fitness-Quelle" von Dr.Manfred Heide, Verlag Schulte & Gerth, 1992
- Seite 219,221,222,226,227,357: entnommen dem Buch „Naturheilkunde systematisch" von Dr. Manfred Heide, 2. Aufl., UNI-MED-Verlag, Bremen, 2006
- Seite 307: entnommen dem Buch <Du machst mein Leben reich > von Hannelore H. Heide, 2. Aufl., 2006, Oncken Verlag Wuppertal und Kassel
- Seite 345: M. Fassbender
- Seite 389: entnommen dem Buch <Du bist ein Geschenk der Liebe> von Hannelore H. Heide, 2009 SCM Collection im SCM-Verlag GmbH & Co. KG, Witten

Abkürzungen:

EB = Elberfelder Bibelübersetzung
EKG = Elektrokardiogramm
GNB = Gute Nachricht Bibel
HDL = High-Density-Lipoprotein
Hfa = Bibelübersetzung „Hoffnung für alle"
LDL = Low-Density-Lipoprotein
M   = Bibelübersetzung nach Menge
O_2 = Summenformel von Sauerstoff
STP = 2,5-Dimethoxy-4-methylamphetamin
Z   = Bibelübersetzung nach Zink

Die Bibelzitate sind – falls nicht anders vermerkt - der *Bibel nach der Übersetzung Martin Luthers* (revidierte Fassung von 1984), 2. Auflage 1990, © 1986 Deutsche Bibelgesellschaft Stuttgart, entnommen.

Manfred Heide

Gesundheit –
ein Geschenk des Glaubens und Vertrauens

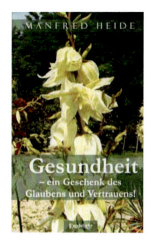

Format: 12 x 19 cm
Art: Paperback
Umfang: 288 Seiten
Verlag: Engelsdorfer

ISBN: 978-3-86901-662-7

Der Autor schildert, dass der menschliche Körper das genialste Bauwerk der Welt und dass Gesundheit ein Anliegen der Heiligen Schrift ist. Das Buch zeigt, dass die biblischen Ratschläge zur Gesundheit heute noch gültig sind und Gott Macht hat, Gesundheit zu schenken, wenn es seinem Willen entspricht. Gott greift in unser Leben ein; ihm liegt unsere Gesundheit am Herzen, was auch die Bibel deutlich macht.

Weiterhin wird gezeigt, dass – wenn wir in den Rückspiegel unseres Lebens schauen – ohne Glauben unsere Existenz bedroht und Glaube keine Theorie ist, sondern ein Gehen an Gottes Hand! Glaube wird belohnt! Gott erhört auch heute noch Gebete um unsere Gesundheit.

Der Autor schreibt ebenfalls, dass Jesus, der Arzt aus Nazareth, uns Halt und Hoffnung gibt.

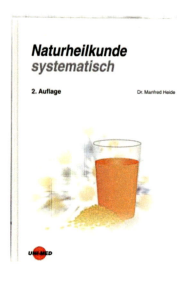

Dr. Manfred Heide

Naturheilkunde
systematisch

2. Auflage

Format: 17 x 24,5 cm
Art: Hardcover
Umfang: 287 Seiten
Abbildungen: 91
Verlag: UNI-MED

ISBN: 3-89599-162-7

Die zweite neubearbeitete farbige Auflage zieht zu Beginn klare Grenzen zwischen den „klassischen" und den „unkonventionellen" Naturheilverfahren, beschreibt kurz und präzise nur die bewährten, wissenschaftlich fundierten natürlichen Verfahren, die seit Jahrhunderten angewandt und von der Schulmedizin anerkannt werden, gibt eine klare und didaktisch geschickt aufbereitete Grundlage der klassischen Naturheilverfahren, ist sehr informativ aufgelistet und reicht vom kurzen geschichtlichen Hintergrund bis zur detaillierten Beschreibung der einzelnen Verfahren, enthält einen umfangreichen phytotherapeutischen Anhang von 42 Tabellen mit Zusammensetzung, Wirkungen, Indikationen, Nebenwirkungen sowie Dosierung der entsprechenden Medikamente, verfügt über einen Index der wichtigsten naturheilkundlichen Fachbegriffe und ist ein Nachschlagewerk für den naturheilkundlich interessierten Nicht-Mediziner.

Manfred Heide & Marwin H. Heide

Irrwege des Heils

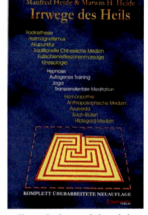

Format: 12 x 19 cm
Art: Paperback
Umfang: 402 Seiten
Abbildungen: 24
Verlag: Engelsdorfer

ISBN: 978-3-86268-506-6

Die Thematik der alternativen Heilmethoden ist immer noch hochaktuell und die Gefahren derselben haben sich nicht geändert. Die „sanfte Medizin" hat immer noch eine große Anziehungskraft. Und das angenommene oder tatsächliche Versagen der Schulmedizin treibt immer mehr Menschen in die Arme von Heilern, Magiern oder selbsternannten Naturärzten, wo sie Heilung von ihren Leiden erwarten.

Die Autoren – beide Fachärzte – haben viele der außermedizinischen Heilmethoden untersucht und beschreiben in ihrem Buch die Praktiken sowie deren Ursprung und Wesen. Sie machen den Leser insbesondere auf die geistlichen Folgen aufmerksam.

Bei dieser Buchausgabe handelt es sich um eine umfassende Überarbeitung und Erweiterung der 1994 bei Schulte + Gerth erschienenen 8. Auflage des damals als „Bestseller"/„Longseller" geltenden Buches unter gleichem Titel, das auch ins Tschechische, Lettische und ins Polnische übersetzt wurde.

40-Tage-Buch, Band 3 - Gesundheit in der Endzeit

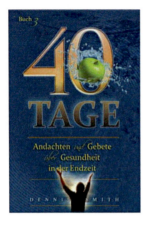

Autor: Dennis Smith:
192 Seiten. Taschenbuch
Preise: € 12.80 / CHF 19.20

Gläubige wünschen sich körperliche Gesundheit, emotionale Stabilität und geistliche Stärke. Das ist das Anliegen dieses Buches. Was wir wirklich brauchen, sind Gesundheitsinformationen verbunden mit der Kraft, sie im Alltag umzusetzen. Wir brauchen Kraft, Veränderungen herbeizuführen.

Dennis Smith spricht genau dieses Anliegen an. Schon das erste Kapitel handelt von der Kraft zur Veränderung durch das Leben im Heiligen Geist. In den weiteren Kapiteln geht es um geistliche Gesundheit und um die emotionalen Faktoren der Gesundheit.

Viele Menschen leiden heute unter emotionalen Problemen, Verletzungen, Gebundenheiten, sowie unter geistlicher Schwäche. Diese psychischen Probleme führen oft zu körperlichen Krankheiten. Daher ist es notwendig, dem psychischen Bereich vermehrte Aufmerksamkeit zu schenken. Aber auch die körperliche Gesundheit kommt in diesem Buch nicht zu kurz.

Bestelladressen:
1) info@wegweiser-verlag.at
2) info@adventistbookcenter.at
3) info@stashop.de
4) info@advent-verlag.ch